医药求职百事通

徐远飞　主编

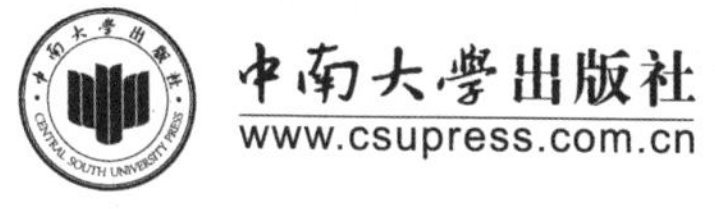

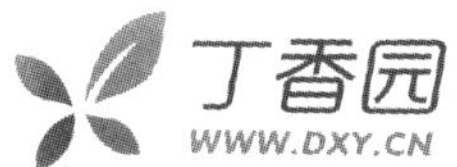

图书在版编目(CIP)数据

医药求职百事通/徐远飞主编. —长沙:中南大学出版社,2014.3

ISBN 978-7-5487-1047-9

Ⅰ.医... Ⅱ.徐... Ⅲ.医药卫生人员-职业选择-基本知识
Ⅳ.R192

中国版本图书馆CIP数据核字(2014)第0380119号

医药求职百事通

徐远飞 主编

□责任编辑 陈海波 □插 图 何义舟
□责任印制 易建国 □装帧设计 李星星
□出版发行 中南大学出版社
社址:长沙市麓山南路 邮编:410083
发行科电话:0731-88876770 传真:0731-88710482
□印 装 长沙瑞和印务有限公司

□开 本 720×1000 B5 □印张 24.5 □字数 476千字
□版 次 2014年3月第1版 □2014年3月第1次印刷
□书 号 ISBN 978-7-5487-1047-9
□定 价 45.00元

医药求职百事通
编委会

主　编　徐远飞

副主编　帅玉环　王　莹

参　编　（按姓氏拼音排序）

陈路路　陈　瑶　陈　云　程　玲
冯芳芳　耿　娟　韩　娴　金　珏
李细萍　李　云　刘碧海　孙　维
石　磊　陶恒元　屠伟江　谭　艳
王春艳　吴　瑕　吴莎莎　魏文秋
夏荣煌　徐　娜　杨　康　张圆圆
朱　鹏　张　剑

序

找工作的工作

毋庸置疑，找到一份称心如意的工作是人生重要目标之一，工作不仅仅是一份谋生的手段，更是和很多其他重要的人生抉择紧紧绑定在一起，君不见“入错行”居然和“嫁错郎”并列，可见工作也是与婚姻同等重要的一件终身大事。

遗憾的是，医学行业本身课业繁重，知识庞杂，单论学习本身就是一件费心耗力的事情，因此很多人常常疲于应付学业，却耽误了对工作这件“终身大事”的准备，无论是在信息层面还是心理层面。如果能把找工作之前的准备工作做好，其实可以节省不少功夫，那段纠结不堪的日子似乎也容易了许多。没错，这就是本书的初衷，希望总结丁香园人才论坛多年以来，各位“面霸”积累的宝贵经验和血泪教训，让莘莘学子多学一些知识，少走一些弯路，把找工作的工作做好。为了保持原汁原味的“丁香园”味道，本书的表现形式也做成了问答形式，努力解决目前求职招聘过程中的一些经典问题。当然，这本书也不能解决所有问题，诸如“为啥主任不喜欢科研型研究生却还要逼我们玩命发 SCI 文章?”这类问题，在本书是找不到完美答案的，而且我也不建议你在这种问题上纠结，因为答案十有八九是因为主任鸡贼。

既然是经验总结，就很难有统一的标准和规范，包括政策部分，谁也不能保证今后政策是否会变化，特别是在中国医改进行期间，因此本书的内容具有一定的“保鲜期”，我们也努力整理了很多优秀内容，让保鲜期延长。如果书中没有找到您感兴趣的内容，欢迎登陆丁香园网站参加讨论。

丁香园　李天天

于杭州

前　言

最近几年求职绕不开的一个词汇就是“史上最难就业年”，高校不断扩招，2013年应届毕业生人数已有700万人，2014年达到峰值727万。与此同时，全社会提供的就业职位数却无明显增长，就业紧张形势日益加剧。医学专业就业难度与整体就业形势相比，更可谓是“有过之而无不及”。

作为关系到大众民生的医疗医药行业，就业有其自身的一些特点。随着我国物质生活的改善提高，群众的医疗卫生需求也在快速增长，传统医疗医药行业无论从数量和质量上都难以满足这些需求，医疗卫生事业改革发展步伐因此持续加快，住院医师规范化培训、加强社区基层医疗、允许多点执业、社会资本办医等重大政策措施相继出炉并不断完善，求职者需要及时跟上这些动向，更新就业观念。加之代表未来发展方向的互联网医疗对传统医疗行业构成强大冲击，这些都对即将投身该行业医学生的素质有着更高的要求，对从业者也将形成很大考验。

对于这些就业形势的变化，应届毕业生原本应在求职前就了如指掌，一进入毕业季就能迅速进入求职状态，全力竞逐适合自己的职位。但由于医学生学业繁重，以及就业指导教材陈旧落伍，普及程度往往不如人意。如果依然抱着陈旧就业观念，一味追逐大城市大单位，强求公立医院和固定编制，等遇到挫折再临时重新定位，或者等到签约时才发现毕业后还要经过几年规范化培训，才有资格正式成为医生，都势必打乱自己的求职计划，容易在匆忙中盲目签下一些不够理想的工作，错失好的工作机会，还容易滋生不满情绪，甚至影响自己的人生态度，这并不可取。

那么，在快速变化的医学就业形势面前，毕业生应该怎样应对，才能合理地安排毕业季的工作、学习与生活，充实地度过毕业求职这战斗的一年？

首先，明确自己的职业目标，充分了解自身的特性并加以定位，积极关注医疗医药新闻政策，根据具体情况及时调整职业目标与就业范围，适当放宽选择面，降低预期，树立“先就业再择业”的观念。

其次，认真完成自己的学业，积累必要的社会活动经验；处理好求职与实习、考研之间的关系，提早开始实验论文及毕业答辩准备，预留尽可能多的时间，集中精力进行求职。

再次，了解医学求职的特点，全面收集各类求职信息情报，认真学习求职面试经验技巧，精心组织编写简历，选择合适的求职渠道，真正开始自己的求职之旅。

当然，这些只是求职的基本原则，在具体实施时还会遇上哪些问题呢？遇到问题时又去哪里寻找优秀的学习材料呢？作为国内最大的医药生命科学专业网站丁香园，其求职招聘版从十年前创立至今积累了145万个关于医学求职的讨论帖。通过对这些求职者的长期观察与了解，丁香园开展了大量工作为他们提供服务和帮助，有责任也有能力承担起编撰医学就业指导书籍的任务。

为此，丁香园旗下招聘网站丁香人才网集合全体同仁，深入求职论坛及医科院校进行调研，收集广大医学求职者的关注重心及常见疑问，同时参考了大量医学求职的文章书籍，汇总编写成《医药求职百事通》一书，全书共分为八篇，依次是行业政策篇、职业规划篇、简历制作篇、求职申请篇、面试篇、签约篇、工作职场篇、岗位介绍篇。每篇包含若干小节，每节探讨不同问题，共计87个问题，全面涵盖医药求职各方面各阶段的常见疑问，是医药求职的实用行动指南。

本书内容翔实，语言通俗易懂，理论贴合实际，尤其适合医学相关专业的应届毕业生阅读，也适合大学低年级同学作为医学职业规划的参考书，还可以作为职场新人补习充电之用。由于全书涉猎较广，编著者学识所限，疏漏谬误之处在所难免，欢迎大家不吝指出，以便再版时加以改进。

最后，预祝所有医学求职者都能找到适合自己发展的空间舞台，在职场上获得长足进步，为大众医疗健康事业充分发挥自我价值。

丁香人才　徐远飞

2014年2月

目　录

行业政策篇

2014—2015 年医学就业总体形势如何？ …………………………… (3)
2012—2013 年度中国医疗机构最佳雇主榜单揭晓………………… (12)
目前轰轰烈烈开展的医疗体制改革对就业有何影响？ ……………… (21)
编制到底重不重要？ ………………………………………………… (28)
医学应届毕业生起薪水平如何？ …………………………………… (31)
医学生必须参加住院医师规范化培训吗？ ………………………… (35)
规范化培训有哪些内容，时间和流程安排如何？ …………………… (38)

职业规划篇

怎样了解自己适合从事哪些职业？ …………………………………… (45)
如何进行合理的职业规划？ ………………………………………… (48)
实习对求职工作的重要意义 ………………………………………… (54)
海外镀金对求职者的职业生涯有帮助吗？ ………………………… (61)
英语是否重要？对医药行业求职是否有帮助？ …………………… (65)
求职与考研冲不冲突，如何避免两不讨好的局面？ ………………… (69)
为什么说企业不喜欢频繁跳槽的求职者？ ………………………… (73)
当今医患关系这么紧张，我要不要当医生？ ……………………… (77)
基础医学专业怎样找工作？ ………………………………………… (81)
去基层社区医院、乡村医院，是否人才浪费？ …………………… (84)
普通医科院校学生去部队医院，合适吗？ ………………………… (86)
民营医院值得去吗？ ………………………………………………… (91)
执业医师资格是怎么回事，应届毕业生能否报考？ ………………… (96)
体检行业发展空间如何？ ………………………………………… (101)

医生辞职后做什么好? …………………………………………………… (103)
护士只有当上护士长才算体现价值吗? ………………………………… (108)
新医改后做医药代表还有前途吗? ……………………………………… (112)

简历制作篇

怎样写出一份优秀的简历? ……………………………………………… (119)
简历由哪几个部分构成? ………………………………………………… (123)
英文简历是否必需? ……………………………………………………… (128)
自我评价应该怎么写? …………………………………………………… (132)
简历中的照片是否必需? 有哪些注意事项? ………………………… (135)
简历豪华包装有无必要? ………………………………………………… (138)
我的简历如何做适当的包装? …………………………………………… (140)
HR 是这样看简历的!? …………………………………………………… (144)

求职申请篇

如何正确选择求职渠道? ………………………………………………… (151)
优秀的医药类求职网站都有哪些? ……………………………………… (158)
微博求职是否值得一试? ………………………………………………… (161)
接到猎头电话该如何对待? ……………………………………………… (163)
没有工作经验怎么办? …………………………………………………… (168)
学历越高越好找工作吗? ………………………………………………… (174)
情侣一起找工作是更有优势还是更有劣势? ………………………… (179)
为什么招聘单位都喜欢"211"、"985"高校的学生? ……………………… (182)
求职过程中如何注重人身安全及个人隐私保护? …………………… (185)
求职时怎样选择省市? …………………………………………………… (190)
求职前需要做哪些准备? ………………………………………………… (194)
面试前怎样全面了解招聘单位? ………………………………………… (198)
求职时需要保持怎样的心态? …………………………………………… (203)
求职信的用途大不大? …………………………………………………… (206)
为何我的简历投出去后会石沉大海? …………………………………… (210)

经常听到某某医院招聘已经内定，我该不该相信？ ……………………（214）

面试篇

常规的面试流程是怎样的？ ……………………………………………（219）
面试时需要注意哪些事项？ ……………………………………………（222）
什么是压力面试，应如何应对？ ………………………………………（229）
如何从群面中脱颖而出？ ………………………………………………（235）
面试结尾如何和 HR 谈薪酬？ …………………………………………（241）
医院单位面试和企业面试有什么不同？ ………………………………（244）
如何顺利通过外企面试？ ………………………………………………（247）
面试后自我感觉不太好，该怎么办？ …………………………………（253）
怎么通过面试环节考察企业正规与否？ ………………………………（255）
医院试工需要注意哪些事项？ …………………………………………（257）

签约篇

手握两个 OFFER，我该如何选择？ ……………………………………（261）
签约需要注意哪些事项？ ………………………………………………（264）
与单位毁约的问题如何处理？ …………………………………………（269）
就业协议与合同的区别是什么？签协议应该注意什么？ ……………（273）
国家关于试用期的规定如何？ …………………………………………（278）
人才派遣是怎么回事？ …………………………………………………（282）
入职体检会不会检查乙肝？ ……………………………………………（285）
什么是五险一金？ ………………………………………………………（289）

工作职场篇

要想在职场顺利发展需要具备哪些技能？ ……………………………（299）
用人单位最喜欢什么样的人才？ ………………………………………（302）
如何快速融入新的职场环境？ …………………………………………（305）
应届生怎样才能在新单位出彩出色？ …………………………………（309）

怎样面对职业倦怠？ …………………………………………………………… (312)
和单位领导同事相处不和睦，怎么办？ …………………………………… (316)
如何学会与同事的相处之道？ …………………………………………… (319)
如何建立和维护自己的人脉？ …………………………………………… (324)
红包回扣我该不该拿？ …………………………………………………… (328)
我可以自主创业吗？ ……………………………………………………… (331)
应届毕业生怎样快速适应第一份工作？ ………………………………… (335)

岗位介绍篇

药学类的主要岗位类型有哪些？ ………………………………………… (343)
药企中涉及医学类的主要岗位有哪一些？ ……………………………… (346)
QA 及 QC 哪个更适合你？ ……………………………………………… (351)
医学编辑：风靡的新兴职业你敢尝试吗？ ……………………………… (354)
什么是医学信息官(MSL)？ ……………………………………………… (358)
一般医生的岗位晋升路线是怎么样的？ ………………………………… (361)
CRA 这个行业好不好，前途如何？医生或者护士转行做 CRA 如何看？
…………………………………………………………………………………… (364)
制药企业具体有哪些工作岗位？薪资如何？ …………………………… (368)
管理岗位需要什么样的技能？ …………………………………………… (372)
销售岗位是不是人人都能做？ …………………………………………… (376)

后记 ……………………………………………………………………… (380)

行业政策篇

行业政策之葵花宝典

葵花寶典
最近去西天取经有什么政策呀？
推荐你看看葵花宝典。
药

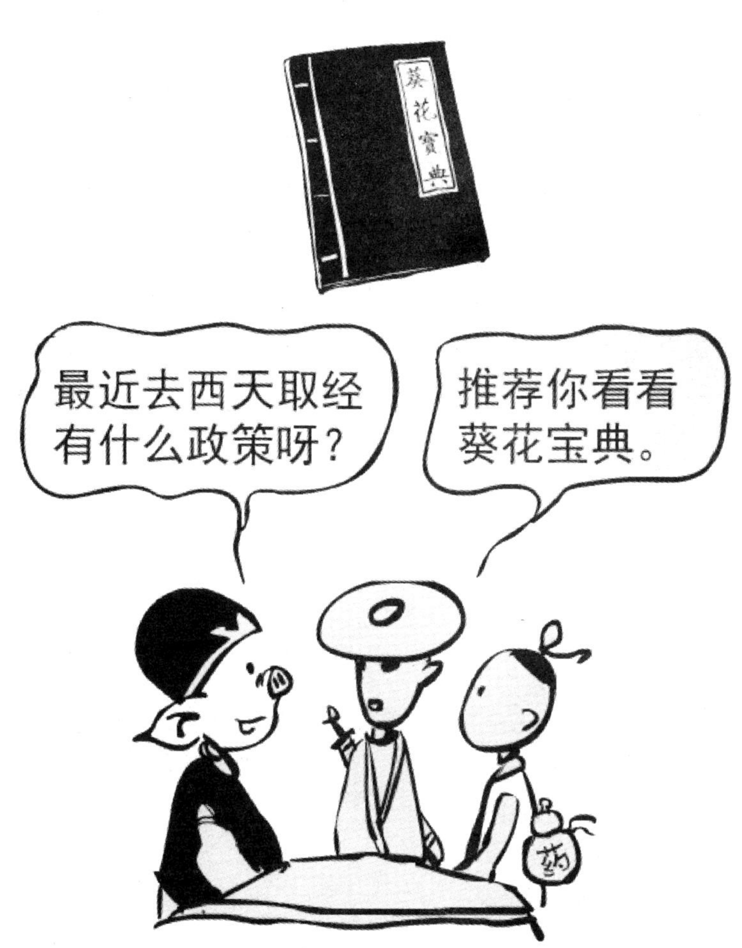

2014—2015 年医学就业总体形势如何？

2013 年，全国共有 699 万名高校毕业生走出校门，毕业生数量创历史新高，2013 年的夏天也因此被称为“史上最难就业季”。在严峻的就业形势下，医学毕业生群体是否也面临更大的就业压力？

一、医学毕业生逐年增多，竞争激烈，就业越来越难

1. 就业人数上升，就业率日趋下降

由于高等医学院校连年扩大招生规模，医学毕业生的总量明显增加，大学毕业生人数逐年增加，就业形势一年比一年严峻，人才供需之间的天平也越来越失衡。教育部统计显示，2013 年全国医学类高等院校毕业生 79.1 万人，其中硕/博研究生 4.9 万人，本科毕业生（含成人本科和网络本科）近 30 万人，各层次医学毕业生由供不应求变为“研究生供不应求，本科生供求基本平衡，专科生供过于求”。另外，重点院校比普通院校就业率要高；同一所学校内各专业就业率也有差异：预防、影像学、麻醉学和检验需求旺盛但毕业生少，临床等专业毕业生多但需求不旺，前者就业率略高于后者。但总的看来，医学生一次就业情况正呈逐年下降趋势，中心城市更是难以插足。

2. 新增岗位不足，且层次逐渐拉高

经过多年的不断培养和补充，城市的医疗人才状况得到了根本改善，有的还出现了饱和或超编，很多医疗机构正进行人事制度改革和调整，用人指标有限，难以大量接收毕业生。而医学生都渴望进入中心城市的大医院工作，但是目前大部分二甲以上医院现有医疗人员量饱和，要想进入比较困难。大医院对应聘者的学历要求比较高，除了个别岗位和特别优秀的人才，大医院的临床科室人员基本上都要求具有硕士或博士以上学历。目前，这种用人取向全国都如此：本科生多为麻醉、影像、检验等专业部门接收；其他学历的除非是特别优秀的，否则不予考虑。现有公立医院医疗人员数量已经基本饱和，招人就是想提高质量，所以提高门槛是大医院的用人取向，多数医院目前想要研究生，全国基本一致。有关资料分析，2004 年以来，北京、上海、广州等大城市对医学毕业生的需求情况是：研究生以上学历呈上升趋势，本科生基本持平但略有下降，专科生则下降明显。

大多数医疗单位在招聘时，都希望招到有执业医师资格、有工作经验的人才，这给医学类应届毕业生的就业增加了难度。

3. 逃避就业现实，转而走考研之路

面对如此严峻的就业形势，一些本科毕业生也做好了两手准备，一边找工作，一边准备考研，这或许就是在逃避就业现实。然而不得不说的是，在这种就业形势严峻的情况下，考研也就成为一个不错的选择，既能在校园里继续享受单纯的生活，学习掌握更多的知识，同时也能够暂时有效地规避现实的就业压力。据了解，目前，考研已经成为临床医学专业学生最多的选择，考研人多，落选的自然也多，因此连续考几年的也大有人在。在许多医学院校里出现了一个新的名词——“不就业族”。“不就业族”中大部分人想考研，小部分是想申请出国留学或自主创业。在沈阳医学院，有一个班级90%的学生选择了考研，尤其是医疗专业的女生。他们说，现在医疗专业的本科毕业生很难留在大医院，他们要通过考研摆脱现有就业困境。许多同学表示，研究生是非考上不可，今年考不上，明年继续考。考研、出国留学已经被医学院校本科学生们认为是改变命运的最佳途径。

二、毕业生方面就业预期偏高

1. 就业倾向及薪资预期

每个人都有自己的喜恶，毕业生的就业倾向也就因此而不同。

有些人选择迎头而上面对困难，努力寻找适合自己的工作，当然，这些人中大部分还是希望去省、市当中的大医院，哪怕只能去见习，积累经验，对于自己事业的发展也是有很大帮助的；还有的人则会选择考研，不断学习，掌握知识，为今后找工作打下更好、更坚固的基础；当然也会有人想要出国留学，增长见识，继续深造……

这些，往往都是因人而异的。而至于医学生的薪资预期问题，他们所期望的薪酬，与现实的差距还是比较大的。41%的人选择2000～3000元/月，只有20%的人希望能挣到5000元/月以上。

2. 就业地域意向

部分医学毕业生的择业心态和择业价值观存在一定的问题，觉得自己应该在城市的大医院里工作，而不是乡镇基层里的卫生院，把就业目标集中在经济发达的大中城市。尽管大城市、大医院的就业门槛很高，竞争日趋激烈，但是部分本科生还是不愿意去基层医院，而基层医院将是近几年来接收毕业生的主力。目前的农村基层医疗卫生单位，特别是偏远艰苦地区，他们的医疗环境非常差，基础医疗设施极度落后，业务用房简陋陈旧，常年缺少设备和药品，病源也非常稀少，更少有机会接触外面日新月异的医学知识，这也是医学毕业生不愿服务农村基层的客观因素。有调查表明，毕业生毕业去向首选是东部沿海地区，达36.5%，最主要的原因是东部沿海经济比较发达，收入水平较高；次选为中小城市，有30.6%；再次选为小城镇；相当一部分毕业生不愿意选择去农村医疗机构工作，待遇明显偏低和职业发展前景受限很可能是其主要原因。其中，53%的毕业生认识到去农村医疗机构就业的必要性，但只有32.7%的毕业生选择会去农村医疗机构就业。

3.就业渠道准备

有调查显示，医学生们需要认真确认自己的能力以及自己的意愿，这就需要为就业花费大量的时间和精力，从求职的信息渠道来看，主要来源于报纸、网络、招聘单位的网站等媒体。当然，也会有少部分的人选择找熟人介绍，也就是所谓的托关系。虽然这并不值得提倡，但也不失为寻找工作的途径之一。为了能找到合适的工作，50%的毕业生投递了10份以上的简历，30%以上的毕业生参加了5次以上的招聘会。但目前毕业生签约率并不高，仅有38%的毕业生与招聘单位正式签约。

三、就业市场的变化

目前，我国医疗改革正进入一个新的时期，基层医疗保健单位面临着前所未有的机遇。很多医疗机构正进行人事制度改革和调整，用人指标有限，难以大量接收毕业生；除此之外，大医院对应聘者的学历也设置了较高的门槛。而在医疗改革新时期的当下，与大城市大医院门庭若市形成鲜明对照的是，中小医院、偏远地区医院对医学本科生有很强烈的需求。但是由于条件相对较差，很多医学生不愿意去，因此出现了一边抱怨工作难找而另一边抱怨人才难求的状况。不过近两年，在政府的大力支持与提倡下，社区医院医疗设备的不断完善与政策的不断加深，所催生出的社区医院消费市场为各类医学毕业生提供了广阔的就业空间。其中，护理专业、外科、内科、中医学人才，在社区医院都是非常紧俏的。

从丁香人才网的招聘岗位需求来看，近期医药行业销售领域每天发布近2000个职位，占每天所发布职位的20%左右，医药销售代表和经理职位更出现了“一将难求”的现象。对于医药行业求职者而言，大多数销售人员从事的是医疗器械和一些医药产品的销售，医药行业的销售人员不同于其他行业，它对专业性有着很高的要求，而且如果是医疗器械销售，大多还要求和大型医院有着良好的关系。因此，医学生应当随时关注就业市场的变化情况，随之调整自己的就业策略。

四、医学不同专业的优劣

对于医学类的研究生来说，不同二级学科研究的内容是不同的，并且以后的就业前景也有很大的不同，所以在选择专业时，一定要考虑这方面的因素，从而选择适合自己的专业。下面我们来分析当下医学类专业的就业前景，以便大家选择适合自己的专业。

1. 内科学

(1)传统就业受挫。

随着人们对健康和保健的关注度越来越高，医学行业的发展势头也越来越迅猛，去年内科学在考研热门专业排行榜中位居第九。但内科在就业上很重要的一点是，临床工作不仅注重能力，而且非常重视实际的操作经验，越是知名的医院自然越看重这一点，这对毕业生来说也是个不利的因素。

(2)新型就业兴盛。

医疗事业改革，如北京市将全面推行家庭医生责任制，而且“家庭医生”的费用，医疗保险可以报销，个人只需负担一部分，这将会使家庭医生有更为广阔的发展前景。对于医科学生尤其是内科专业来说，这无疑是个喜讯。

(3)镀金寻求发展。

只有自身实力提升了，才有提高外界条件的基础。2005 年全国高校毕业生总体就业率为 72.6%，其中研究生就业率为 91.9%，本科生为 81.7%。高学历才能高起点，调查表明，硕士研究生的薪水平均值较本科生高出约 1000 元/月。

2. 老年医学

人口老龄化是全世界面临的一个严峻的问题。随之而来的就是老年人的医疗、社会保障、心理问题等一系列社会问题，如何解决这样一个庞大群体上述方面的需求已成为一个重要的、亟待解决的问题。

其中老年医疗和保健是最突出的一个问题，从事老年医学方面职业的社会需求也将大大提高。社会将急需老年医学、健康保健和护理等方面的专业人才。如此大的社会需求也将为这个行业的从业者带来丰厚的经济回报，同时也将为老年人的身心健康作出贡献。所以老年医学专业就业前景看好。

3. 神经病学

神经系统疾病具有高患病率、高发病率、高死亡率和高致残率的特点，已成为当前国内外研究的热点之一。当前，神经系统、内分泌系统和免疫系统组成的神经—内分泌—免疫网络系统已成为生命科学中的前沿科学，具有广阔的发展前景。

4. 精神病与精神卫生学

客观地讲，精神卫生专业比临床其他专业相对更容易就业，而且就业一般都是大中城市。我国的精神卫生发展要远落后于发达国家，而且南北方的地区差异明显。随着人们生活节奏的加快及人际关系的紧张，精神心理问题日趋突出，因此，市场对这块的从业人员需求有很大的发展空间。但在我国存在从事精神卫生专业的人员整体收入低(相对临床)而且时常受他人歧视的情况。总之，前途光明，道路曲折。

5. 影像医学与核医学

(1)时代发展的需要。

随着计算机技术的飞速发展，近年来，医学影像仪器的性能有很大改进。目前医学影像技术成像清晰，分辨率高，不仅能显示正常与异常结构的轮廓和形态，而且可以观察器官的血液、代谢及其机能，已经广泛用于多个系统和部位各种疾患的检查和诊断，使诊断水平有很大提高，在临床上发挥重要作用。在介入诊断和治疗方面也有长足的进步，使许多疾病能得到微创治疗，特别是对某些肿瘤的治疗效果可与内科治疗或外科治疗相媲美，已成临床首选治疗方法之一。

核医学是涉及多个学科对疾病进行诊断和治疗的一门新兴科学。它以诊断部分为整体，包括人体各个系统疾病的诊治。近代电子计算机技术、核电子学、核药学、细胞杂交瘤技术、分子生物学和加速器微型化等现代技术的迅速发展和渗透，不断推动着核医学的发展，如分子生化的 PET① 显像技术出现，第一次实现了人类活体内分子水平的研究。

(2)与先进国家相比有待发展。

经过影像医学和核医学工作者多年努力，我国影像医学技术在临床应用领域内许多方面具有国际先进水平，有些研究项目已步入世界先进行列。但在基础理论研究、医学生物工程技术包括计算机和仪器设备的研制以及新的影像技术开发等方面，与先进国家相比还有一定差距。影像医学与核医学在一些实力较强的地区和医院发展很快，是临床医生诊断的主要依据和手段，有些疾病的治疗也需要

---

① PET：正电子发射型计算机断层显像扫描(Positron Emission Computed Tomography)。

核医学医生的参与才能更好地完成。

总体而言，影像医学与核医学目前就业形势好于临床，可是这个专业对于医院来说要的人非常少，很容易饱和，几年后就业将会是个问题。医学检验、法医、麻醉就以后的形势来说将好于影像。

6. 护理学

(1)高学历护士择业就业前景看好。

护理职业一直是国际上地位较高、薪水丰厚的职业之一，同时，护理人才又是国际紧缺的人才之一。如护士在美国平均年薪达5万美元，而美国缺护士30万人。在澳洲，护士最容易找工作或获得升迁，同时，只要拥有了澳洲注册护士的资格，等于拿到了通向英联邦国家工作的“绿卡”。英、法、德等西方发达国家对护士均有许多优惠的政策，因此，有深厚的专业知识、较高的综合素质和流畅的国际交流语言的护士在国际上就业、发展前景十分广阔。

目前，国内很多大中城市的医院都设有涉外门诊，而一些合资医院以及“洋”医院更是如雨后春笋一般扎根北京、上海等地。所以，如果护理学人才在具备护理学、护理人际沟通、护理礼仪等专业知识外，还能具备一定的外语能力，那么就业选择将更为宽广，可以从事在华的涉外医护服务、国际技术合作交流和资料传递等。

(2)男护士是抢手目标人才。

据了解，护理学人才虽然是今年12类紧缺人才之一，但是护理专业的招生却显得极为冷清。现在各大医院对高学历护理人才的需求量相当大。高学历护士除了知识面宽广容易同各种病人沟通外，其护理科研能力也比较强，在临床上更善于发现问题、分析问题和解决问题。

此外，男护士更是各大医院极为抢手的目标人才。因为男护士们出现在手术室或者急诊室等劳动强度比较大的科室病房时比柔弱的女护士更有优势，面对血淋淋的场面、面对生命垂危的病人，男护士配合医生临危不乱，动作比女护士要快要稳。物以稀为贵，因此“男护士们”往往还未毕业就被各大医院“预订一空”。

7. 外科学

外科学作为一门基础性临床医学专业，在2007年考研热门专业排行榜居第五，而前几年并未进入前十名。这说明随着物质生活水平的提高，人们对健康和保健意识的增强，再加上人人都要经历生老病死的过程，从而使得医学专业越来越热。而且针对外科医生的工作性质来说，更偏重技术型，需要身体素质较好的人来从事，所以更新换代相对较快，对年轻人才的需求也相对大一些，因此需求市场不易饱和或饱和期相对较短。同时，像神经外科、整形外科、手足外科等新兴外科专业需要大量的人才来填补空白，在相当长一段时间内这种人才将处于紧缺状态。

8. 眼科学

(1)社会的发展出现新的就业点。

近年来，随着科技的不断进步，眼科学获得了极大的发展，出现了眼视光之类的新型学科，眼视光学科是现代光学技术和现代眼科学相结合，运用现代光学的原理和技术解决视觉障碍的新兴交叉学科。它是一门既具有经典传统色彩、又具有现代高科技特征的医学专业，也是一类饶有趣味、充满挑战、富有回报的医疗职业。相对于医学类的其他专业而言，眼科学是就业率最高的一门学科。

(2)当前形势对人才的需求量大。

目前，我国青少年近视发病率高达50% ~60%，约占世界近视患者总数的33%，远高于我国占世界人口总数的22%的比例；弱视发病率为2% ~4%，低视力发病率为1% ~2%，现有戴眼镜的人数约8亿人。目前，全球与眼睛有关的视光学产品每年产值约400亿美元，而我国仅占约1.5亿美元的份额。所以，眼科学在我国具有非常广阔的前景。

9. 肿瘤学

在过去数年中，艾滋病、SARS①、禽流感乃至手足口病等传染性疾病，都对中国公共卫生领域构成巨大挑战。然而，无论在世界范围内还是在中国，以恶性肿瘤(癌症)、心血管疾病以及糖尿病等为代表的慢性病(或者说非传染性疾病)，却正在成为更主要的长期威胁。2008年5月19日，世界卫生组织在其最新公布的报告中就明确指出，非传染性疾病正在成为人类最为致命的“杀手”。其中，恶性肿瘤位居首位。这样的情况下，国家对肿瘤学专业的人才需求之大可想而知。癌症防控是最终趋势，毕业生需要升华自己，努力提升自己的能力，才能更好地服务大众，乃至整个人类。

10. 康复医学与理疗学

(1)就业方向。

毕业生可在各级综合医院康复科、理疗科、针灸推拿科从事医疗、科研工作，可在社区卫生服务中心、疗养院、老人院、康复机构、工厂等健康保健机构从事医疗或康复护理工作，也可在高等院校从事教学、科研工作。

---

① SARS：重症急性呼吸综合征(Severe Acute Respiratory Syndrome)。

(2)就业前景。

我国人口基数庞大，目前已经进入老龄化社会，城市计划生育政策的一个“副作用”就是独生子女的赡养压力增加，需要社会化的康复医疗体系。中国现在的发展很迅速，生活条件已经得到很大的提高，生活越来越悠闲，在无其他渴求的情况下，人们都在为自己的生命奔劳。随着民众体育运动的开展和我国竞技体育事业的发展，康复医学将会有很大的发展。

11. 运动医学

近年来，随着医学、体育科学和其他现代科学的发展，根据竞技运动提高成绩、群众体育活动的广泛开展和病伤残者对体育医疗康复的需求，运动医学的内涵在不断充实、丰富和发展，并日臻完善。

中国运动医学具有中西医结合的特色，受到国际体育界人士的重视。随着国家“奥运争光”和“全民健身”两项宏伟计划的开展。运动医学的重要作用越来越受到重视。新世纪席卷而来的信息技术革命和生物科学技术革命也为运动医学的持续发展注入了新的活力。研究如何最大限度地提高人的运动能力、防治运动技术性伤病、指导群众体育、应用体育锻炼加速伤病后的功能恢复以及防治运动不足病和老年病等成为运动医学研究中最重要的课题。

由此可见，运动医学的研究、教学、临床专业，都需要中高级的人才，运动医学研究生的就业前景非常看好。

12. 急诊医学

(1)成立伊始，专业人员匮乏，需求量大。

像医学领域中所有专业学科一样，临床的经验和教训需要专业人员来分析和总结，这是发展和提高每一学科的必要条件之一，急诊医学也是如此。所不同的是它成立伊始，专业医师非常缺乏。但是它的发展是很快的。因为它属于医学科学的一个新的组成部分，随着医学科学的发展，急诊医学必然也会迅速发展。此外它还是一门解决急性病和危重病的学科，并且要研究如何更迅速、更有效、更有组织地抢救急危病例，处理“灾难医学”所遇到的问题，社会需要它，人民需要它。所以，从这个角度来看，急诊医学专业的毕业生需求量是很大的。

(2)有待进一步发展，工作辛苦需综合考虑。

急诊医学是一门年轻的学科，现在不少大、中城市的综合医院和某些专科医院都设置了急诊科或急诊室，并配备医师、护士等医务人员。不过目前不少医院成立急诊科只是重点解决行政管理问题，而发展急诊医学重要的是专业人员的培训，建立完善的急诊医疗体系和提高急诊医学水平，如何去实现，需要从事这个专业的人员去构思、实践和总结。目前并无现成的模式，要靠自己去探索、设计和建设。国际上的先进经验可以借鉴和参考，主要需结合我国的实际情况，创建适合我国社会的急诊专业。所以，急诊医学专业还是需要进一步向前发展，毕业生的就业也必然会越来越好，虽然急诊医学研究生不难找工作，但工作强度和环境需要一定的体能要求，因此致力考急诊类研究生的同学要做好充分的准备。

五、对医学生的建议：认清自己，认清形势

1.降低自身期望，从实际出发

现在高等教育已经进入了大众化时代，医学毕业生要适时调整就业观和期望值，与社会协调同步发展。面对竞争如此激烈的就业形势，医学生理当从自己的自身环境、能力出发，适当地降低对就业的期望值，从而寻找到适合自己的岗位。降低就业层次，积极到那些目前经济虽然欠发达，但发展后劲足、有广阔发展空间的城市去施展才华。如果大医院找不到工作，那么就去中小医院找；如果城市中找不到工作，那就应该扩宽自己的视野，适当地走向山区，走向农村，走向基层，去惠及更广大的人民群众。一方面，可以比较有效地减缓农村地区严重缺乏医务工作者、人才的局面；另一方面，也可以使刚毕业的本科生先有一份稳定的收入，同时积累经验，为以后能够找到更好的工作打下坚实的基础。

2.提高就业能力，多参加培训

为了增强竞争力，提高医学生自身素质是解决就业问题的根本途径。医学生要明确社会对自身的期望和要求，并且按照社会的需要去充实、完善及提高自己，积极参加各种培训。

总的来说，由于社会整体就业压力的增大，医学毕业生的就业也受到了一定的影响，但是由于医学生的专业性强，医学类毕业生就业市场相对稳定。而且随着国家医改政策的实施（从整个国家的医疗体系完善而言），我们还是面临着巨大的医疗市场，社会对于医生及其他医疗资源的需求会一直增加。随着社会的进步和人民生活水平的提高，人们的生活质量和生命健康越来越受到重视，社区服务、全科医生、家庭护理、计划生育、临终关怀等现代卫生服务形式随之出现。而随着药品推销、医疗咨询、医疗保险、医疗器械推广等医学相关行业的飞速发展，社会对医学法学、医学心理学、医学美学等学科的人才需求量也日益增加。社会与时代对医学专业人才的渴求，对于广大医学类研究生来说，不仅是激烈的挑战，更是千载难逢的机遇。所以，只要毕业生找准定位，放开视野，2014 年医学类人才的就业形势依然是“海阔凭鱼跃，天高任鸟飞”。

2012—2013 年度中国医疗机构最佳雇主榜单揭晓

医生对自身职业的评价离不开工作环境、薪酬福利以及个人发展等因素。事实上，这些评价很大程度上取决于所在医院。那么，全国范围内，哪些医院可以为医生提供良好的个人晋级发展空间、令人满意的收入水平，并让医生产生强烈的个人归属感呢？为了解医生眼中的最佳医院，继成功开展 2011—2012 年度中国医疗机构最佳雇主调查（报告）之后，丁香园携手丁香人才再次组织 2012—2013 年度调查，以调研各医院作为雇主在事业、薪酬、文化等方面的表现。

2012—2013 年度中国医疗机构最佳雇主大型调查历时 3 个月，共收集到 2 万余名丁香园会员的宝贵投票。本次调查问卷的设计和分析在麦肯锡公司的帮助下更加完善，相较 2011—2012 年的评选，不仅投票人数翻了一番，而且调查表达也进行了大幅的优化。比如调查模块扩展到医疗服务质量、薪酬福利待遇、个人晋级发展等六部分，而且指标也细化到了 24 个，权重亦由简单的算术平均升级为加权平均。

最终产生了中国医疗机构最佳雇主综合前十榜单。其中，复旦大学附属中山医院、北京协和医院、中国人民解放军总医院分列前三名。同时我们还根据医院基础设施、医疗服务质量、工作环境、薪酬福利、文化情感、个人晋级发展等六个不同角度，分别评选了各单项前十家医院。

一、最佳雇主综合排名前十强

在医生眼中，对自己最好的医院是哪几家呢？根据综合排名表单，复旦大学附属中山医院蟾宫折桂，喜得头名。排在其后的依次是协和医院、解放军总医院、华中科技大学附属同济医院以及复旦大学附属华山医院。四川大学华西医院，吉林大学第一医院，第三军医大学附属第一医院，广东省中医院，上海市第二军医大学附属长海医院依次进入综合排名前 10 名。

此外，根据综合得分，丁香园整理出排名前 50 的地区医院。需要再次强调的是，有效调查样本达到 30 份或以上的医院方可进入评选。

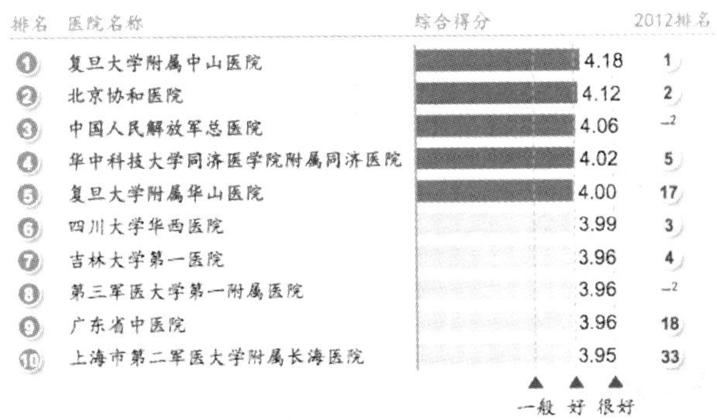

最佳雇主综合排名前 10 强

注：2——未参与 2011—2012 年度最佳雇主评选

最佳雇主综合排名前 50 强

综合排名	医　　院
1	复旦大学附属中山医院
2	北京协和医院
3	中国人民解放军总医院
4	华中科技大学同济医学院附属同济医院
5	复旦大学附属华山医院
6	四川大学华西医院
7	吉林大学第一医院
8	第三军医大学第一附属医院
9	广东省中医院
10	上海市第二军医大学附属长海医院
11	北京大学第一医院
12	中国人民解放军第四军医大学西京医院
13	郑州大学第一附属医院
14	江苏省人民医院
15	山东大学齐鲁医院
16	中南大学湘雅二医院
17	重庆医科大学附属儿童医院

续上表

综合排名	医　　院
18	中南大学湘雅医院
19	十堰市太和医院
20	中国医科大学附属第一医院
21	华中科技大学同济医学院附属协和医院
22	温州医学院附属第二医院
23	重庆医科大学附属第一医院
24	中山大学附属第一医院
25	浙江大学医学院附属第一医院
26	北京大学人民医院
27	南京市鼓楼医院
28	福建医科大学附属协和医院
29	济宁医学院附属医院
30	新疆医科大学第一附属医院
31	上海市第二军医大学附属长征医院
32	上海交通大学附属新华医院
33	广西医科大学第一附属医院
34	上海交通大学医学院附属瑞金医院
35	浙江大学医学院附属第二医院
36	北京大学第三医院
37	山东省立医院
38	武汉大学人民医院
39	青岛大学医学院附属医院
40	南方医科大学南方医院
41	安徽省立医院
42	徐州医学院附属医院
43	哈尔滨医科大学附属第二医院
44	天津医科大学总医院
45	西安交通大学医学院第一附属医院

续上表

综合排名	医　　院
46	中山大学附属第三医院
47	安徽医科大学第一附属医院
48	大连医科大学附属第一医院
49	南昌大学第一附属医院
50	哈尔滨医科大学附属第一医院

二、渝沪两地医院综合得分名列前茅

我们可以从榜单看到，按照地区划分，重庆、上海和湖北的入选医院平均综合分值较高。在这 126 家医院中，位于上海的医院占据了 11 席，且评分靠前，凸显了沪籍医院的强大实力。

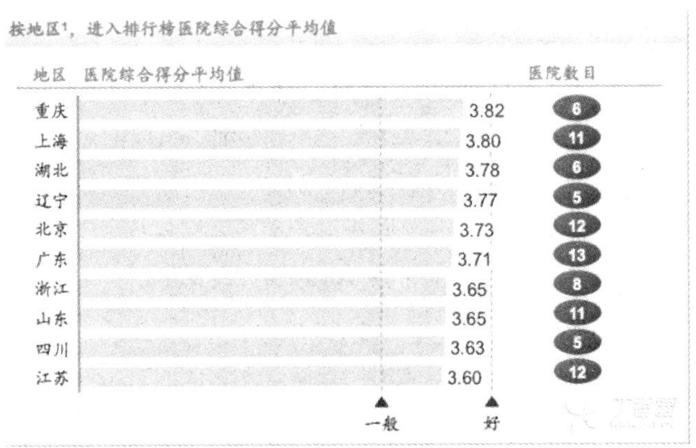

地区医院综合得分平均值

具体审视每个评价模块，医院基础设施和医疗服务质量落入“好～很好”之间，医院情感文化和个人晋级发展则处于不上不下的中等位置。工作环境压力和薪酬福利待遇似乎被人诟病颇多，评价较为靠后。

除综合排名外，我们还分别针对“医院基础设施”“医院服务质量”“医院工作环境”“薪酬福利”“医院文化情感”“个人晋级发展”等方面进行单项排名。

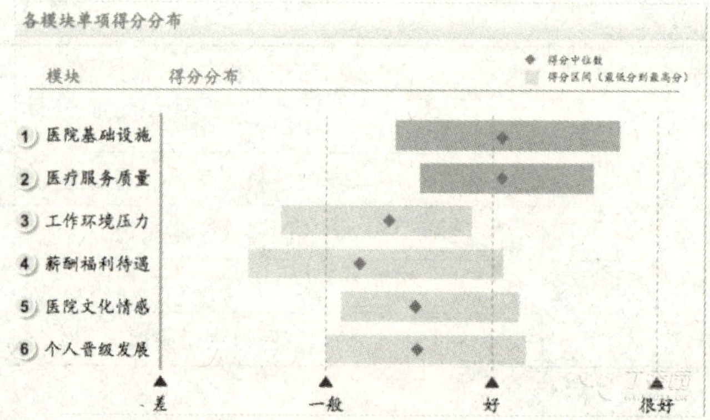

各模块单项得分分布

三、医院基础设施前 10 强

虽然古语有云，大学非大楼之谓也，大师之谓也。但这句话放在医院建设方面，并不完全正确。基础设施水平在某种程度上也影响医院的诊疗。据了解，在医院基础设施方面，员工们对医院的总体实力、发展前景和医疗技术设施较为满意，信息建设则是不足的一环。

本次调查数据显示，中国人民解放军总医院单项得分 4. 77 分(满分 5 分)，列状元位；复旦大学附属中山医院 4. 65 分，列榜眼位；四川大学华西医院 4. 58 分，列探花位。值得一提的是，基础设施前 10 强中，有 4 家医院为军队系统医院。具体榜单如下：

医院基础设施排名前10医院排行榜[1]

排名	医院名称	单项得分
1	中国人民解放军总医院	4.77
2	复旦大学附属中山医院	4.65
3	四川大学华西医院	4.58
4	中国人民解放军第四军医大学西京医院	4.53
5	华中科技大学同济医学院附属同济医院	4.53
6	第三军医大学第一附属医院	4.50
7	吉林大学第一医院	4.46
8	上海市第二军医大学附属长海医院	4.45
9	郑州大学第一附属医院	4.44
10	北京协和医院	4.43

好　很好

医院基础设施排前 10 强

四、医疗服务质量前 10 强

如果说患者眼中的医疗服务质量与临床人文关怀和治疗结果挂钩，那么医生眼中的医疗服务质量更为专业和客观。在这一部分，医生们分别对“满足患者就诊需求的能力”“医疗服务质量”“诊疗方案性价比”以及“口碑”和“总体满意程度”进行打分。数据显示，在医疗服务质量方面，医生们对满足就诊、医疗服务质量以及总体满意度打分较高，但是认为诊疗方案的性价比有待提高。

那么，在医生们眼中，医疗服务质量前 10 的医院有哪些？广东省中医院凭借 4.62 分成为医疗服务质量最佳雇主，北京协和医院以 4.58 分位居第二，复旦大学附属中山医院居于第三。具体榜单如下：

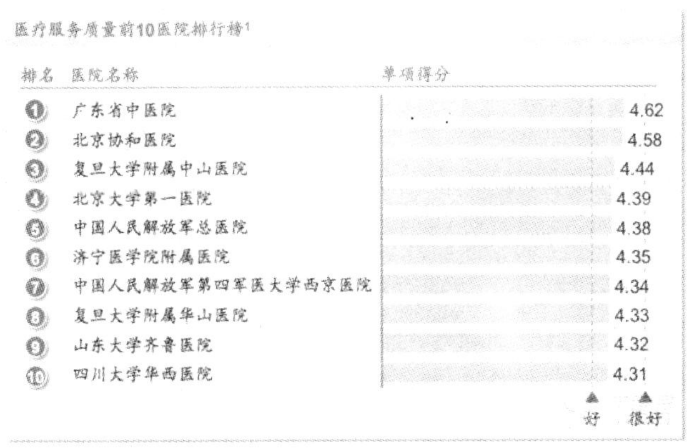

医疗服务质量前10医院排行榜1

排名	医院名称	单项得分
1	广东省中医院	4.62
2	北京协和医院	4.58
3	复旦大学附属中山医院	4.44
4	北京大学第一医院	4.39
5	中国人民解放军总医院	4.38
6	济宁医学院附属医院	4.35
7	中国人民解放军第四军医大学西京医院	4.34
8	复旦大学附属华山医院	4.33
9	山东大学齐鲁医院	4.32
10	四川大学华西医院	4.31

好 很好

医疗服务质量前 10 强

五、工作环境前 10 强

在近年医患冲突不断升级的情况下，医生们要评价自己的老东家，就不得不说到医院给自己提供的工作环境。在这一单项中，问卷中提供了“医生人身安全保障措施”“行医环境与医患相处关系”“患者对医生的信任和尊重”以及“现有工作时长和强度”四个评价标准。结果显示，医生们对人身安全、行医环境与医患关系、对医生的信任方面反映一般，对工作时长与强度满意度较低。

工作环境前三的医院，分别为：中国人民解放军总院、北京协和医院、第三军医大学第一附属医院，其中军队医院就占了两席。前 10 强明细如下：

工作环境前10医院排行榜[1]

排名	医院名称	单项得分
1	中国人民解放军总医院	3.80
2	北京协和医院	3.78
3	第三军医大学第一附属医院	3.78
4	上海市第二军医大学附属长海医院	3.75
5	复旦大学附属中山医院	3.70
6	上海市第二军医大学附属长征医院	3.69
7	中南大学湘雅二医院	3.65
8	四川大学华西医院	3.64
9	北京大学第一医院	3.64
10	华中科技大学同济医学院附属同济医院	3.58

一般　好　很好

工作环境前 10 强

六、薪酬福利前 10 强

在薪酬福利待遇方面，医生们认为与社会其他行业或者其他医院相比，待遇一般。在科研成果奖励和奖金制度方面，医生们给出的得分区间为"一般～好"之间。医生们对医院节假日等法定福利措施的得分中位水平为"一般以下"。

在这份调查中，薪酬福利最好的医院为郑州大学附属第一医院，其次为复旦大学附属中山医院，第三名为山东大学齐鲁医院。具体榜单如下：

薪酬福利前10医院排行榜[1]

排名	医院名称	单项得分
1	郑州大学第一附属医院	3.77
2	复旦大学附属中山医院	3.65
3	山东大学齐鲁医院	3.52
4	华中科技大学同济医学院附属同济医院	3.51
5	中南大学湘雅二医院	3.49
6	上海交通大学附属新华医院	3.46
7	中南大学湘雅医院	3.42
8	中国人民解放军第四军医大学西京医院	3.42
9	中国人民解放军总医院	3.41
10	重庆医科大学附属第一医院	3.41

一般　好　很好

薪酬福利前 10 强

七、医院文化情感前 10 强

“归属感”恐怕是每个“单位人”心向往之，但未必得之的情感寄托。在医院文化情感方面，医生们分别对“对待新老员工的公平公正”、“领导对工作的指导和帮助”、“与同事相处的融洽和谐程度”、“组织开展各种员工活动”等四个方面进行评分。这四项得分中位数均位于“一般 ~ 好”之间。

北京协和医院的员工文化情感得分最高，其次为复旦大学附属中山医院，第三名为北京大学第一医院。

文化情感前10医院排行榜[1]

排名	医院名称	单项得分
1	北京协和医院	4.00
2	复旦大学附属中山医院	3.99
3	北京大学第一医院	3.92
4	吉林大学第一医院	3.86
5	华中科技大学同济医学院附属同济医院	3.84
6	广东省中医院	3.82
7	四川大学华西医院	3.80
8	山东大学齐鲁医院	3.70
9	中南大学湘雅二医院	3.77
10	江苏省人民医院	3.77

一般 好 很好

医院文化情感前 10 强

八、个人晋级发展前 10 强

医生的职业前景离不开医院提供的各种平台，而职称评定更是医生晋级发展的重要标准。在这份问卷中，医生们分别对“继续教育业务培训的支持力度”、“对国内外学术活动/会议的支持力度”、“职称评定晋级公平公正”、“对个人职业规划的支持重视”等四个方面进行评分。调查结果显示，医生们对培训、学术活动支持满意度尚可，对职称评定、个人职业规划反映一般。

北京协和医院继摘得“医院文化情感最佳雇主”桂冠之后，在这一单项上，再次荣居榜首，前三甲的另外两名为复旦大学附属中山医院、四川大学华西医院。

从综合排名和单项排行榜来看，实力超群者多为业内“百年老店”，这些医院多是医生眼中晋升发展的良好平台，可以给医生提供较强的归属感，同时可以为医生带来不错的收入水平和工作环境。而这些，可以让一个高学历群体有尊严地

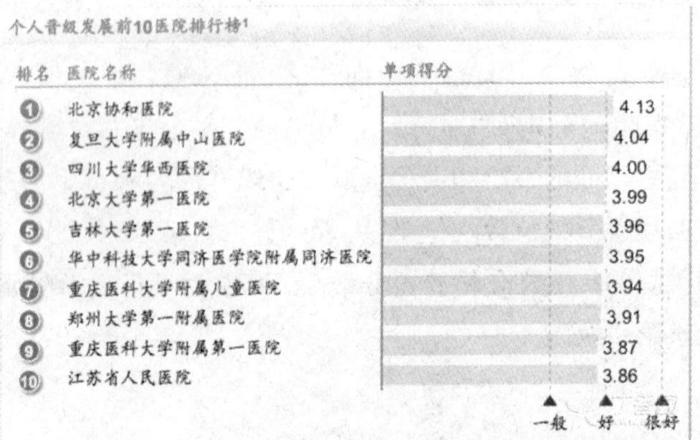

个人晋级发展前 10 强

活着，这一点，在当下并不是一个简单的要求。排名只是手段，而非目的，希望这份调查报告可以帮临床医生选择合适的工作平台，也希望管理者可以让医院早日成为医生的家园。

作为医学生，也可以进入医药行业，担任医学编辑等跟医学相关的工作，下面摘录了丁香园论坛关于医药行业知名企业的分析帖供参考。

丁香园 - 丁香人才招聘版精华帖

【转载】医药行业知名企业分析介绍

由于篇幅较长，详情请见 http：//job. dxy. cn/bbs/topic/22310658

目前轰轰烈烈开展的医疗体制改革对就业有何影响?

在当前的就业形势下，许多医学毕业生就业期望值过高，不愿到基层医院，导致大量医学本科毕业生不能顺利就业。新医改政策的出台不仅体现了国家和政府对基层、社区医疗的政策倾斜，而且体现了对医学毕业生就业问题的关注。医学毕业生要在新医改政策的指导下转变就业观念，学校也要转变培养模式，多方共同努力，这样才能有效解决就业难的问题。

那么，新医改主要有哪些内容呢?

一、新医改主要内容

自 2009 年 4 月 6 日，国务院正式公布《中共中央国务院关于深化医药卫生体制改革的意见》(后文简称《意见》)以来，我国的基层卫生建设越来越健全，老百姓“看病贵、看病难”的问题逐渐得到解决。到 2011 年，基本医疗保障制度全面覆盖城乡居民，基本药物制度初步建立，城乡基层医疗卫生服务体系进一步健全，基本公共卫生服务得到普及，公立医院改革试点取得突破，明显提高基本医疗卫生服务可及性，有效减轻居民就医费用负担。能得到这么好的改革效果，离不开这些新政策对基层医疗的倾斜，如“大力发展农村医疗卫生服务体系”、“建立城市医院与社区卫生服务机构的分工协作机制”、“建立城市医院对口支援农村医疗卫生工作的制度”等，这些都说明了国家对基层医疗卫生的重视。

二、新医改下的就业契机

1. 医改对公立医院的影响

新一轮的医疗卫生事业体制改革，给公立医院的生存和发展带来了全新挑战，竞争成为时代赋予公立医院的重要命题。而公立医院的竞争，归根到底就是人才的竞争，人才管理成为公立医院可持续发展的核心。

目前公立医院主要通过良好发展前景和优厚薪酬待遇吸引人才、管理人才，但新医改在试图通过五项措施尽快扭转公立医院的非公益性走向，彻底解决老百姓看病难看病贵问题的同时，对公立医院人才管理的冲击却是巨大的，因此，新医改对公立医院的人才管理提出新的严峻挑战。

(1)社会公益性与医院效益之间的矛盾，影响了公立医院人才的稳定性。

多年以来公立医院的优势就在于能给医务人员搭建良好的发展平台，尤其在晋级晋升、教学科研、先进奖励、进修培训和国内国际交流方面，能提供机会帮助医务人员不断学习和进步，能形成一种群体学术氛围，营造出更新知识的良性竞争势态，让医务人员看到自身的价值，体会到事业的成就感。这种良好的人才培育环境，是民营医院无法比拟的，也是公立医院吸引人才的重要原因。但如果现在医院的生存都成问题，医院首先就会削减在晋级晋升、教学科研、先进奖励、进修培训和国内国际交流方面的开支，就无法为医院人才实现自我价值创造条件，相应地也会极大影响医院的发展，医务人员看不到希望，感受不到医院的未来，就会选择离开。因此新医改下公立医院人才管理面临的首要问题是靠什么吸引人才？

(2)质优价廉服务与医生收入不足之间的矛盾，影响了公立医院人才的积极性。

2. 新医改对民营医院发展的影响

由于受到体制及职工养老、住房等福利等因素的影响，民营医院与公立医院相比，在人才引进、培养、储备等方面民营医院一直处于绝对的弱势。目前在我国民营医院的工作人员呈现出两极化特点，不是离退休老专家，就是年轻医生，技术力量配置极不合理。新医改的实施对于民营医院来说是一个大好的契机，首先，新医改对于医生的执业地点有了变更，医师被允许多点执业，这样公立医院的中年技术骨干就可以受聘去民营医院就职。再者新医改就民营医院中医务人员的福利待遇有了明确的规定，加之劳动制度的不断完善，使在民营医院工作的医务人员在职称评定、养老、医疗等福利待遇方面与公立医院的医务人员享受同等待遇，从而解决了医务人员的后顾之忧，调动了其工作的积极性。然后，大型公立医院的医生相对拥有较丰富的临床经验，掌握了大量先进的医疗技术，通过到民营医院工作，达到了方便患者就医，提高民营医院诊疗水平的目的，交流了技术，实现了共赢。因此，对民营医院来说引进和培养人才是发展的关键，可以增强民营医院的市场竞争力。

3. 新医改体制下基层医院发挥的重要作用

随着新医改政策的不断推进，进一步健全了以县级医院为龙头、乡镇卫生院和村卫生室为基础的农村医疗卫生服务网络。县级医院作为县域内的医疗卫生中心，主要负责基本医疗服务及危重急症病人的抢救，并承担对乡镇卫生院、村卫生室的业务技术指导和卫生人员的进修培训；乡镇卫生院负责提供公共卫生服务和常见病、多发病的诊疗等综合服务，并承担对村卫生室的业务管理和技术指导；村卫生室承担行政村的公共卫生服务及一般疾病的诊治等工作。有条件的农村实行乡村一体化管理。积极推进农村医疗卫生基础设施和能力建设，政府重点办好县级医院，并在每个乡镇办好一所卫生院，采取多种形式支持村卫生室建设，使每个行政村都有一所村卫生室，大力改善农村医疗卫生条件，提高服务质量。为此政府不但加大了对基层医疗单位的人力、物力特别是财力的投入，还更加重视鼓励指导医学毕业生到基层就业，扎根基层，服务基层，并且努力改善农村基层医疗单位的物质条件，修建新的大楼，引进相关医疗设备，为到此服务的毕业生提供舒适的工作环境。这些都需要地方政府对基层医疗卫生条件经费投入的大力支持，但是投入经费是由当地的经济基础决定的。由于目前各地经济发展的不平衡，各地区所能承受的费用各不相同，因此国家有关部门应该制定统一的各级医疗卫生机构的建设标准，投入专项经费，对于财政状况不佳的贫困地区要给予更多的资助，并设立相应的管理监督部门，确保专项经费得以落实，从而大力改善农村基层的医疗卫生条件。

为了吸引医学高级人才在基层就业，除了加大对基层基础建设的经费投入，提高福利和待遇，提供良好的工作、生活环境，从物质与精神两方面满足人才的需要外，政府逐渐重视毕业生的个人发展，国家也充分考虑到毕业生个人的发展，并且已经制订了相应的优惠政策鼓励毕业生到农村、边远贫困地区服务。《意见》明确，要制定优惠政策，鼓励优秀卫生人才到农村、城市社区和中西部地区服务。对长期在城乡基层工作的卫生技术人员在职称晋升、业务培训、待遇政策等方面给予适当倾斜。目前，农村基层医疗卫生机构不管从基础设施还是技术力量都正在得到有效改善和提高，无论是硬件方面还是软件方面都为医学生发挥才能提供了优越的条件。

4. 生物医药类企业的应变之道

新医改背景下，在国家政策导向和市场竞争的双重压力下行业整合加剧，大型医药企业集团有更好的发展机遇，一方面自身盈利能力获得提高，规模效应体现，品牌价值提升。另一方面行业集中度的提高，有利于改善外部竞争环境，这些都为毛利率提升创造了有利的外部环境。

医疗体制改革的两条主干线是向“广覆盖、低水平”发展，广覆盖就是说，各种保障项目都应覆盖其该覆盖的全部人群；其次是低水平，中国社会保障的性质必将定位在较低水平的“基本保障”上。这将对医药行业带来两个显而易见的变化。

首先，医保覆盖面扩大和发展社区医疗将增加城镇居民用药需求。

其次，大力发展农村医疗保障体系将增加农村用药规模。

新农村合作医疗会给医药商业带来新增的市场空间，广大的农村及社区市场是新的黄金通路。原因有二：

(1)缺医少药的广大农村市场和社区医疗机构将承担80%的人群医疗保障任务，药品需求将呈几何增长。医药总体需求将比现在增加一倍以上，医药企业面临大的发展机遇。

(2)医药企业必然把抢占农村和社区医疗市场作为首选。

随着新型农村合作医疗制度试点范围扩大，未来农村市场将打开，医药消费领域的上升潜力被业内纷纷看好。医药行业将快速向优势企业集中，医药行业已进入良性增长阶段，此外在医改过程中，精准营销新业务会不断涌现，精准营销机构为市场创造更多机会。

三、新医改对就业带来的有利与不利因素

这次新出台的医改方案虽然对大型公立医院的就业带来了一定的限制，但是对于民营医院、基层医院出了很多有利政策，在《意见》中指出，国家将为在基层服务的医科院校毕业生代偿学费和助学贷款，促进城乡医院对口支持。主要有三点：

一是加强硬件建设。扩建一部分乡镇卫生院和县医院，建设一部分社区卫生服务中心，这些都是为基层医务人员往下走创造一个更好的工作环境。

二是软件建设。概括起来就是能够让高水平的医务人员沉下去，定向培养医生，招聘执业医师，鼓励医科院校的毕业生到基层，并为他们代偿学费和助学贷款，促进城乡医院对口支持等措施。加强在岗定期培训制度，专门制定了一个基层医疗卫生机构相关人员的五年培训规划，现在已经开始实施。还有一个就是让基层的医疗卫生服务人员到县医院、城市医院进修，提高他们的医疗卫生水平，提高他们的业务能力，激励他们安心工作。

三是改革补偿机制。把原来的三个渠道补偿变成两个渠道补偿，保证基层医疗机构正常运行，保证服务人员得到合理的补偿。

这个新政策的出台是为了吸引更多的医学生到基层去就业，既能缓解医学生的就业压力，又能满足基层医疗单位对医学人才的需要，同时能够推动基层医疗事业向前发展，这无疑是一个多赢的局面。

综合各种条件，医学生应该端正就业观，选择适当的就业取向。无论是在城市的大医院，还是基层的小医院，最重要的是有了一份职业，而不是面临毕业即失业的窘境。部分医学生只有书本知识，缺乏对医生职业特点的深入了解，却盲目自大，一副非大医院不进的态度。这些同学哪怕进不了大城市，也不愿到基层去工作。既然政府都已经出台了这么多好的政策来大力促进基层医疗事业的发展，不管是硬件还是软件都在不断进步，为什么不去基层锻炼呢，而非得执着于城市里的大医院。当然，一些同学可能生长在基层，觉得城市的生活环境更好，但是反过来想一想，家乡哺育了自己这么多年，难道不应该做些力所能及的事来回报家乡的养育之恩吗?

还有一部分医学生存在这样的想法，由于执业医师与科研人员之间薪金待遇的差异，所以他们倾向于成为临床医生。尤其是在医学本科生考研时，成绩优秀的学生往往选择临床型研究生，临床专业人满为患而基础专业遭到冷遇的现象显著。《意见》指出，要加大医学科研投入，深化医药卫生科技体制和机构改革，整合优势医学科研资源，加快实施医药科技重大专项，鼓励自主创新，加强对重大疾病防治技术和新药研制关键技术等的研究，在医学基础和应用研究、高技术研究、中医和中西医结合研究等方面力求新的突破。国家已经将政策向基础科研有所倾斜。因此，还存在上述心理的同学，在选择专业方向时，不必互相攀比盲目从众，应该根据自己的实际情况作出适当调整，选择适合自己的发展道路，毕竟适合自己的才是最好的。

丁香园 - 丁香人才招聘版精华帖

【建议】 新医改条件下，考研？就业？

2010 - 04 - 17 12:57 promethus

各位站内的前辈及同仁：

本人系2006届本科大学临床学生，现在正处于实习阶段，即将完成大学五年的学业，但在现有条件下，对于毕业后的所从方向，希望能和你分享下我的想法，同时也希望能得到站友们宝贵意见。

现在许多医学本科生毕业后的首选是考研，这在其他各类高校也是常见的。因为现在的什么三甲、二甲的都先考虑学位(研究生)，要想干好工作，拿高薪，就得有高文凭。这是一个你追我赶的过程，谁都不甘于处在医院的最底层，实在点就是不甘于生活的窘迫，所以研究生报考比例也逐年上升。

但是新的医改出台后，扩大了基层医院的就业面积，更是提供了好的就业前景：直接进入编制。我想在以前的许多招聘会上，能这样签单的为数不多。就我们学校而言，2005 届临床毕业生就业率明显比往年提高。

因此从就业的角度来讲，个人认为毕业后先就业比较好，毕竟大部分人考研，也都是为了找份有稳定收入的工作。但出于对以后的发展来说，考研又是一个必然趋势，可以尝试先就业，后考研。

之后和朋友探讨，朋友的意见：出去工作了，值班啊，应酬啊，什么组织出去考察学习啊……哪还有时间准备考研？

我也有想过这方面的问题，但总是认为，做一件事，最直接地影响自己的不是外界因素，而是在于自己的内心强大与否，坚定与否（引用前日在站内浏览的一篇关于“拖沓病”的一位站友回复，个人比较赞同）。

以上便是学生依稀浅显的意见，不足处，请指正！拜谢！

2010－04－24 16∶41 修身为本

小兄弟，我把我的想法说出来，供你参考。

第一，研究生是介于本科和博士的中间阶段，换言之，本科是接受现成的知识，博士是探索新知识，研究生是探索的初级阶段。

医学生本科阶段其实是有很多理论基础，说起某某疾病来头头是道，但在实际工作中又总觉得力不从心，因为医学其实更是一门经验性的科学。我的实践告诉我，很多临床经验是学历解决不了的，而经验又恰恰是咱们修身立命的根本，换句话说，医生是靠手艺吃饭的。

第二，医学研究生的成长道路是充满磨砺的，如果你搞基础研究，很多时候会觉得枯燥、贫寒、寂寞。就像有人说的“你想拿诺贝尔奖，首先得耐得住 20 年寂寞”。但其好处是：不用直接面对日益紧张、糜烂的医患关系，清心寡欲悠闲自得。如果你搞临床，一般比较好的“老板”都会给一些生活补助，经济上宽松些，但是累、忙是必需的，俗话说“女人当男人用，男人当牲口用”。

第三，从现实角度考虑，在这个世界上，我们的首要任务是生存，至于将来是不是荣华富贵，其实，已经是第二步的事情了。讲得直白一点，如果家里经济状况一般，我觉得还是先工作，毕竟父母养我们这么多年，是很不容易的。如果经济状况相当不错，就考考，为了实现自己的理想而努力奋斗，乐在其中矣。

第四，就目前的就业形势看，医学毕业生每年都不是个小数目，就业形势你是知道的。我刚毕业的时候只要你愿意去个市级医院，并不难。现在，想去个县级医院，都得有三头六臂的能耐。谁也不能保证再过几年毕业以后，会是什么局面。俗话说：有花堪折直须折，莫待无花空折枝。研究生学到的除了科研技术，更重要的是科研思路，后者不会因为时局变化而改变，只要你想学，什么时候都不晚。很多学校，更愿意招收有临床经历的学生，这一点在招生简章上可见一斑。另一方面，单就学历而言，目前肯定是学历越高越有竞争优势。将来的发展前景，也会越广阔。我们国家提倡创新型发展，科研创新能力也逐渐成为各大单位的竞争焦点，待遇、地位也会跟着水涨船高。

国家医改正在逐步展开，大方向肯定是好的，就整体而言，国家还是急需大量人才的，目前大家所遇到的挫折、委屈，相信不久的将来会解决的，至少前途还是光明的。如果你耐受不了目前的医疗环境，躲在学校里做做学问，待他日东山再起，也是可以的。

先说这么多吧，刚下夜班，脑子有点不清醒，还请见谅。

编制到底重不重要？

每年的毕业季，几乎所有的医学毕业生都盯着医院的编制名额，拼尽自己的全力去争取编制内仅有的名额，在大多数人的心中，编制是一个神圣的符号，是“铁饭碗”的象征。2013 年 3 月 17 日李克强总理在十二届全国人大一次会议中提出财政供养的人员只减不增的政策，编制也成为公众的热门话题，冲击着大多数人“死也要死在编制内”的观念。

一、什么是编制

编制通常是指组织机构的设置及其人员数量的定额和职务的分配，由财政拨款的编制数额由各级机构编制管理部门确定，各级组织人事部门根据编制调配人员，财政部门据此拨款。编制一般分为行政编制（公务员）和事业编制（事业单位），统一由财政拨款。

现今，在事业单位内部，编制一般分为两类，分别是事业编制和人事代理编制。编制外为聘用制、合同制、人事派遣或者编制外人事代理。

二、编制的重要性主要体现在哪些方面

事业编制和人事代理编制人员在工资、保险、福利待遇上并没有本质的区别，但事业单位行政编制，档案在人事组织部存放；通过公考招考进入的新进人员是事业编制，其档案在人事局主管的人才交流中心托管，实行人事代理。第三类合同制：招聘单位不用经过上级主管部门直接与求职者签订合同，在一些省市的医院合同制人员的工资奖金和在编相同即同工同酬。

编制内和编制外在本质上是有区别的，通俗地讲，没有编制就是企业工人，有编就是国家干部。虽然两者目前的收入相差不多，但公积金、医保、养老金等都不一样。很多地区编制外人员没有公积金，享受的医保只是城市居民基本保险，比方说住院报销，编内人员基本可报销 95% ~99%，而编外人员要自己花费 40%；在养老金方面，编外的退休只相当于现在的企业退休人员的待遇，而编内退休是现在公务员（国家干部）的待遇；还有像年休假、过节费等编制内外人员是不一样的。

三、如何理性地看待编制

对于编制，还是要理性地看待，编制只是一种保障和福利，体制内的制度不是每个人都能适应的。找工作，首先要选好平台和好老板，否则再大牌的专家，如果到了低层次的平台，团队不给力，曲高和寡，必定会学术水平下泄，在业界被边缘化，结果是进退维谷。再者是要提升自己的业务能力，吸收更多的知识，到那时才会靠技术赚钱，靠本事生活，就不会害怕失业。

"死也要死在编制内"是在制度不规范的情况下制造出来的观念。相信随着社会的发展，最终还是会发展到能力才能带来财富的阶段，尤其是医疗行业这种靠技术吃饭的行业。年轻的医生确实需要积累，所以编制不编制，收入多少都不应该成为成长的烦恼。当能力具备的时候，才会发现原来还有另外一片天空。就目前而言，有竞争才会有发展，毕业生们不要拘泥于编制内还是编制外，找到适合自己的工作才是最佳的选择。相信面对多元化的世界，无论是不是编制内，无论你是想"混出名堂"亦或是"干得精彩"，未来每个人都会有更多的选择，定好自己的人生坐标，走好自己的路最关键。

丁香园－丁香人才招聘版精华帖

【讨论】致体制外的医生们(不要编制，不管人事代理)［精华］

2013－02－02 06:09 yuankx

十年寒窗苦读，大家纷纷想进一家有编制的三甲医院，无可厚非。因为在公有制的医疗体系中，那里才有学习和提升的机会，尤其是老有所养。然而也有一个弊端，理想受困现实的时候，领导说你对就是对的氛围下，你很难抗衡。于是很多人选择了跳槽，但是体制内的医院被各种合同所限，跳槽谈何容易？更有一批敢尝螃蟹者，大胆地选择了离开，摈弃了公立医院，走进了一些正规的民营医院——和睦家、亚洲心脏病医院、三博脑科、长庚医院、德济医院，等等。相信走这条路的人，有成功者，也有沉沦者。面对新鲜事物，勇敢者做好了准备吗？未来的路该怎么走？观望者会怎么看，你也会走上这条前人未走过的路吗？大家谈谈你的心声。

2013－02－02 11:06 mg3488

因为刚走出体制，本人深有同感。

在某三甲医院干了十多年，四十好几的人还是走出来了，不是混不下去，是再混下去人就废了。与其不死不活地混着，还不如走出来搏一把。

正如楼上所言“编制只是一种保障和福利”，但是这种保障和福利是需要压抑和扭曲的。体制内的领导们用人的原则是首选“奴才”+“人才”，其次是“奴才”，“奴才”+“人才”目前是稀缺产品，“奴才”咱干不了。于是“走还是不走，成了一个让人纠结的问题”。其实这是一个“舍”与“得”的辩证，关键是敢不敢迈出第一步。

还有一个重大问题必须思考，走出体制，方向在哪里？我以为：

1. 首先要选好平台。再大牌的专家，如果到了低层次的平台，团队不给力，曲高和寡，学术水平下泄，在业界被边缘化，结果是进退维谷。楼主说正规的民营医院——上海德济医院、和睦家、亚洲心脏病医院、三博脑科、长庚医院等应该是比较好的平台。

2. 选好老板。这个不多说，你懂的。

3. 把握好待遇要求。有人认为一开始就要把待遇要得很高，其实这样隐藏一个危险，一开始老板可能由于各种原因会将就答应，到一定的时候会觉得不值价，随便找个理由把你弄走。比如昆明同仁的事情就是如此。我觉得薪酬上不要漫天要价，学术平台多多要求是为上策。上海德济医院郭辉教授说过，待遇是创业和努力成功后自然而然的结果。比较认同这种说法。

衷心祝愿走出来的朋友们一路走好。

医学应届毕业生起薪水平如何?

薪酬是员工通过他的劳动力换取的应得报酬，有些企业为了能够留住员工及吸引更多的员工加入，会提供一些福利，一般福利包括旅游、聚餐、除法定假期外的休假、各种奖品，等等。薪酬也是很多应届毕业生在择业过程中考虑的重要因素之一，所以，本书罗列了 2013 年应届医学生起薪水平情况，供正在求职的毕业生参考。

根据 2013 年的调查显示，应届毕业生的薪酬除了受学历的影响，地域也是重要影响因素之一，总体来讲：东部要高于西部、大型城市要高于中小城市。我们认为这是国内经济发展不平衡所造成的。

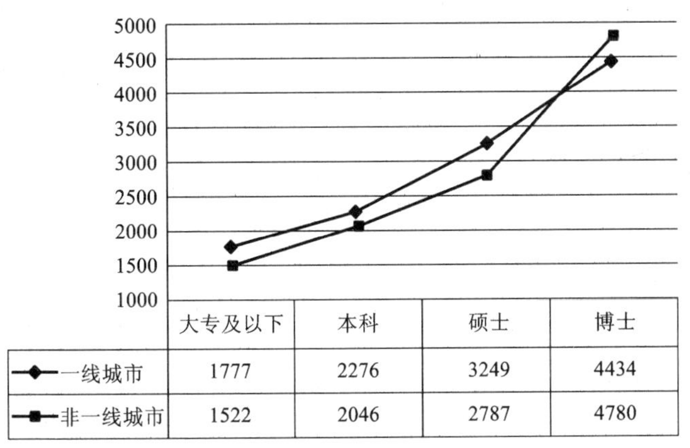

	大专及以下	本科	硕士	博士
一线城市	1777	2276	3249	4434
非一线城市	1522	2046	2787	4780

应届毕业生薪酬分布

那么，医学专业应届毕业生的情况又是如何的呢？主要分为实习期和转正期，转正的时候，薪酬相应地会作出一些调整。

起薪受地域与学历两大因素的影响，大专及以下与博士起薪相差约 2700 元/月，综合所有因素而言，博士的起薪偏低。

我们针对博士的就业问题，也做了相应的调研工作，此次调查在今年毕业的全国 13 所院校八年制博士生中进行，在目前医学毕业生难留大医院的情况下，八年制毕业生就业“风光这边独好”：88% 的毕业生即将在省会城市或直辖市工

医药行业(N=19)									
		25P	50P	75P	平均值	25P	50P	75P	平均值
		一线城市				非一线城市			
实习期	大专及以下	1400	1500	1600	1500	950	1208	1517	1256
	本科	1383	1733	2563	1925	1167	1458	1925	1507
	硕士	2000	2333	2667	2333	1458	1923	2507	2006
	博士	2500	2792	3083	2792	3000	3500	5542	4168
转正后	大专及以下	1600	1800	1933	1778	1625	1767	1933	1804
	本科	1733	2000	2446	2151	1867	2008	2283	2095
	硕士	2200	2375	3195	2590	2500	2733	3375	2886
	博士	3000	3306	3611	3306	4000	5000	6233	5117

应届毕业实习期与转正后薪酬

作，几乎100%的人都可以在三级医院工作，其中87%的毕业生更是被三级甲等医院录用，在个别院校如南方医科大学，被三甲医院录用的毕业生达到97%。在已签约的毕业生中，97.48%的人将到公立医院工作。而且，在落实工作的毕业生中64%的人可留在毕业院校的附属医院。44%的被录用者工作的科室为国家重点科室。但这些博士毕业生起薪点偏低，调查显示，28%的人起薪点少于3000元/月，49%的人起薪点位于3000～5000元/月之间，起薪点为5000～7000元/月的人占18%，只有1%的人起薪点超过9000元/月。

薪酬固然重要，但能力却比金钱更为重要。特别是医生的临床技术，需要年复一年的学习、实践及积累才能炉火纯青。虽然在目前的医疗环境中，还存在一定的灰色收入及不公平现象，但随着国家医改的决心及这几年的进展，医生收入会逐步更为透明化，薪资收入与能力水平会趋于正比化，因为也只有这样，才能鼓励更多的医学生继续投身医疗行业，为百姓的生命健康保驾护航。

丁香园－丁香人才招聘版精华帖

【讨论】医学生就业情况及工资探讨

2013－04－08 12:10 likaiqi84

临床医学类：人才有走俏的趋势，从事老年医学、保健医师、家庭护士等职业的人才也将逐渐成为热门，而预防医学、口腔医学专业从理论上是有前途的，但从近几年就业状况看，却是比较困难，基础医学类与护理学类专业就业也不太理想。

不同的是，药科类毕业生的就业前景普遍看好，总体上是供小于求，各医药公司、制药厂是吸收这类毕业生的大户，但是基本上做销售的比较多，制药业对人才的需求是稳中有升。另外，医药界的贸易、经销、检验和医药信息管理等专业对技术人员的需求也将会增加。据中国执业药师协会秘书长张淑芳介绍，我国至少还需要100万名执业药师。不仅具体专业之间存在差别，而且地区性的差别也比较大，这与经济的发达程度有着密切的关系。经济越发达的地区城市对毕业生的需求反而越小，这主要是因为经济发达地区的医疗事业起步早，发展比较成熟稳定，特别是这些城市的公立医院，基本上都是人才饱和了，每年进的人很少。中小城市，因为医疗事业正处于不断进步发展的阶段，对人才的需求量则相对较大。从薪酬方面来看，最新数据显示，医疗行业人均年薪可以达到45000元左右，占所有行业薪酬水平的第二位。一般医药从业人员年薪约两万元，从业满三年的医药人员(能找到工作并坚持到三年的可只有20%)年薪基本能达到40000~50000元。医药类毕业生起薪基本是在1500~2000元/月，而一些急缺专业的医药人才，月薪可高达6000~8000元。我们不要局限了自己的求职范围。公立医院虽然条件比较好，但要求也比较高，而且有限的职位也未必就适合自己。民营医院也不错，正处在上升发展的阶段，能够提供更多的职位，待遇方面也更加市场化一些，比较灵活。值得注意的是，在竞争激烈的上海想要进公立医院单凭个人的能力是很难实现的，社会关系也是非常重要的一环。而上海的公立、民营医院比例相差较大，是我国民营医院数量最多的城市，可以成为毕业生一个很好的就业渠道。发达城市像上海，机会虽然多但是竞争也更加集中，对毕业生的就业来说难度会更高一些。而其他很多城市可能不像上海那么繁华，可是未必就不好，同样可以提供很好的就业条件，也是不错的选择。

医学类：就业不易，待遇不等，几乎每个医学专业的学生毕业后都想进入大医院工作，看中了大医院的先进条件和更多的专业培训，对自身的发展有很大的帮助。而实际上不是那么容易实现的，越是公立的大医院其人员流动性越小，不会轻易做出变动，加之竞争的激烈，一般很难有机会成功，特别是刚毕业的学生。很重要的一点，临床类的工作不仅注重能力，而且非常重视实际的操作经验，越是知名的医院自然越看重这一点，这对毕业生来说也是个不利的因素。从待遇方面来看，也是各有不同。据统计，只有不到1%的权威医生月收入可以达到10万元以上，大约不到5%的医生月收入在1万~5万元之间，约20%的医生月收入是3000~10000元之间，大多数的医生月收入不到3000元，甚至和工人一样下岗失业，至于新人大概都在1000~2000元/月之间。

药学类：前景看好，社会对药学人才的需求正在增加，本专业的大学生就业率高达95%。制药业发展较快，尤其是生活水平提高以后，人们对保健品的需求在增大，企业对药学人才比较青睐。还有一块就是生物制药，这是一个新兴也是尖端的行业，发展前景很好。药学专业毕业生主要分配到制药厂和医药研究所从事各类药物开发、研究、生产质量保证和合理用药等方面的工作，也有很多人从事药品销售代理。药学在世界各大经济领域可以说是发展最快的门类之一，医药公司的年经济效益增长率已经高于国家的经济增长速度。并且，由于它关系着每个人的健康，越来越受到国家和社会的重视。我国的药学事业近几年的发展也是非常迅猛的，许多药品都得到了国际市场的认可，也与外国企业建立了合作关系，但在专业人才方面有稀缺，这表明药学专业有很广阔的发展前景。从事药品开发、研究的职业，对专业能力的要求非常高，相应地对学历等各个方面的要求也会比较高。从事生产质量保证等工作，对学历的要求没有那么高，但对相关专业知识的要求依然是很严格的。比较之下，从事销售工作对专业要求要低一些，但更侧重销售能力。

医学生必须参加住院医师规范化培训吗?

一、住院医师规范化培训的意义

住院医师规范化培训(以下简称规培)制度诞生于19世纪末，由德国率先提出，并得到全世界的广泛认同。住院医师规范化培训作为毕业后医学教育的一个重要组成部分，是将一名医学生逐步培养、成长为合格临床医师的系统培训项目，对培养临床医师较为全面的医学知识架构和确保医疗水平的提高具有决定性作用。住院医师规范化培训也是医院建立高水平医学人才队伍、提高临床医师的业务素质、有效落实医院可持续发展的人才战略的重要手段。

建国以来，我国长期未开展规范化住院医师培训制度，学生从医学院校毕业，未经二级学科培养，就直接分配到医院从事临床工作，以后的能力和水平相当程度上取决于所在医院的条件，严重影响了医疗队伍的整体素质的提高。

从20世纪80年代开始，原卫生部从部分大学附属医院开始试点住院医师规范化培训工作，后试点范围逐步扩大。并于1995年颁发《临床住院医师规范化培训大纲》，对于提高临床医师队伍素质、保障医疗质量起到了重要作用。经过上海、广东、北京、天津等地陆续开始探索实施住院医师规范化培训，积累了丰富的经验，为住院医师规范化培训制度正式出炉奠定了基础。

二、住院医师规范化培训制度的发展历程

从20世纪80年代，直至2013年底，已经出台规培政策的省市包括：黑龙江省、吉林省、辽宁省、北京市、天津市、山东省、陕西省、江苏省、湖北省、安徽省、四川省、重庆市、湖南省、江西省、上海市、浙江省、福建省、广东省等19个省市。

尽管全国各地开展规培的省市日益增多，但各地住院医师规范化培训工作顶层设计不够完善，培训工作缺乏必要的人事、财政等配套政策支撑，以至于培训体系不健全，培训水平和规范程度不一，区域之间发展不平衡，甚至连规培结果也不相互认可，情形较为混乱。急需全国统一制定政策予以规范，来保证规范化培训效果，并促进规培生源良好就业。

因此，近两年住院医师规范化培训制度推进的速度明显加快。2013 年 6 月，国家卫生和计划生育委员会发布《住院医师规范化培训标准(试行)》草案。2013 年 12 月 31 日，国家卫生和计划生育委员会等 7 个部委联合发布《关于建立住院医师规范化培训制度的指导意见》。明确要求 2015 年全国各省全面启动住院医师规范化培训工作，到 2020 年，基本建立住院医师规范化培训制度。该意见意味着住院医师规范化培训制度正式启动。

三、医学生是否必须参加住院医师规范化培训

住院医师规范化培训制度正式启动也就意味着医学生(所有新进医疗岗位的本科及以上学历生源)从 2015 年起必须全部接受住院医师规范化培训。这项制度也将成为近年来影响医学生就业与职业发展的最重要政策。

为了了解医学生对于规培政策的认知现状，同时帮助医学生加深规培必要性认识，丁香园于近期开展了住院医师规范化培训调查，其中 65.4% 受访者认为住院医师规范化培训有积极作用。对于住院医师规范化培训的益处，认为“可提高医学毕业生临床实践技能”的受访者占总人数的 75.3%，其次分别为“可有效提高基层医院诊疗水平”的占 61.8%、“使诊疗行为更规范”的占 60.3% 和“对整个职业生涯有长远益处”的占 58.3%。对于部分被调查者担心的规培医生待遇差、带教老师水平无法保证，规培结束后就业困难等问题，《关于建立住院医师规范化培训制度的指导意见》也有详细条款予以保障。相信住院医师规范化培训制度全面执行后，对于提升医疗服务质量，促进我国医疗事业发展也将具有巨大帮助。

丁香园 - 丁香人才招聘版精华帖

【求职】住院医师规范化培训

2013 - 04 - 08 10:11 xifenghuyang

目前越来越多的地方进行所谓的住院医师规范化培训，能开展培训的都是省内或全国比较好的医院。培训期间的待遇只能满足基本的生活需求，三年之后绝大多数人都不能留下来。试想一下本科五年 + 硕士 3 年 +3 年，出来之后还要再与应届毕业生竞争找工作，但试问有多少以前承认规范化培训证书，当你规培结束的时候想想以前同学都工作 7 年了，有车有房，你还一无所有的去各个单位参加应聘，你会是什么感受！

也许大家可能抱着规培之后有机会能留在所在的培训医院这种想法，为了这一点点的小概率事情，却要浪费3年宝贵青春！

2013－06－16 08:24 mengyinhan

我在医院负责实习生教学管理工作，也接触过一些规范化培训工作，扪心而言，现在的部分医学生，实习期间忙于找工作、忙于考研，荒废了完成学生向医生转型的重要实习阶段，没有形成良好地临床思维，没有比较扎实的理论实践能力。面对飞速发展的医学科学，面对日益复杂的医患关系，进行规范化培训，国家的初衷也是夯实基础，扎实能力，进而提高医患满意度。因此，是应该支持的。至于说待遇问题，各地政府出台的政策可能有所差异，但是目标都是要满足大家的生存需要，有的地区也规定了规范化培训学员待遇不得低于单位相应资历人员待遇；至于就业问题，有丰富的临床经验与扎实的操作能力，在于应届毕业生争岗位的时候，你还能没有充足的底气么？

2013－06－17 17:12 开心果60

谈得很切实际！规培生就业肯定比应届生毕业生强！再说待遇也不是所说那么低!!! 我马上规培毕业，并已规培医院签订了就业协议。

规范化培训有哪些内容，时间和流程安排如何？

医学生求职必须要详细了解规培信息，规培到底培训了哪些内容，具体流程又是如何的呢？我们来系统性地了解下。

一、什么是规范化培训

规范化培训是临床住院医师规范化培训的简称（以下简称规培），住院医师规范化培训是医学生毕业后教育的重要组成部分，对于培训临床高层次医师，提高医疗质量极为重要。占据了医学终生教育的承前（医学院校基本教育）启后（继续医学教育）的重要地位，是医学临床专家形成过程的关键所在。

二、规范化培训的时间

按卫生部近年颁布的《临床住院医师规范化培训试行办法》，培训分两个阶段。

第一阶段：三年，在二级学科范围内，轮转参加本学科各主要科室的临床医疗工作，进行全面系统的临床工作基本训练。

第二阶段：两年，进一步完成轮转，逐步以三级学科为主进行专业训练，深入学习和掌握本专业的临床技能和理论知识，最后一年应安排一定时间担任总医院或相应的医院管理工作。

三、规范化培训的内容

（1）以临床实践、专业必修课、公共必修课专业课为培训的主要内容，要求住院医师在两个阶段分别通过考试取得相应课程学分。

（2）培训的方法：临床实践以在岗培训为主，由科室集体指导。外语及专业必修课主要通过自学完成，部分公共必修课和选修课则通过业余办班面授完成，也可通过自学、参加该课水平测试获得学分。

（3）对工作满五年，学分符合要求者，经临床能力考核合格，发给住院医师培训合格证书，作为申报中级专业技术职务任职资格的必备条件。为部分在职临床医师申请临床医学专业学位所需，对从事临床工作三年以上，完成住院医师第一阶段规范培训并通过考核者，可发给《住院医师规范化培训合格证书》。

在实施住院医师规范化培训中，根据“知识宽、基本厚”的要求，注重医德培养，强调三基训练，先宽后专，循序渐进，加强临床实践，以理论联系实际为原则。制度中注意：①培训—考核—晋升相结合，以利于调动培训的积极性；②实行以实践为主、技能为主、自学为主、业余为主的在岗培训，以利于改变轻实践的倾向；③知识结构力求合理，注重医疗、医学科研相结合，以打好扎实的基础。

四、规范化培训的流程

住院医师培训的考核逐渐规范，并逐渐达到标准化的要求。考核分平时考评和阶段考试、各医院自行组织考核和省、市高等学校统一组织的理论考试、计算机考试等不同方式，其考核内容和程序如下图所示。

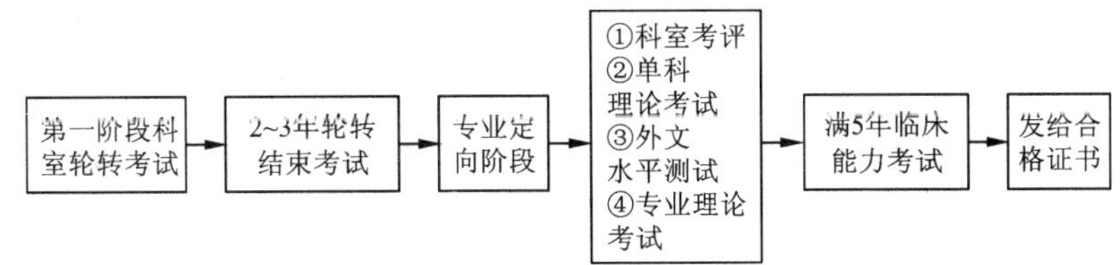

每一科室轮转结束，由科主任组织考评小组人员，以无记名投票方法对住院医师的医德医风、临床技能、教学能力作出综合评价，记入轮转手册。医德医风的内容包括：①对工作的责任心、服务态度、遵纪守法、劳动纪律的评定；②医疗作风的评定；③有否差错、事故；④团结互助、顾大局、识大体的表现。评为优或良者为合格，如医德医风不合格者，则该年该轮转中临床实践均不记学分。对临床技能如病史采集能力、全面体检能力、操作及手术技能，采取面对面考核的办法，并须达到规定的学分。

1. 外文水平

选用英文版克氏外科学和希氏内科学内容。水平测试每年举行一次，住院医师进入第二阶段起均可参加外文水平测试，形式为英译中，要求达到 2 小时完成 4000 印刷符号的翻译量。

2. 专业理论

即将结束第二阶段培训的住院医师必须参加统一组织的专业理论考试，以达到各专业低年资主治医师的基本要求。

3. 临床能力

包括专业技术及临床决策能力两方面，前者由专家对住院医师的病史采集、体检能力、医疗操作技能、手术操作技能等进行面对面考核；而后者则分别在第一阶段与第一阶段培训结束时进行。可采用面对面病例分析的考试方法，也可使用计算机辅助考试系统进行测试，使临床决策能力测试向更加科学的方向发展。为了在培训中加强和巩固住院医师的问诊和体检的临床技能，还可引入标准化病人的考核方式。

自主培训人员完成培训后可按照当年毕业生规定自主择业。其中非本地生源被本地医疗卫生单位招聘录用的，可按照当年引进接收非本地生源毕业生的政策办理落户手续，到本地基层医疗卫生机构就业的可优先办理。

丁香园－丁香人才招聘版精华帖

【原创】我的学医经历和华西麻醉规培经历——与青年麻醉医生分享［精华］

2013－01－18 00:58 心超

1996年延安医学院本科毕业，应征入伍，分配到延安解放军第34医院(团级二乙医院)，在西安陆军学院干部轮训队3个月军训后，回到34医院内科工作，1997年2月后被派到西京医院超声科进修1年超声，开拓了眼界，学习了腹部超声和经胸超声心动图，打下了一定的解剖、生理学基础，主要有2个解剖没搞明白，那时候觉得TEE① 非常难以理解，有学好TEE的强烈愿望。

1998年返回医院后进入内科，分管院里唯一的一台彩超SONOS200，做了2000例病人，管床4张，出院的病人比较杂，从溃疡性结肠炎到鲁登巴赫综合征都有。如果我的病人有心脏问题，直接做超声心动图，不需要耽搁时间，体会到了临床医生做超声的好处。记得当时有一个急性化脓性心包炎的病人，超声引导下心包穿刺，由于心包腔压力很高，脓液喷射到天花板，病情立刻缓解！最成功的危重症患者的抢救是一个格林巴利综合征的患者，做了气管切开，机械通气，那时候我没有多少气道管理和通气管理的知识，全程都有一个麻醉科主任指导，非常羡慕他的危重急救技术，我告诉自己，必须要向这个麻醉科主任学习。后来院里给了我一个任务，3个月只管这一个格林巴利综合征病人，每天拍背排痰4次，患者这3个月肺上干干净净没有发生过明显的感染。

---

① TEE：经食管超声心动图(Transesophageal echocardiography)。

还有一次，一个大面积心梗的病人，抢救时找不到麻醉医生插管，我自己不会，眼睁睁地看着病人死掉，非常愧疚！当时想到我要是会插管就好了！1999 年在爱人的鼓励下到西安外语学院学习英语 6 个月。2000 年考研到华西心脏内科。

2003 年华西医学中心心内科超声心动图专业硕士毕业，和中国武警总医院签订合同，医务处郑主任(工程院院士)亲自来华西面试，并交押金 5000 元，承诺解决二次入伍，续军龄，位子、房子、爱人跨军种调动，孩子上学等。

2002 年毕业前期与刘进主任长谈 2 个小时后，开始思考是否要放弃去武警总医院从超声科专业转行到麻醉科，参加华西麻醉科 4 年住院医师培训(由于有临床经验和硕士经历减免 1 年)！我用了 6 个月时间取得自己、家人和武警总医院领导的理解，2003 年 7 月份参加规培！当时的华西麻醉还处在上升阶段，但是华西医院的病例数量和种类深深地吸引了我。前 3 年打基础，轮转了所有麻醉亚专业及 ICU，尤其在 ICU 轮转时感觉非常愉快，真的感受到累并快乐着。当时迈瑞公司无偿支持了一台 6100 便携黑白超声，超声成了 ICU 医生的眼睛，帮助大家解决了不少问题。由于管理病人耐心细致，有一段时间康焰主任，直接让我代行组长职责，带组查房。第 4 年做老总，直接负责全院的危重症收治及抢救、锁骨下静脉穿刺每天 8 ~ 10 例，曾经有 3 个月一直呆在病房没有回宿舍。每当救回一名患者，心里总会想起当年在我面前死去的心梗患者，能给自己一点安慰。慢慢地，觉得自己渐渐脱胎换骨成为一名名副其实的医生了。

说到收入，当时的收入不高，但能维持生活。2005 年感觉房价要涨了，必须买房！借钱在医院附近买了一套房子！2007 年毕业后，在刘进主任和华西麻醉其他老师的帮助下与心外团队一起工作，工作还算顺利，从未发生差错事故，而且经常帮助其他同事，完全对得起自己的良心。教学方面，培养了 50 多位 TEE 学员，很多人因为培训改变了人生轨迹，甚至世界观也在发生改变，他们正在祖国各地的麻醉科发挥自己的作用。科研方面，完成了 2 个专利的产品转化，一个已经上市，另一个已经在一家有实力的企业立项。一切都在朝着好的方向发展！

感谢刘进主任，感谢华西医院麻醉科，让我有机会成为自己心目中真正的医生，实现了人生价值。

谨以此切身经历呼吁中国麻醉界的青年朋友：

不要担心别人说你出身不好，因为曾经有一个从延安医学院毕业的学生在华西麻醉经过规培脱胎换骨！

不要害怕别人说你傻，因为你面前曾经有一个无数人都骂过的傻子！

不要担心人生有太多坎坷，因为历史是向前发展的，你们的明天会更好！

不要轻易放弃你真心想做的事情，因为你最了解你自己！

不要轻易接受别人的蛊惑，你内心的那份执着最重要，相信自己，依靠自己！

不要去参加那些你高我低，你多我少的争斗，因为那样对大家都没有好处！潜下心来，真正做一点点对病人、对学生有意义的事情！

真正有实力的人还要自觉抵制当下盛行的唯编制、职称、学位、SCI至上的不良风习，提倡实事求是，艰苦奋斗的精神！以国家需要为目标，排除各种干扰，潜心研究，直到发现并突破理论瓶颈。提炼关键理论问题谓之精，长期坚持谓之诚！相信精诚所至，金石为开！

另外要懂得，做任何事情离不开与他人合作，成功的合作离不开相互信任，更离不开规矩与法度！信任是一种能力，而法度是相互信任的人在高度合作的基础上创造的集体工作方法！是一种高级智慧！

附2007年规培结束时写的一首诗：

雏雁不畏蜀道难，
星月相知笃行忙；
黉门立雪循仲邈，
华西无悔笑周郎。

职业规划篇

职业规划

去西天取经还是回高老庄？

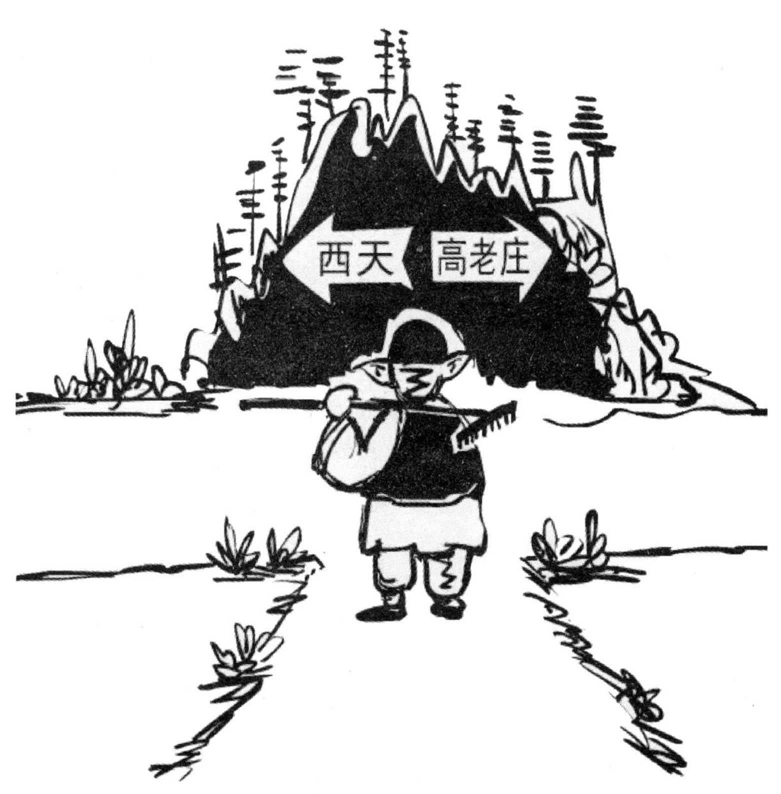

怎样了解自己适合从事哪些职业?

子曰:“吾十有五而志于学，三十而立，四十而不惑，五十而知天命，六十而耳顺，七十而从心所欲，不逾矩。”孔子在几千年前就给自己清晰的职业定位：志于学。而现在很多的朋友却没有意识到职业定位不清晰的危害。从入学开始即应根据目前所学专业，了解自己适合从事什么职位，将来是否要从事医药相关工作，各需要具备什么技能。

职业定位有两层含义：一是确定你是谁，你适合做什么工作；二是告诉别人你是谁，你擅长做什么工作。

如果职业定位不清晰，你就不能抵抗外界的干扰，轻易放弃原本属于自己的东西。很多人选择工作，用现实的报酬作为准则，哪里钱多去哪里，什么行业好去哪里，什么产品热门做什么产品，结果追逐金钱失去自我。钱不是目的，只是获取职业快乐的手段或工具而已。给自己准确定位，你就会理性地面对外界的诱惑，最终成为某个行业的专家。

职业定位的原则：专业、兴趣、薪酬和发展空间可以作为参考因素。

1. 定位原则——专业

专业方面有突破才有核心竞争力，特别是生物医药行业，以专业技能见长。

2. 定位原则——兴趣

要符合自己的兴趣。兴趣对人的工作热情起到了很关键的作用，心理学研究早就发现，做自己喜欢的事，成功率更高。因此，不必太在意外在的东西，这才能充分发挥你的优势。

3. 定位原则——薪酬

刚毕业前三年，不用特别在意薪酬，更应该在意能力的提升。

4. 定位原则——发展空间

行业一定很重要，就像高考报志愿的专业一样。如果你选择的职业或行业有发展前景，即便不是国家机关、跨国公司或热门行业，也要降低心理期待值，投入到这些工作中。

职场新秀很难在工作前两年就能够明确地认识到自己适合做的行业与工作，一般来说都需要经历过一定的时间，积累了一定的经验，才会逐步明晰个人的职业方向，这个时间可以是两年，也可能是三至五年。先就业，再择业，特别建议职场新人们经常针对个人工作情况做自我反省与总结，以便于尽快判断自己的职场方向与目标。

丁香园 - 丁香人才招聘版精华帖

【讨论】在医生与非医生之间的挣扎

2013 - 03 - 29 23:25 小米琪琪

或许是失望吧，在保研临床失败后选择了去读药理，喜欢科研或者喜欢临床，都谈不上。

这段时间还是在想这些问题，我想只有等尘埃落定才能知道对或者不对，改变还来得及。没有继续走临床的路，让我觉得有点没安全感。

我喜欢的生活状态是卫生部门的公务员，既不脱离自己的专业，又能稳定地有自己的业余时间，还比较少压力。

但是这样的生活可能又缺少了激情和奋斗。

我的性格有两面，一方面追求安逸舒适，过自己的日子；另一方面渴望挑战，渴望任务，渴望提高。

这些日子我老是在想，我对吗？却始终没有答案。或许只有走过了才知道。现在我想在读研的三年期间能够最终明白自己内心的需要，为公务员生涯做些准备，比如入党，培养自己的政治思维，加入中大青年报社；在科研上，希望能掌握科研的思维和基本方法，获得在探索中的快乐；在做人方面，我希望自己能更加成熟，更好地认识社会、认识他人、认识自己；在爱情上，希望彼此能够相互支持、相互理解、相互珍惜，并且能拥有共同的未来愿景和奋斗目标，最重要在彼此最需要对方的时候选择守护和珍爱，有情人能成眷属。

目标职业定位有公务员、考临床的博士、在学校的岗位、相关的医药公司，依次考虑。

2013 - 03 - 30 13:10 flywangdong

给点我的建议：临床医生很辛苦，真的！优势是赚钱多！如果你是追求安逸舒适，这个行业我劝你别进，谁当医生谁知道啊，夜班，患者的压力，科研的压力，晋级的压力。有人形容医生的特点：女人当男人使，男人当牲口使。医药公司能给你激情和安逸，又赚钱，但是当医生的人普遍都不喜欢药代这个行业（也许是自恃清高)；而且将来医改变成啥样谁知道，所以我也不喜欢。在学校工作不错，早八晚五，又有假期，没事搞搞科研赚点外快，专业不丢。倾向于学校！

2013 - 03 - 30 15:51 longwindyu

不用挣扎，自己喜欢就好

我本来是技师，考研后打算以后转医生，读着读着发现医生也就那样，所以我又义无反顾地找一个技术岗位：

第一，要求待遇好；第二，自己喜欢；第三，自己的特长。

选择就不要后悔，都是生活，结果都一样。

如何进行合理的职业规划？

随着社会竞争日益激烈，“职业规划”这一名词越来越被人们重视。从最开始的职业人员关注，到后来进入大学就被逐渐灌输这一理念，再到现如今越来越多的机构专门帮助他人进行所谓合理的职业规划。

那么，到底什么是职业规划？它的意义又何在？什么时候开始将此提上议程是最合适的？我们又该如何进行职业规划呢？

一、什么是职业规划

“职业规划”是指个人发展与组织发展相结合，在对个人和内外环境因素进行分析的基础上，确定一个人的事业发展目标，并选择实现这一事业目标的专业或岗位，编制相应的学习工作、教育和培训行动的计划，对每一步骤的项目、时间和措施作出合理的安排。

简而言之，职业规划就是要我们在自我认知的基础上分析各种客观主观因素，择优选择最合适的职业目标和路径，并用实际行动实现设定的职业目标。

二、职业规划的意义是什么

职业规划旨在帮助个人真正了解自己，为自己定下事业大计，筹划未来，根据实际的主客观条件设计出合理且可行的职业发展方向再落实到每个细节中。因此，职业规划具有非常重要的意义。

1. 职业规划可以提高职业生涯的计划性和目的性，提升成功的机会

其实很多时候我们的职场生活受挫有很大一部分原因是因为没有做好规划，俗话说“预则立，不预则废”，好的计划便是成功的开始。

2. 职业规划可以帮助发掘潜能，提高个人综合实力

一个真正合理且可行的职业规划一定是从实际出发，根据自身的优势、兴趣而定的职业规划。这样的规划有利于我们在职场生涯中逐步学会自主寻找更有潜力的职业机会，从而提升个人职场综合实力。

3. 职业规划可以提高个人的应变能力，提升竞争力

职业规划不是一成不变的，随着时间和环境的变迁职业规划也要适时地作出

调整，这就需要我们对当下各种客观因素有正确的认识，对外界环境的变化有相对及时的敏感度，适时适地地调整主观意识去适应客观世界的变化，从而缩小个人预期与实际的差距。

三、什么时间进行职业规划最合适

很多人认为，一个人只有在走出学校之后才算踏足社会，因此在即将毕业准备实习的时候进行职业规划最为合适。这个看法看似有一定道理，但是在这个时候让一群毫无或者鲜有准备的学生匆忙地进行自定义，匆忙地预估象牙塔外的世界，这明显是不现实的。凡事不打无准备之仗，与其临阵前赶鸭子上架，倒不如在此之前就开始主动或者被动地对自己灌输“职业规划”理念。

在学校期间就开始制定自己的职业规划，有利于大学生认识自我、了解自我、明确自己的发展方向。也许这个时候你还不知道自己以后到底要干什么、会干什么、能干什么，但从这个时候开始你要有意识地培养这种理念，问问自己：“我想干什么？我能干什么？现在我应该准备些什么？当下的就业环境如何？”这样就有助于大学生个性化发展，可以根据自己的兴趣和专业去找点事情做，比如参加一些社团活动，在业余时间做些兼职，慢慢学会培养自己的兴趣爱好，发挥自己的专长，在这过程中逐步认识自己，树立自己的职业意识，对今后的职场工作都是有所裨益的！

不过这只是一个开始，随着时间的迁移，周遭环境也会逐步变化，开始实习或者准备考研，然后开始找工作，即使找到一份工作后期也会面临换工作、晋升、发展瓶颈等各种各样的问题。因此还是那句话，职业规划不是一成不变的，随着客观环境和主观意识的变化，要想让自己的事业和生活达到更高的高度，我们必须适时地调整之前的职业规划，进行持续规划，让其适应当前的环境，更好地指导未来的职业活动！

四、如何进行职业规划

当我们开始为自己设计职业规划时，这也意味着我们正在用自己有条理的头脑为自己想要达到的目标或者理想制定一个“时间＋行动计划表”，也就是为自己的职业生涯设置风向标。

首先是进行职业规划时所要考虑的几个比较重要的因素：

1. 职业规划之因素一——自我评估

自我评估的目的，是认识自己、了解自己。因为只有真正认识了自己，才能对自己的职业作出正确的选择，才能选定适合自己发展的职业生涯路线，才能对自己的职业生涯目标作出最佳抉择。自我评估的内容主要包括自己的兴趣、特长、性格、学识、技能、智商、情商、思维方式、思维方法、道德水准以及社会中的自我，等等。

2. 职业规划之因素二——地域选择

地域选择其实也是职业规划中非常需要思考的一个因素，大学毕业之后你是要回老家发展还是留在大学所在城市发展，再或是其他城市？这虽然不能说是决定但至少在一定程度上会影响你今后的生活和事业上所能达到的高度，毕竟父母、家庭、人脉等因素对个人的发展也至关重要。既然要开始这之后 5 年或者剩下 2 年的时间，就必须要好好想想，为了实现你的职业目标，为了平衡职业和家庭，哪个地方更为合适。

3. 职业规划之因素三——行业与职业

俗话说“女怕嫁错郎，男怕入错行”，可见行业对人生事业发展的重要性。一般来说大学时就读的专业往往就决定了个人今后发展涉足的领域，尤其是医学药学这种专业性非常强的行业，你进来了这辈子就很难再脱离了。所以这里更多的是说职业，对于医药行业而言，所选岗位貌似少，但细分下去其实非常多。学临床的是直接去医院还是去企业单位，医院有公立民营之分，公立医院有三六九等，民营医院也有中高低档之分，企业单位就更多了，丁香人才网上招医学编辑、健康顾问、医疗销售等岗位的单位不胜枚举。而药学从技术研发到质检到临床到注册再到生产销售整个产业链，这中间又有很多个岗位。

而职业的选择也要和以上两个因素结合起来考虑，你的性格比较合适从事哪种岗位？你又是否能在这个岗位上找到和你的兴趣相契合的点？毕竟，性格只能引你入门，兴趣才是你保持激情的最大动力！

接下来是进行职业规划的步骤：

（1）职业生涯路线的选择。在明确从事职业后，向哪一路线发展，此时要作出选择。即，是向管理路线发展，还是向专业技术路线发展；或者是先走技术路线，再转向管理路线……由于发展路线不同，对职业发展的要求也不相同。因此，在职业生涯规划中，须作出抉择，以便使自己的学习、工作以及各种行动措施沿着你的职业生涯路线或预定的方向前进。通常职业生涯路线的选择须考虑以下三个问题：①我想往哪一路线发展（希望）；②我能往哪一路线发展（因素）；③我可以往哪一路线发展（能力）。对以上三个问题，进行综合分析，以此确定自己的最佳职业生涯路线。

(2)确定职业规划目标。职业生涯目标的设定，是职业生涯规划的核心。一个人事业的成败，很大程度上取决于有无正确适当的目标。只有树立了目标，才能明确奋斗方向，犹如海洋中的灯塔，引导你避开险礁暗石，走向成功。目标的设定是以自己的最佳才能、最优性格、最大兴趣、最有利的环境等信息为依据。这中间又要注意细化目标，将大目标细分为长期、中期、短期目标，每一个小目标的积累完成才能实现最终目标。

(3)职业生涯机会的评估。这主要是评估各种环境因素对自己职业生涯发展的影响，环境因素评估主要包括：组织环境、家庭环境、社会环境、经济环境。在制定个人的职业生涯规划时，要分析各个环境因素的特点与发展变化情况、自己与环境的关系、环境因素设定的要求以及环境对自己有利的条件与不利的条件，等等。只有对这些环境因素充分了解，才能做到在复杂的环境中避害趋利，使你的职业生涯规划具有实际意义。

(4)制定行动计划与措施。在确定了职业生涯目标后，行动便成了关键的环节。这里所指的行动，是指落实目标的具体措施，主要包括工作、训练、教育、轮岗等方面。例如，为达成目标，在工作方面，你计划采取什么措施，提高你的工作效率？在业务素质方面，你计划学习哪些知识，掌握哪些技能，提高你的业务能力？在潜能开发方面，采取什么措施开发你的潜能，等等，都要有具体的计划与明确的措施。并且这些计划要特别具体，以便于定时检查。

(5)评估与回馈。俗话说："计划赶不上变化"，影响职业生涯规划的因素诸多，有的变化因素是可以预测的，而有的变化因素难以预测。在此状况下，要使职业生涯规划行之有效，就须不断地对职业生涯规划进行评估与修订。其修订的内容包括：职业的重新选择、职业生涯路线的选择、人生目标的修正、实施措施与计划的变更，等等。

丁香园－丁香人才招聘版精华帖

【讨论】关于护士的职业规划

2012－10－12 23:46 小熊格格

我本科毕业后直接进入了一家部级三甲医院工作，如今已工作三四年。在学校的时候对本专业很不了解，刚开始上班时完全不能适应护士的工作强度和环境，这种状态持续了很长时间才慢慢适应。

作为一名护士，我完全感受不到这个职业给我带来的丝毫成就感和人生的意义，要打针、要发药、要给病人从头洗到脚，不仅如此还要应付医院非常严格的考核制度，动不动就是和绩效挂钩，加上成年累月的倒夜班，生活完全不规律。因此，一直对护士的工作充满了抵触情绪。曾经尝试过考护理研究生，边工作边复习，现在想想工作的状态下考研真的是一件非常辛苦的事情，而且完全没有时间报任何辅导班，我想有过这种经历的姐妹们肯定会有同感！当时考的英语护综、政治三门都上线了，但总分还是很遗憾地差一点点，之后就一直很灰心。医院现在要求护士学历水平研究生化(一般都是要求大家读在职的)，本来还想再努力一次脱产考研，现在忽然觉得没意义了，因为本人觉得作为一名护士，如果你目前没有转行的想法，读在职的已足矣。

毕业这几年，本科同学之间的距离拉得也越来越大，有在家做全职太太的，有当年出国留在国外的，有在小医院当护士的，有转行做其他职业的。越来越觉得自己很迷茫。

时间不等人，如果再不做点努力和改变，机会只能越来越少。但是又不知道该怎么去找突破口来改变。其他的姐妹们你们有什么建议和想法吗？你们对自己的职业和人生规划是什么样的？

2012－10－23 01:52 aijun88s

我在三级甲等医院工作，已经有25年了，我中专毕业，当时有一些其他的爱好，和你现在的心境差不太多。也是整天想入非非，跳槽改行都想过。

但是学的这个专业，干的也算不错。我是有一些爱好，可如果转到其他行当里，人家那个领域里专家高手有的是，咱们去了排在最最尾巴上，而且他们的苦恼和竞争你晓得吗？

譬如说医疗吧，以前本科毕业生就可进入三甲医院工作，而现在即使博士毕业的想进去也是难之又难。硕士博士这五六年听起来光鲜，可是要付出多少青春和努力啊。再者，医生之间的苦楚你应该了解一些吧？博士毕业快三十岁了挨个科室轮转，再当临床上的新手、然后是学术争端、职称晋升，更大的压力则来自于病人。真的不容易！

首先，先给自己一个明确的定位，还想不想干护士。如果特不喜欢，又有从事其他工作的能力，而且设想好将去做的事情的难度和应对态度与方法，义无反顾，别犹豫，走人！否则，继续！

其次，继续干下去，也有不同的干法，护士工作不算特难，你本科毕业足矣。心态平和，耐心细致，安安稳稳地在你们三甲医院工作也应该有一个不错的收入吧？和社会大多数人比，别和本院的医生比。

再次，好好干，该考研考研，我都四十多了去年还参加考研，没考上，今年有点花眼，不想弄了。不考研也不是就干不好，学会积极响应配合领导，多总结多写点文章。其实本科写科研论文就没有多大障碍了，你肯定能行的！

2012－11－12 11∶11 angel_snake

怎么说呢，护士规划既不能盲目跟风，也不能不顾现实，不过不管怎么样，我觉得重要的是有想法，想要什么样的生活，就朝那个方向努力。楼主说了有朋友出国的，我觉得这个想法挺好的，反正护士目前看来，考研也未必能有好的出路。如果要考研，那么努力吧。好好学习英语，考雅思、考 ISPN[①] 之类的可能比考研来得更好。我见过一个 49 岁的护士，努力学习考 RN[②] 和雅思，明年估计就能出去了，人家都能追求，我们也行，至少我们还年轻。

HR[③] 有话说：工作单位会帮助你开展个人职业规划吗？

企业会在一定程度上帮助你开展个人职业规划，但仅针对于企业内部。职业规划不仅有利于个人的发展，也有利于企业了解每位员工的工作目标，安排适合的岗位。如对于目标比较高远的员工，一般中大型企业都有一套完备的组织架构和晋升机制，HR 会在你入职后向你介绍。从晋升机制上就可以看出，在这家公司内，未来 2 年、5 年甚至 10 年之后的发展道路。如专员晋升为主管，主管晋升为经理，经理晋升为总监，等等。这种规划能长期留用能力较强的员工，让其逐步在更大的平台上实现公司价值的创造。同时也可以激励其他员工更加努力，引发员工间的良性竞争。如果是长期的职业生涯规划，则要注意职业规划要和个人人生目标结合起来，要把职业生涯和家庭、社会生活结合起来，这不能仅仅依靠工作单位。

---

① ISPN：国际护士执业水平考试(International Standards for Professional Nurses)。

② RN：美国注册护士执照(Registered Nurse)。

③ HR：本书中 HR 特指人力资源经理。

实习对求职工作的重要意义

实习，每个求职者都必须经历的一个过程，特别是医学类毕业生，实习是非常重要的接触临床的阶段。除了医学生，生物医药其他专业的应届毕业生也会有几个月的实习期。其实最开始高校之所以会安排实习，更多的是希望即将毕业踏入社会的学生能够通过这些“打杂”来让自己有一个接触社会、认识社会的机会，逐渐完成从学校到社会的转换，并通过这些机会一步步认识到自己的优势和劣势、能力与喜好，以便让自己在毕业的时候迅速融入社会，选择一个自己相对满意的工作。

但这几年来，对于实习的认知却呈现出两种极端：有的人认为实习只是走一个过场，特别是到企业实习，只是为了拿到实习所代表的那几个学分，顺利拿到毕业证书。也有的人则非常认真地对待这个过程，任劳任怨地做那些脏活累活。那么，对于即将毕业的大学生而言实习到底意味着什么？我们又该以怎样的态度去度过这实习的时间呢？

一、求职者不重视实习的一些不良现象

缺乏实践经验一直是大学生就业的“软肋”，很多大学生在刚参加工作的时候都会感到不适应，有些单位因此更愿意招有工作经验的人员。在这种背景下，实习就成为大学生必不可少的就业前奏。然而，即使高校给每位大学生在毕业前都安排了必要的实习期，而且实习环节也作为相应的学分计入了大学生的在校成绩，但很多大学生却并不重视实习的过程，往往将其沦为形式。用人单位不欢迎，学生实习期走过场，高校睁一只眼闭一只眼，种种迹象让这一必要的就业前奏似乎变成了“乱弹琴”。

而在实习过程中，又有很多实习生都在喊工作太辛苦，公司不把自己当人看，这不是自己理想的公司，这不是自己梦想开始的地方，可是是否有那么一个人愿意把每个简单的工作想得再往前一点，再深入一点，也许就柳暗花明了！每个实习生都在抱怨工作内容没意思，无非就是填表格打电话发快递复印东西，你是否有仔细地思考过这些工作内容，是否有一题多解的方案，如果在公司的快递公司无法按时送货的时候，你能立刻给领导三个备用快递公司的联系人、解决方

案和报价，而不是单纯地站在领导身边无辜地说一句“领导，他们说送不到了”，难道领导会批评你多事吗？

以上种种都是求职者不重视实习的结果：心底里就不把实习当回事，没有正视这个过程；身处其中时，又总是觉得自己不被重视，抱怨没有归属感，天天都在打杂；实习结束后，又觉得只是浪费一段时间去得到几个学分，只是为了顺利拿到学位证，没有及时进行总结和分享……

二、实习对于求职和职业发展的意义

其实实习更多的意义在于给即将踏入社会的毕业生一个机会摸索自己的真正兴趣所在，寻找自己真正想从事的岗位，思考自己与这个社会的天平是否平衡。

1. 加深对职业与行业的了解，确认喜欢或擅长的职业

了解职业行业有很多方法，比如阅读相关的文章，请教业内人士都是途径。但最直接的方法还是亲自做这份工作，在工作的过程中，你可以慢慢知道自己到底是不是喜欢这个行业，又能否胜任这个岗位的职责。如果喜欢又胜任，以后毕业找工作，就可以把它作为目标职业；反之，就要寻找新的工作方向。

2. 为从学生向职场人士转变做准备

人们常说，大学是个象牙塔。确实，学校与职场、学习与工作、学生与员工之间存在巨大差异。在两个角色的转化过程中，人们的观点、行为方式、心理等方面都要做适当的调整。而实习正好给了一个机会，让大家接触到真实的职场，有了实习经验，以后毕业工作时就可以更快、更好地融入新的环境，加快完成学生向职场人士的转换。

3. 增强找工作时的竞争优势

曾经有公司做过一项调查《雇主如何选择应届毕业生》，参与的公司包括外企、国企和民营企业，规模也有大有小。有一个题目是让他们选择看重的方面，包括学校、专业、成绩、证书、实习经验、社会实践、户口等。结果不同性质与规模的公司侧重点有较大的不同，唯有一个要素是所有公司都重视的，那就是和应聘职位相关的实习经验。所以，如果求职者在大学期间有相关的实习经验，在找工作时会有很大的优势。

而且不少单位特别是一些企业类单位，也会挑选实习生中的优秀者留下来成为公司的正式员工。而这样的招募方式尤其受越来越多跨国公司的欢迎，并逐步成为其挖掘“早期人才”的战略之一。医院单位就更不用说了，绝大多数的公立

医院都比较喜欢去各大高校招聘应届毕业生，自己内部培养。

三、实习时需要提升哪些技能

实习其实也是正式工作前提前学习和准备的一个过渡期，这是一个很好的机会去改变我们大学期间懒散的状态，期间我们也需要学习提升一些技能去为未来的工作做铺垫。

1. 遵守规章制度的技能

实习毕竟不是全职，所以很多实习生到公司实习时还带着做学生时的一些习气，比如纪律性差，从思想上把自己当做一个临时员工对待，想来就来，想走就走，反正公司的规章制度对他来说不起任何作用。这些都不是企业想要的优秀人才。

2. 安安静静地多做事情

招聘单位都喜欢那些能在公司安安静静做实事的实习生。实习生长期呆在学校里，他们对工作的认识过于理想化。经常碰到一些实习生，还没有给公司做一天事情，就先问自己的待遇怎么样，如果待遇低还一脸的不高兴。其实，现在有社会责任感的公司，都不是白用实习生，有的对他们的人身利益格外重视。

3. 快速地融入企业文化

学会主动接受企业文化，并在行动上体现企业的文化。比如说，公司要求员工上班要着正装，你不能因为自己喜欢穿牛仔服或者是运动装而我行我素。另外，还要注重培养自己的团队合作精神。

4. 包容他人和理解他人

那些在实习中能学会包容他人、理解他人的实习生，在日后的工作中通常也能备受赏识。很多实习生在工作中遇到挫折，或者是被上司批评了，一般不是从自己身上找问题，而是怀疑别人背后给他穿“小鞋”。实习生应该学会包容他人、理解他人。包容他人说明你懂得感恩、理解他人。

另外，胸怀宽广的人，公司、部门也会喜欢。这种大气表现为看到别人受到表扬，你不嫉妒；别人掌握某项新技术，你不是讽刺挖苦，而是主动学习并迎头赶上。这些对于实习生的性格都是很大的考验。

四、实习时的注意事项及相关心态

为了让求职者在实习过程中有一个好的表现，以赢得公司领导和同事的认可，同时让自己能够从短暂的几周时间里学到更多，我们就要调整好自己的心态，同时也有一些事项需要我们注意。

实习注意事项一：实习不等于直接找工作。

面临着就业压力，大学生实习也发生了一些微妙变化，毕业实习本来是检验学习效果的过程，跟找工作不“搭界”，但越来越多的学生把找实习单位当成找工作。实习过程中学生一旦发现实习结束无法留下，便会开始敷衍塞责，不愿花时间、精力做好工作，客观上造成了不少用人单位对实习生的印象就是浮躁和势利。

实习注意事项二：重视实习表现。

尽管说实习并不等于直接工作，但岗位应聘者也不应该有丝毫懈怠的想法。因为企业对于实习生的录用与正式员工几乎没有区别，虽然是短短的几个月时间却可以决定一个人未来的就业“命运”，毕竟这是一条与未来就业相连的“绿色通道”。实习生工作中的表现将成为决定未来 Offer 能否顺利到手的一个决定性因素。

实习注意事项三：像海绵一样吸取知识。

吸取知识，是指你需要花工夫做功课，这包括研究单位的发展历史、各部门/科室架构、所在岗位职责等知识，都需要去了解。

实习注意事项四：记住你遇到的每一个人的姓名。

把这几个月所见过的每一个人的名字写下来，记住他们的特征以及所从事的工作，尤其是所在部门的同事。如果能准确叫出每一个人的名字，你就会被对方喜欢，而被大家喜欢是确保职业生涯发展的关键所在。

实习注意事项五：像“八婆”一样研究人际关系。

善用你的眼睛、耳朵，了解单位内没有头衔，但却有影响力的人，但谨记不要参与到内部是非中去。

实习注意事项六：实习着装。

着装在实习过程中也非常重要。不管在什么实习单位，着装都要求得体大方。在进入实习单位前几天，就需要认真学习该单位的规章制度及着装要求。准备实习的同学提前准备一套正装是有必要的，即使是后台工作岗位，拖鞋、短裤之类的也是不允许的，具体还要看实习单位明文规定的着装要求和周围员工的着装情况。

丁香园－丁香人才招聘版精华帖

【经验】关于学医、实习、上班以及人生[精华]

2013－04－02 17:41 兄弟放开那个女孩

一、实习生的心术

上求职版块最多的群体是硕博士，再就是一部分本科生，少部分在职医生在医院里，特别是大型教学医院里，最可怜的群体是刚下临床的实习生！风风火火地抱着一大本病例，8点交班时躲在门后，畏畏缩缩的穿着旅游鞋的小伙，查房时永远站在医生后面，拿着个小本子快速记着什么，进了手术室站也不是，坐也不是，手套戴反，穿着隔离衣，稍微靠近手术台一点，就被巡回护士大声呵斥的那个小伙……终于有一天，上了手术台，很开心，暗想苦练很久的打结今天可以派上用场，突然右手一阵剧痛，晴天霹雳，“同学，没吃饭啊!？用力点拉……”拉钩、吸血、吸烟、站台，等到缝皮啦，今天可以练练打结啦，“小张啊，来，打结，注意打食指结的线留短一点啊”……“怎么这么笨，打结速度太慢，第一个结方向也拉反了，下去好好练”。

现在的实习生，说得不好听点，就是在科里打杂！在一个科里的时间一般是1～2个月，每天的工作就是抱病例，贴化验单，办出院，医嘱上电脑，伤口换药，手术台拉钩，写病例等临床最基本的工作。往往在一个月的时间内，对刚上临床的实习生来说，能够高效率完成以上事情的都不多，更何况是在一个科最应该学的东西：结合书本和病人，对各病种的诊断、手术方式以及术后病人管理，预后的体会；手术基本功(缝、切、剪、扎等)的锻炼，常规手术及手术方式的掌握；术前谈话以及与病人的沟通等。

所以想象下，一个刚下临床的实习生，出科时刚学会伤口换药，手术没上过几台，写病例永远是复制＋粘贴，台上打过几个结，录医嘱不熟练，更不要谈开医嘱啦——这就是在普外待过一个月的实习生学到的全部。更何况是那些心不在焉，一心装着考研，三心二意，迟到早退的牛人，你能指望他毕业以后还记得多少东西。真实案例：某君，考研初试355分，第五名，报考全国前五院校普外科(招19人)，信心满满参加复试，问及“胆囊切除术的手术指征、手术方式以及相关并发症是什么?”该君默然良久，无语，后果可想而知。

究其原因，一是医疗环境差，带教老师不放手，临床工作太忙，没有时间教；二是老师肯教，但有太多的人(住院医、研究生、进修生以及规培生)要教，等轮到教你时，你已经出科；三是自己的问题，自己太懒散，太不上心；还有就是客观原因，在科里待的时间太短啦。

二、心态以及目标

心态啊，目标啊，努力啊，奋斗啊，成功啊……全是一些正确的废话，说它是废话，确实，都是“211”大学毕业生，残酷的高考都过啦，尔等当然心知肚明，自然是废话，但是这个东西确实是正确的，没有它，确实不行。进科之前，确实需做好踏实做事的准备，还有就是目标明确，我在科里一定要学会什么？常见病、多发病的诊断，术前术后病人医嘱怎么开，怎样补液(补钠、补钾、补钙等)，肠内营养，等等。

三、医院、师傅、站友的选择

关键词：省级市二流或三流教学附属医院(水平不差，机会多多)

医院的选择：有人说，我要选择最牛的医院去实习，在那里我可以见到最牛的人，最牛的技术，等到我实习出来，我的眼光和水准绝对是最牛的！是吗？是的，那是20年前！现在这种航空母舰型的大医院到处都充斥着博士、7年制、进修生、规培生，茫茫人海，哪有你的一席之地啊！真实案例：某二附院普外科研究生腹腔镜打镜子都要抢着上，我所在医院现在打镜子打到都不愿意打。所以，作为一个学徒，医院的选择很重要。选择医院的条件：①带教意识好的三甲教学医院，硕博、进修生、规培很少(水平不差)②没有各种和你竞争锻炼机会的地方(县医院、地市级医院等)。等到哥几个水平上了路，再去牛的医院学习牛的眼界和技术。原因嘛，很简单，大医院、专家教授、顶尖技术、科研水平是你一个实习小白能体味的吗，根本不在同一个吨位，我们现在要做的第一件事就是练好基本功，等到吨位提高，再回炉。想一想，为什么下面医院要在住院医及主治工作5年后，才派出去大医院进修，进而晋升呢？

四、真的是打杂吗

关键词：勤奋，用心，仔细，踏实

“实习生能有什么业务，就是一个打杂的！”你觉得自己是打杂的，那么你永远就是打杂的，甚至连打杂的都不如。混呗，最后要么变成一个混混，要么毕业后开始觉醒，却错过了最好的青春和时间。换一种心态，把这些临床最基础的工作，譬如抱病例，贴化验单，办出院，医嘱上电脑，伤口换药，手术台拉钩，写病例，当做自己的工作，把自己当做科里的一员，每件事都高效率完成，我的意思是又快又对地完成。久而久之，你会发现你已经成为你们组不可或缺的一员。

“小刘啊，44 床手术病人，胸片，心电图有什么异常吗？17 床病人刀口怎样？电解质呢？41 床 PPH① 病人解不出小便，去帮他导个尿”，“主任，36 床病人低钠，低钙；44 床病人淀粉酶好高。”什么感觉，主任已经开始慢慢信任你啦，恭喜你，你已经正式成为胃肠组一员。

你有尝试过 7:30 到科里，抱来所有的病历本，贴完并标出所有的化验单，记录好所有的异常；然后快速查完房，以迅雷不及掩耳之势换完所有的药，6 个换药很多吗？交班之前，在自己的笔记本上开完所有的医嘱。终于医生及护士开始巴拉巴拉交班，新病人、手术病人、病房病人、病重病人、今日手术病人，你很仔细地听，并且记录自己管的 15 个病人情况，各引流管引流量，伤口辅料情况等。交班完毕，查房时，你自信地对带教老师和主任说出各个病人的基本情况，主任很惊讶地拍拍你的肩膀：“小伙子，不错不错，孺子可教啊！”查完房，开始开医嘱，“陈老师，这是我今天开的医嘱，你帮我改改”，“额，小张啊，你还蛮用心的，开得不错”，“42 床病人，血色素只有 57 克，肯定要输血的，这个医嘱怎么开啊”，“临时医嘱：红悬 2 单位，抽血交叉，氯化钠 250 mL 冲管用，10% 的葡萄糖 20 mL + 10% 的葡萄糖酸钙 20 mL iv，对啦，还要打一张血票和输血同意书”，积极主动做到这些，你觉得，自己是在打杂吗？

以上东西，要做到很简单，勤奋，用心，仔细，踏实而已！我想作为大学毕业生来说，不需要我解释吧。

HR 有话说：实习经历是不是越多越好？

中肯地说，丰富的实习经历确实很占优势，求职者在面试过程中会有东西去说，思想也较为成熟一点；但漫无目的的实习，很多时候浪费了宝贵时间不说，还可能混淆找工作的定位，让企业觉得你的耐性不够，自我认知不清晰。需要注意的是，最终在面试时，企业只会对契合自身岗位需求的工作经验加以注意，其他都是浮云而已。因此，在选择实习单位时，首先要清晰自己今后的求职方向，定下心来，有的放矢的开展实习。这样既能节省宝贵的时间，也能为今后希望从事的职业做好充分的准备，积累丰富的经验，为自己毕业之后的求职路找到有力突破口。在编写简历时，也可以将这段实习经历着重描写，据实描述自己的职责以及工作能力。相信一份长期的针对性高的实习经历比十几份跨越不同行业、领域，散乱的实习经历来得更加有价值！

---

① PPH：吻合器痔环切除术(Procedure for prolapse and Haemorrhoids)。

海外镀金对求职者的职业生涯有帮助吗?

一、留学热潮何时起

改革开放以来,“出国寻梦”、“出国淘金”、“出国留学”等词一直是大家颇感兴趣的话题。现在越来越多的家长考虑到孩子将来的发展,有能力没能力的都尽可能地把子女送到国外的学校进行深造,于是,社会上掀起了一波又一波的留学热潮。

社会科学文献出版社之前发布的《国际人才蓝皮书:中国留学发展报告》显示,自2008年开始,我国出国留学生人数保持在20%左右的年增长速度,2011年达到史上最大规模,人数达33.97万人,中国出国留学人数已占全球总数的14%,位居世界第一。数据还显示,目前在美读本科的学生已经呈现出超越研究生群体成为主流的趋势,同时赴美读高中的学生也越来越多,这也反应出中国留学生“大众化”、“低龄化”的突出特点。

二、留学有哪些好处和弊端

然而,国外高校教育水平参差不齐、归国就业海归变“海带”等问题也屡见不鲜。这些都不得不使大家冷静下来,结合自身和社会环境思考一下留学的好处和弊端,以期更好地选择。

留学好处:国外的教育资源非常丰富,它们有先进的教学手法、教学思想和教学设备,能给学生创造相对好的学习环境。而且,身处异国,可以开阔视野,对学生各方面的能力也会有所锻炼。国内很多企业,特别是跨国公司,也喜欢用这些喝过“洋墨水”有过留学经历的人才,他们拥有国际视野,知识面广,办事效率高,独立工作的能力强。而且国外学校很注重学生的实习过程,它们会使学生更多地接触到社会,在增加知识面的基础上锻炼交际能力,所以,同样的毕业生,大多数企业还是会优先考虑留学生。

留学弊端:随着中国经济的发展,很多家庭都有能力供子女出国留学,所以有一些存在“教育焦虑症”的家长盲目为子女选择出国留学,结果忽略了许多客观因素，致使不少留学生因语言和生活的不适应而被学校“留级”。而且，有些国外的学校为了收钱，已经开始大批量招收中国留学生，这就对教学质量和教学环境产生了巨大的影响。另外，英国从 2012 年 4 月 6 日起，取消“本科以上学位外国学生毕业后可在英工作两年”的签证规定，提高了留学生毕业后继续留在英国找工作的门槛。这些留学生回国就业，也存在预期高、适应难的情况。对很多用人单位来说，海归缺少工作实践经历是个致命缺陷。很多本土学生大四就去实习了，而留学人员没有国内实习经历，所以竞争力有限。

三、用人单位对海归人才有何期待

用人单位在首次接触海归时，会有较高期望值，觉得他们精通外语、知识面广等。实际上，期望和现实之间还是有差距的。由于国情不同，国内外的营销手段和对象也不同，很多海归对本土文化不适应。而且海归大多喜欢北京、上海、广州，三线城市则基本不考虑，这样就造成了人才高度集中、竞争激烈的局面。

四、如何把海外经验变为“生产力”

因此，为了提高竞争力，改变就业现状，海归人才必须拿出杀手锏，发挥自身优势，化海外经验为生产力，做出适合社会需要、符合个人价值最大化的职业规划。大家知道，留学的真正目的就三个：学到一门知识，掌握一门技能；感受不同文化，知道国际通用行为准则，理解准则的文化背景；具有一定的国际视野。只要不做过高要求，利用好自身优势，海归人才找个工作并不难。北京留学服务行业协会会长桑澎曾乐观地断言：“这一代留学生一定会肩负起民族复兴和改革的重任。虽然现在还不成气候，但我相信他们已经掌握了世界的潮流和方向。”大多数就业岗位考虑的还是能力，海归人才要在适应国内环境的同时，用先进的技术和方法武装好自己，这样必定能带动生产力，为企业和自身创造价值。

丁香园 - 丁香人才招聘版精华帖

【经验】留学心得——兼谈关于出国留学之选择

2013 - 08 - 20 07:14 jession1989

出国，是有必要的，前提是：自己外语好，独立能力强，有吃苦耐劳精神。而且要去，就去好学校(最好排名前五十，前一百)。师从名导师，不要只是盲目地追求文凭、paper 或 impact factor。当然，我们追求名校，追求卓越，但并不能盲目迷恋名校的光环，以此耀武扬威。名校头衔是空的，能吓住一部分人，但真正踏实有用的，还是自己的勤奋努力，上进之心。哈佛剑桥固然吸引人，我们应该向此看齐，以此为目标。但过分痴迷并拿名头压人、唬人，就给它的光辉抹了黑。海归的贬值，也正是由于那些虚假的赝品，或不实的半成品，装模作样，装神弄鬼，夸夸其谈，华而不实而造成的。去除拜金欲，抛开私心，做个比较纯粹的人（我承认，我自己达不到这种境界，惭愧）。不建议那些花着重金，自费去一些野鸡大学攻读各种没实际内容的课程。对前途发展真的无一好处，这也是为何“海带”存在，为何海归起薪3000的主要原因。真正的海归，是经得起考验，有分量，有未来，有价有市的，也是很容易辨别的。

当然，出国是费时费力费钱的活儿。投资回报率不一定会达到预期水平（单看最近《非你莫属》《职来职往》中各海外求职者的情况就略知一二了）。不必说各种出国考试，像托福、雅思、GRE① 动辄上千的报名费，单就各种辅导资料费，培训费、出国材料申请费、国际长途话费、入学申请费（有的还会有面试费）之类的，就不是一笔小数目的。

我就有很多同学，很聪明，成绩很好，paper 很硬，可就是没太多经济基础，以至于根本就不敢考虑出国这门子事，从而丧失了很多发展的机会。说起来，这其中就蕴含着诸多的不等。要知道，人固然有聪明笨拙之分，但吾等以为此差距并非太大。往往出现的是，后天资源环境的不对等，所产生的“一步领先，步步领先”、“穷一时，弊一世”的情况，以及由此所造成的逐层递增、级联放大效应。

总归说来吧，希望父母们在对待教育问题上，别盲目，别盲从，一味地追求跟风、扎堆，可能会事与愿违，弊害颇深的。孩子们呢，端正心态，放远眼光是很有必要的。多多追问下自己的内心，自己适合什么，擅长什么，独立性如何，自学能力如何。

是为言，共进。

HR 有话说：企业是否会特别优待海归型人才？

很多生物医药单位为了企业发展，都会引进具备海外求学或工作经验的中高端人才，企业都会对这样的人才寄予厚望，期待他们能快速出成效，带领某一个项目或团队进入一个更广阔的发展空间。一般来说，企业当然会给出优厚的待遇来吸引

① GRE：美国研究生入学考试（Graduate Record Examination）。

这样的高端人才。起步的福利待遇确实是由背景经验决定的，但是否能拿得长久，甚至是获得更高的回报，这还是要看后期的实际工作能力是否符合并超出企业预期。也有些海归型人才回国后发展水土不服，工作单位一换再换的例子。

英语是否重要？对医药行业求职是否有帮助？

经常在丁香园论坛里看到很多求职找工作的会员在说，某家医院或者企业招人要求英语四级或者六级以上。总是有会员问，英语真的那么重要么？为什么我应聘的岗位根本用不到英语还对英语有要求呢？我六级没有通过，能找到工作么？面试的时候都会提问哪些英语问题呢？

一、英语的重要性（学业、工作及职业发展多方面的影响）

英语是目前国际上的通用语言，生物医药行业由于行业特点，需要了解诸多外文资料，包括工作之后的晋升，很多都有必须在国外SCI期刊中发表过论文的要求，而且这个行业中有非常多的国际型学术交流会议，使用到英语的频率相对其他行业更高。所以说，如果要想在这个行业中有所造诣，英语其实是非常重要的。制度健全的单位都会为员工提供各种业务培训的机会，即使入职时技术水平稍弱，也能够通过一系列培训得到较大的提升，但如果英语水平差，虽坐拥大把培训机会却无法“消受”，实在令人抱憾，也大大阻碍了个人在事业上的发展。

二、哪些单位和职位对英语有更高要求

通过对丁香人才网合作的众多行业内客户的招聘信息进行整理发现，不同单位、不同岗位对英语的要求是不一样的。本节就主要讨论一些对英语要求比较高的单位和职位。

1. 外企

外企中英语在技术、交流、商务等方面得到全方位的运用，只要掌握专业词汇和用法，技术英语并非难事，况且阅读向来是中国员工的强项，然而在听、说，尤其在进行技术交流上存在较大的瓶颈，从而丧失一些从事核心任务的机会。在高科技外企中，精通英语既是“存活”条件，更是决定个人发展水平的关键因素。

2. 涉外服务企业

涉外服务企业虽然不是外企，但是对英语要求也非常高。因为这类单位的服务对象即客户多是外国人，或者员工是要选派到国外工作的，所以工作语言就是

英语，而且对交流能力要求很高。比如目前和丁香人才网在合作的“名仕优翔国际旅行社”(http://www.jobmd.cn/company/1552072.htm)，就是一家专做国际医疗旅行的单位，所招募的健康管理师和项目经理对英语的要求就非常高。

3. 特定岗位

CRA[①]：以丁香人才网的合作客户“药明康德新药开发有限公司”为例，这一岗位(http://www.jobmd.cn/work/310206.htm)除了专业性要求之外，对英语的听、说、读、写能力要求都比较高。而随着这一岗位的逐级晋升(SCRA[②]、CRM[③])，对英语的要求也会越来越高。

CRC[④]：还是以药明康德新药开发有限公司为例，由于CRC这一岗位(http://www.jobmd.cn/work/310200.htm)与CRA岗位是相配合进行的，所以同样对英语要求比较高。

4. 医学岗位

无论什么岗位，都需要有查阅英文文献的能力，甚至是要有在高端学术会议中听英文报告的能力，英语好都是绝对的优势，而且，如果英文口语好，还可以有机会进入高端的涉外医院就业。

三、求职过程中，英语除了作为硬性指标，也经常作为面试考察重点

众所周知，大部分单位招聘都会设置门槛、工作经验的要求，招应届生也会有“985”、“211”的学校背景要求。而医药行业不论是医院还是药企和生物公司，英语往往都是硬性指标，只是有的要求比较低只要过四级即可，有些要求高一点必须过六级，再有一些特殊岗位(比如第二部分提到的岗位)对英语要求非常高，往往需要听力、阅读、口语能力都要好。这些都要视不同专业不同岗位而定，但当前的大趋势是，招聘单位对英语的要求只会越来越普遍，要求也会逐步变高！

除了作为求职的硬性指标外，现在越来越多的单位在面试环节增设了英语环节。某些岗位本身对英语要求就高，面试时进行英语听、说、读、写的测试，更有严格的面试时安排场景演练测试，这都属正常，毕竟岗位决定了要求。但根据目前丁香人才网的合作客户设定的招聘门槛以及要求来看，当前社会对英语的要求远不只是局限于某些特定岗位。比如现在绝大部分医院每次公开招考都有英语

---

① CRA：临床监查员(Clinical Research Associate)；
② SCRA：高级临床监查员(Senior Clinical Research Associate)；
③ CRM：临床研究经理(Clinical Research Manager)；
④ CRC：临床研究协调员(Clinical Research Coordinator)。

面试、笔试环节，常常看到论坛求职招聘版很多会员在讨论某家医院的英语面试考题之类的。所以建议求职者在求职过程中，对英语也要有足够的重视。

综上所述，我们不论是在校学习过程中，还是在后期的工作中，英语其实都是很重要的。特别是当你希望在某个领域有所建树时，英语的掌握程度更加重要。所以，从现在开始，好好学习英语吧！

丁香园－丁香人才招聘版精华帖

【交流】大家临床工作之余是怎么学习外语的?

2013－07－23 21:15 王玉涛

饭后闲谈一下，抛砖引玉。

临床工作何其苦也，自然学习英语的时间就得挤出来。像我这样把别人饭后剔牙的时间用来浏览外语版的站友恐怕不在少数，咳咳，好像跑题了。

我的方法有三：

一、文献

这是最主要，也是最直接的积累英语词汇、语句的方式。之前有很多牛人分享经验的时候也说过，啃文献→读文献→看文献，这是用文献阅读训练英语的三大步骤。开始很难，要啃，反复读、查。慢慢的，水平有所提高，可以顺畅地阅读。再后来，可以浏览，或是直接提取文献的精髓，就可以出师了。

二、工作

记得很早之前看过一位前辈说的，他学英语的时候没有基础，完全是靠硬记学习，把身边的物件都用英语标注，反复看。同样的，临床工作中遇到的病例、治疗方法，如果都能联想到某一词汇、短句，日积月累，数量很可观啊。

三、网络

做个广告吧——强烈推荐丁香园外语版！每天泡在这里20分钟，即使什么也不说，也能得其熏陶了。当然，最好是能参与到话题的讨论中来。帮助别人的过程实际上也是自己学习的过程。不要觉得自己水平有限就扭扭捏捏，像我这样的半吊子水平能做到的，你们肯定能。

抛砖引玉，水平有限，请小声批评，大声表扬。

2013 - 07 - 24 19:15 jxaudkypq

我也来发表一下我个人的看法，首先也是很赞同以上两位前辈的观点，要学好英语要有很强的毅力!!!

专业英语要好当然得包括听、说、读、写。

第一，学会如何听。

首先，网络是个很好的工具，个人很喜欢听各种英语，包括专业英语(我学的是分子病毒学)，我会反复地听，听不懂，倒回去，重新看字幕听一遍。当这样完成之后，我会重新再听一遍，这样子就会很容易听懂。除了专业英语，我还会看欧美电影，同样先不看字幕就这样子听，不懂的词就去查，这样子坚持下去，很容易进步。

第二，学会如何说。

学会说要有很好的环境，我没有在国外呆过。但个人很庆幸还在学校，学校里面还有的ETC(English training center)，在那里经常可以和老外交流。当然他们不是学我们这个专业的，就是交流一些日常用语而已。我认为这样也可以提高英语水平。

第三，学会如何写。

要学会写之前就要多看别人的英文文章。其中Google scholar(谷歌学术搜索)和Pubmed(是一款免费搜寻引擎)可以查自己想看的文章，这两个是我用得最多的。一定要先看看别人怎么写，自己再去模仿，然后写出自己的文章来！除此之外，我还会经常来丁香园的动态版和外语沙龙逛逛，多让这种氛围熏陶一下我。

求职与考研冲不冲突，如何避免两不讨好的局面？

在丁香园 BBS 中看到有位站友很调侃地说到自己是农村屌丝，在考研和求职面前他选择了回自己所在的城市工作，而后娶妻生子。很多站友问他会不会为当初的决定后悔，而他的回答却是如果再让他选择一次，他还是愿意放弃考研。后来笔者就去丁香园 BBS 中搜索了一下关于求职与考研的话题，发现仅仅 2012 年至今就超过了 25000 多条。那么对于 2014 届的毕业生们，你们又会怎么选择呢？

一、考研是手段，不是目的

考研是选拔型考试，考不上的总比考上的人多，失败风险是客观存在的。因此许多考生就一边复习，一边心里打鼓，我一门心思扑在考研上，会不会丧失找工作的机会呢？那样前途怎么办呢？许多心理承受力较差的同学是一有风吹草动，马上就跟着跑来跑去，牵扯精力，耽误时间。然后就像案例中分享的一样，最终目的是为了更好求职或者更好的职业发展，是为了能够找到更好的工作，更好地在一个城市生活。那么如果现在就有这样好的工作、就业机会，建议应届生也可以好好权衡考虑。

二、考研更不是避风港

考研大军浩浩荡荡，2013 年考研的硝烟还未散尽，2014 年考研的大幕就已拉开。学校周边书店里的考研资料开始热销，考研自习室的争夺又进入白热化。为什么考研，考研为了什么？根据麦可斯研究院的最新调研数据显示，被调查的 2012 届本科毕业生计划在国内读研的首要理由是“就业前景好”。

那么在学历贬值的隐忧下，读研后找工作真的会容易些吗？《全国高校毕业生就业状况》表明，从就业率看，高学历与就业率“倒挂”的现象已经显现。自考研人数首次突破百万的 2005 年开始，一直到 2009 年，硕士生就业率连续下降。2009 年和 2010 年，硕士生的就业率均不及本科生。特别是在 2010 年，从学历层次上看，在博士、硕士、本科和专科毕业生中，硕士生的就业率是最低的。

然而现实是，对于一些大学生，他们只听说现在的就业压力很大，自己有可能连正式的招聘会都没参加过一场，甚至没制作过一份正式的简历，就盲目地加入“考研大军”，认为考研就是不错的出路，考研就能找到一份好的工作，其实这些都是错误的，考研不是“避风港”。如果不从根本上注重个人能力的提升，而只是想通过读研逃避暂时的就业压力，那么他们将只是扩招政策的一颗棋子而已。

三、求职与考研冲突吗

其实考研复习的量和强度与高考很近似，甚至还要轻一点。然而许多过来人依然觉得考研复习比高考要累。这其中主要的原因就是考研复习会和许多其他事务相冲突，不像高考，自古华山一条路，心无旁骛，两耳不闻窗外事，学就是了。而在所有的干扰因素中，求职是其中最重要的干扰因素。

很多应届毕业生在考研与求职中来回动摇，其实很大程度上是出于对求职活动的误解，以为考研和求职是一对不共戴天的冤家。根据对实际数据的调查与分析，造成这种误解的原因是过去人才紧俏，用人单位早早来抢人，所以大四上学期、甚至大三下学期就忙得不亦乐乎、高潮迭起。而现在，岗位少了，人却多了，招聘单位选择余地加大，不再着急了。考研和求职两者的高峰基本上是错开的，冲突不能说没有，但远远不如有些同学想象的那么大。因此大四上学期还是应该集中精力复习备考，最多错过部分签约可能性不大的单位。

四、如何避免求职与考研两不讨好的局面

要做最“合适”人才。不去研究目标工作的需求而盲目地去提高学历，或者积累工作经验，都不妥。如果知识与市场需求脱节，获得相关职业几率很小，那么一张硕博文凭又能为自己的职业竞争增加多少砝码呢？考研当然不能建立在仅仅为得到高学历的目的上。职业市场规范是，企业渴望最合适的人才。

其实不论是直接求职还是考研，最终的命运还是掌握在毕业生自己手里。因此毕业生的心态一定要平稳，不一定每个人都要高起点。从最低点做起是非常有必要的，人生处处是选择的时机，只要摆好自己的心态，是金子总会发光。

丁香园－丁香人才招聘版精华帖

【讨论】考研国家线出来，稍稍撼动了我求职的心，请各位前辈提点，谢谢！

2013－03－27 08:20 delylulu

昨天国家线出来后我看了我报考的协和医院某专业的成绩排名，发现我可以

进复试，但初试成绩倒数第三，总分刚过国家线那样子，英语也没考好，当时大作文写错地方了，落下好多分。四六级已经过了但分也不高，英语口语还行，至少不是让人一听就烦的那种，前段时间写的 case report（病例报告）还在审稿呢，不过是中文的，也不是什么牛 B 杂志。平时成绩还行，单科成绩考过班级前 3 但也有过毛概 68 的低分。

以上就是我的基本情况，闪光点什么的不敢说，也就这些，我感觉自己挺普通的一小姑娘。现在有几个问题，请各位大神给我一点意见。

1. 关于协和的复试，去年是 4 月 10 号，今年可能会提前，我是参加还是现在着手调剂？PS：我个人倾向于拼一拼努力翻盘，但考研复试都是跟导师看缘分了，我排倒数第三，听学姐说我这个专业有个 380 + 的，别人的分比我高，我基本没优势，但我还有一点希望，各位大神怎么看？调剂的话我之前给其他医学院校的老师发过邮件，他们有回复我说愿意收我但不是一定收我，所以调剂要趁早，我担心 4 月 1 号在网上填了调剂是不是就算主动放弃协和的复试了？

2. 关于工作，离开广东的时候见了一家二级医院的各科主任，那个医院周边正在发展，我现在进去比研究生毕业再进要简单，我不知道是读研还是工作，因为我发现再好的医学院研究生学历在那里和其他研究生都没区别，我不想为了逃避社会现实的压力而读研（在那里看到的简历中有发过 16 篇 SCI 的，有以前当过湖南某牛 B 医院的业务副院长的），我该怎么权衡？

3. 从医还是跳槽，这个问题我考虑过很久，不知道各位有没有同样的纠结？

2013 - 03 - 27 09：15 url

能够考研成功，继续读研确实是个还不错的选择。只是从入学开始就要把课题、就业作为目标来奋斗了。否则等到三年以后，就业形势未必能好太多，竞争依然激烈。

2013 - 03 - 27 09：21 kk0146

调剂，工作这事可以不急的。不要小看小学校，如果从找工作的角度说，好点的学校“老板”太牛，硕士基本不管，留大医院可能性并不很高，到头来去小学校附院要跟小学校“老板”学生竞争，反而不占优势。我就是典型，结果不管你有多优秀，你还真竞争不过别人！当年和我一起考研的同学中，目前找工作找得最好的是汕头大学的一个同学，人家“老板”荣升，第一个就把他带走了！然后母校附院，当我们想回去时，发现位置已经没有了，占座的就是当年考得不是很理想留自己学校的那些同学！

2013－03－27 10:49 narcissusfairy

感觉要想好在哪一块儿就业，然后就相应地去那边的学校念书要稍稍好些。今年找工作，感觉还是有不少外地的超级牛的人来广东找工作，也都有很好的归宿，但是得特别厉害的人才才能 PK[①] 过本地医学院的学生们。不过姑娘还是很厉害的哈！相信无论是读研还是工作应该都会前途明朗的。

2013－03－27 18:57 lin8699

其实本科学历和硕士学历的毕业生在工作能力上没有什么太大的区别，现在医院的工作量都很大，最主要的工作还是一般的医疗服务。作为一个科主任，我选医生看重的不是他的学历，而是首先他能干好活，聪明有潜力，这才是最重要的。关于进一步的学习，我相信每个医院都有让医生进修学习机会的。我建议你可以考虑先参加工作，在工作中学习进步。

2013－03－28 17:09 kk0146

实话实说：本科生的临床能力较研究生要高。读书和做科研占去研究生一大部分时间，研究生的根本培养方向不是临床，是科研能力，越大越好的学校越如此，甚至三年全在实验室的都大有人在的，尤其是博士。目前大多数医院对自己定位不准确，实际上很需要干临床工作的，却要研究生，甚至开口闭口博士，实际上根本给不了研究生科研的平台，加上近些年某些外部因素，所有医院都在病态化地要研究生，这个倾向造成了咱们某些医院人才框架的不健康发展，学历越高动手能力越差的尴尬境遇估计已经很普遍的了。

① PK：本文是竞争的意思。

为什么说企业不喜欢频繁跳槽的求职者?

跳槽恐怕是每个人职业生涯中都会出现的事儿，并且随着人才市场的开放和人才流动性的增强，很多人跳槽也越来越随便和频繁。发展空间小，跳槽；工作压力大，跳槽；工资太低，跳槽；人际关系差，跳槽……对于不少初涉职场的年轻人来说，跳槽甚至可能已经成为了一种常态。

调查显示：工作年限在一年到两年的职场人士中有54.33%想跳槽。而且相比70、80后，90后职场新人在跳槽上更加大胆——2012年7月至10月，已跳槽或有跳槽想法的90后职场新人占到了该人群总数的98.08%。

虽然从本质上看，每一次跳槽都是为了获得更好的发展，不过太过频繁的跳槽对职业发展产生的不良影响越来越值得重视，因为频繁的跳槽经历可能意味着你自身定位不清、职业规划不明、工作经验不足，且忠诚度较低。从市场的总体上来说，虽然人才流动性增大确实存在，但企业依然不会轻易接受跳槽过于频繁的求职者。

一、HR会如何看待频繁跳槽的求职者

所谓频繁的跳槽，是指两种情况：

1. 跨行业跨工种幅度大，没有连续性

有这类工作经历的求职者在找工作时会给HR留下很不好的印象，简历直接被筛选掉的几率非常大。在HR看来，如果一名员工进入一个公司工作没多久就立刻换了一份工作，说明求职者不是很清楚自己的职业目标，自身定位也不清晰。如果短时间内频繁跳槽，也显示出求职者的择业态度不慎重，难保这一次求职也是试水而已。

2. 虽然也存在频繁跳槽，但所做岗位有延续性

例如，第一份工作担任的是实验室技术员，其后跳槽成为技术工程师，工作一段时间后开始跳槽向技术管理岗位发展的求职者，这能让人看到一条比较清晰的纵向职业发展方向。相对来说有这样延续性工作经历的求职者还是比较能被接受的。

二、企业为什么不喜欢频繁跳槽的求职者

大多数情况下，每一家企业对新员工都会花费一定的时间和资源进行培训，以帮助他熟悉目标岗位。尤其是作为职场新人的应届生，企业更会为其准备相应的培训课程，并提供适应工作的缓冲期来帮助其渐渐融入工作氛围。而员工短时间内离职，也就意味着企业之前在招聘、培训和适应期所付出的人力、物力和时间全部浪费了，重新招聘又需要投入新的成本。所以当面对一个频繁跳槽的求职者，企业会很难确定这个人是否又会重蹈覆辙，有一定风险。

另一方面，从离职原因来分析，跳槽的目的要么是解决问题，要么是希望更好，而短时间内就更换一份新工作也表明你在之前一家公司遇到的问题无法解决，或是很快就有了新目标——而这些恰好是招聘专员很在意的问题。

三、频繁跳槽对职业发展的影响

尽管不少人抱着希望获得更好的职业发展的想法而不断跳槽，但频繁跳槽无论是对个人职业发展还是今后的求职成功率都会产生很大影响。

频繁跳槽所造成的最大问题是你无法获得充分的职业技能学习，使自己具备竞争力。同时，求职者频繁跳槽也从侧面反映出其自身的成熟度不够。另外，频繁跳槽的经历还会给求职者自身贴上忠诚度不够高的标签。虽然现在的人才市场越来越开放，流动性也开始提高，不过很多企业现在依然对忠诚度有一定要求。这也就是为什么一些 HR 会直接把有频繁跳槽历史的简历筛掉的原因。

频繁跳槽并非是职场生涯的最佳选择，通过在一个合适的岗位工作一段时期，不断提升自身能力，同时对自身价值有一个合理的认知，这样更易得到企业的认可，也有利于个人未来职业的发展。

丁香园 – 丁香人才招聘版精华帖

【经验】频繁跳槽是职场自杀行为?

2012 – 10 – 06 20:56 url

跳槽分两种类型，一种是被迫跳槽，也就是被公司辞退；一种是主动跳槽，主动跳槽又包含两种情况，一种是积极的，因为现在公司提供不了更大的发展空间和薪酬而选择离职跳槽，另一种是消极的，因自己发现无法承担责任而自我放弃。

有些求职者因为工作不好找，就随便与愿意接收自己的用人单位签约，工作了几个月，结果却发现工作并不适合自己，于是就仓促跳槽。可是他们并没有发现自己究竟有什么优势，自己适合做什么，所以导致跳槽屡跳屡败。因此建议各位年轻的求职者，在找工作之前就要对自己做认真的思考，看自己是不是喜欢这份工作，有没有能力做好它，有没有韧劲将它坚持到底。

另外，因为与老板关系不好就跳槽是不明智的。要明白，人际关系相处的好坏，并不是判断跳槽与否最重要的衡量指标。这家公司本身是否可以给你带来发展空间，才是你最需要去考虑的。如果仅仅因为与上司关系不好就冲动地跳槽，即使跳了，也只是换汤不换药。

为什么跳槽太频繁不好呢？其一，人的一生中，掐头去尾，实际工作的时间只有30~40年。在这段时期内，谁都希望干成几件事。但是如果你在年富力强的时候频频跳槽，在哪里也扎不下根，那成就从何谈起呢？其二，频繁跳槽会使人滋长投机取巧、华而不实的心理。其三，频繁跳槽会引起聘用单位的反感，认为你是这山看着那山高，在哪里也干不长久。

跳槽是为了寻找一个更适合自己的岗位，所以在选择单位时一定要慎重、认真，对自己力不胜任、引不起兴趣的岗位即使待遇诱人，最好也别去，一旦选中了就要认真干，干出成效来。

跳槽到一个新环境，我们需要付出更多。离开一个熟悉的环境，融入一个新环境是需要付出很多心血和时间的。有一句谚语说得好："常挪的树长不大。"而"下一份工作会更好"在很多情况下只是美好的愿望而已。

从职业角度看，一个人一生中难免要调换几份工作，但作出转换前，必须考虑到这种转换是在整个人生规划的范围内作出的调整，而不是盲目的跳槽。可能新工作会使工资待遇有所提升，但若跳槽的出发点不是"为了个人能力和价值的提高"，而只是为了多一些金钱上的收入，那便是得不偿失了。当感到自己怀才不遇时，正确的态度是：立足于现实，调整好心态，将现有的工作做得更好，甚至最好。

时代在发展，社会在进步，今天我们拥有了相对自由的职场时代，作为职场中人应该珍惜这种自由，而不是浪费这种自由。不珍惜的结果必然是受到惩罚，使自己的职业之花过早地凋谢，职业青春期大大地缩短。

在这个职场相对自由的时代，最终能成大器的，一定是那些不浮躁、沉下心来做事情的人。作为职场中人，至少在一个优秀的组织当中要沉淀个四五年以上才有价值，才能学到一个优秀组织的精髓，不然浮光掠影，频繁跳槽，则什么也难学到，在未来社会的大厦中至多是砖瓦，而不可能是栋梁。

HR有话说：企业怎样看待频繁跳槽者？

由于员工跳槽，企业的工作会受到一定程度的影响，并且还需付出高额的招聘和培训成本去找下一个工作接班人，所以企业会找寻稳定的求职者。很多企业会刻板地认为频繁跳槽的人稳定性不高，虽然说跳槽可能会"上瘾"，但是也要先了解下求职者离职的原因来做决策。

1. 如果求职者一直是有方向性的跳槽，比如换岗但不换行，换行不换岗，这样的求职者一般HR会对其做进一步的考察。

2. 如果求职者跳槽更多的原因是因为没有遇到一个好的企业、好的平台，不如给他一次机会。

企业更多的关注点还是在求职者的能力上，如果求职者是一个有能力的人，但可能在选择工作机会上考虑得不够清晰，没有选择到一个比较好的平台，那么企业还是会愿意录用的。

说到底，企业最怕的频繁跳槽求职者是对自己没有清晰的定位、对今后的职业发展毫无规划和目标，或者完全向钱看、哪儿工资高就去哪儿的人，这样的求职者几乎没有哪家公司会愿意接收。

当今医患关系这么紧张，我要不要当医生？

近年来我国的医患关系日趋紧张，辱骂、殴打医护人员的事件频频发生，甚至造成了一些伤亡事故。面对这种局面，医疗工作人员有人选择了转行，甚至调查显示医生的子女选择做医生的比例越来越低。作为学医的莘莘学子，要不要继续当医生呢？这个问题困扰着很多人。

一、医患关系紧张的主要表现有哪些

(1)医疗信访投诉比例逐年上升；
(2)医疗纠纷数量逐年上升；
(3)医疗纠纷赔付上的支出逐年上升；
(4)各种医闹和伤医事件频繁发生。

二、医患关系紧张的原因有哪些

1. 体制环境因素

近几年，随着我国社会主义市场经济体制的完善，我国医疗卫生体制也进行了很大的变革，医院已经定位为服务行业，许多医院运转的大部分经费需自行从给病人提供服务中收取，而患者付出钱，得到医疗服务。目前正在进行和完善的城镇职工医疗改革和医药卫生制度改革的目的是使人民群众享受到“以比较低廉的费用，得到比较实惠的服务”。但由于改革是一个彻底变革旧观念的过程，许多人对此是陌生的，他们对自己要花钱看病感到不适应，心理承受能力低。同时对医疗的期望值却在增高，这是医患关系愈演愈烈的重要社会原因。

2. 医疗技术因素

医疗技术的局限性已经成为医患关系紧张的重要原因。医学是一门重要的经验科学，在医疗事故中，由于技术原因出现的误诊及误治占有一定比例。

3. 管理因素

医疗工作是高风险的行业，但并不像国外发达国家，高风险的同时能带来高收入。医务工作者的个人收入与其所负担的风险并不成比例。因而个别医务人员寻求不正常的、甚至是违规的途径来提高医院及个人的收益，诸如故意夸大疗效及病情的严重程度，从中收取更多的费用等。医院管理对此缺乏完善的监管措施。另一方面，在医疗事故处理方法并不很健全的情况下，出现医疗事故时，院方如果推诿、漠然，将使医疗纠纷控制和处理的最佳时机丧失。据了解，对医疗纠纷，有些医院能躲就躲，躲不了就私了赔钱了事。因为不见面、不沟通、不协商，患者方怨气愈积愈深，最终导致纠纷的进一步升级和恶化。所以社会上形成一个怪现象，即“大闹得大钱、小闹得小钱、不闹不得钱”。

4. 社会因素(新闻媒体对医疗纠纷的过激报道)

新闻媒体对医疗纠纷和事故的报道有其正面作用的同时，也有它的局限性，特别是部分媒体对医疗纠纷的刻意炒作，并且明显地倾向病人这个弱势群体，带有明显的感情色彩。于是医生成了患者假想中的“敌人”与法庭上的“被告”，医院方的合法与正常权利没有得到应有的保障。其重结果轻过程，使医疗纠纷的处理简单地上升为病人的索赔问题。

三、怎样看待和处理当前医患关系

作为学医出身的人员，在自己人际关系圈中，医患关系占有很大比例，在医院的临床实践活动中，医护人员与求医患者的关系问题更是当前医疗工作的热点问题。换句话说，怎样看待、处理当前医疗界的医患关系，已成为医德建设、医院文化建设的重点之一。

那么怎样调节当前紧张的医患关系？怎样才能改变社会媒体对医疗界的偏见呢？要提高医务人员的职业道德修养和技术水平，改善服务态度，本着同情、安慰的心理医治患者。特别在现今已是生物心理社会模式的情况下，对医生的要求更高了，既要医好患者的病，更要了解、疏通病人的心理状态，满足病人的合理要求，使患者感到住院时有一个良好的心境，配合医生治疗。与患者之间“将心比心”地沟通是很有说服力的，当你无视病人的痛苦时，多想一想，要是你生病，希望医生怎么对你！另外，医学科技迅猛发展，医务人员要有“百尺竿头，更进一步”的事业心，努力掌握先进的医学科技，为患者服务。在仪表上、行动上、语言上，在医疗工作过程中，使患者放心、满意、高兴，这对医院的两个效益很有好处。患者方面：在医院里面，患者相对是弱者，需要医生的关心、爱护。我们认为，只要医护人员对得起患者，便几乎没有患者对不起医生的。要加强对患者的宣教活动，包括医学方面的常识、医院的规章制度，使患者慢慢与医生配合，懂得互相尊重、互相关心的重要性。管理防腐：继续执行党的卫生方针政策，采取有力的措施，改变医患双方的紧张局面。澄清媒体对卫生系统的不良炒作，多宣传社会主义国家医院的正面形象，使社会上群众感受到社会主义医疗保障制度的优越性。学习国内外、兄弟医院的先进管理经验，取长补短。这样才能够改善我国的医患关系，才能够促进社会的长治久安。

选择做医生是神圣而伟大的理想，身上肩负着救死扶伤的责任。作为医学生，应理性看待医患关系，它是我国改革发展过程中遇到的众多挫折中的一种。摸着石头过河，遇到各种问题很正常，一帆风顺是不可能的。相信随着我国经济的发展，国民素质及收入水平的不断提高，政府对医疗方面投资力度的逐步加大，以及法律体系医保制度的不断完善，我国的医患关系必将趋向缓和，进入正常的运行轨道！

丁香园 - 丁香人才招聘版精华帖

【共享】假如谁都不愿当医生

2013 - 07 - 02 15:36 ximenchuixue

社会上很少有人知道，每年的6月26日是“医师节”。与“记者节”、“护士节”、“教师节”等国务院批准设立的节日不同，“医师节”只是中国医师协会自己设立的一个节日，所以每年它都过得有点冷清。社会媒体不会大规模地报道、没有大型的庆祝活动，只有各地医师协会搞一些“义诊”以及“健康服务进社区”活动，以这种形式传达对“医生”这个职业的尊重。

今年两会期间，央视著名主持人白岩松递交的提案之一，就是国家应设立“医生日”。他的理由是，中国只有两个职业有德，一个是师德，一个是医德。“教师节”设立了快30年，社会上尊师重教的氛围已经形成；如果设立“医生日”，一方面会让全社会形成对这个职业的尊重，让优秀的人才更愿意留在这里，另一方面能让医生对“医德”有更多的思考。

的确，虽然职业无贵贱，但谁都看得出来，在医疗需求急剧增长，医患矛盾却日益尖锐的今天，“医生日”的存在，无疑比“记者节”、“护士节”、“教师节”更具有紧迫性。今年6月18日，上海《劳动报》披露，当地急救病人转运量每年以10%以上的速度增加，但短短一年半中，急救医生近半流失，导致急救电话打来，120已到了无车可派、无医生可派的地步。流失严重的还有儿科医生。目前儿科医生缺口超过20万，儿童医院看病难已经可以用“触目惊心”来形容。

著名医改专家李玲和北京大学公共卫生学院教授陈育德曾说，国家每年培养约60万医学生，但实际穿上白大褂的，只有10万人，其余50万，全部转行流失。

流失的原因是什么？从近年来频发的“伤医事件”中可见一斑。社会对“医生”这个行业缺少尊重，体制的弊端让他们承受着生命难以承受之“重”：论收入，他们顶着博士、硕士的精英头衔，却拿不到与之相匹配的精英工资；论地位，部分患者对他们缺少信任，认为他们可打可杀；论工作环境，有报道说一个专家门诊一上午挂出去200个号，到次日凌晨2点才看完；论个人健康，有调查显示，南京市属医院医护人员的基本健康率仅为35.86%；论职业认同感，近八成医生不想让自己的子女从事医疗行业……

2010年的七八月份，广东高考招生曾出现过15所医科院校中10所“断档”的情况，包括北京协和医院在内。该校计划在广东招10名学生，但只有4人投档。今年的高校招生也即将开始，不知医学院是否还会遭到这样的冷遇。假如大家都不愿当医生，最先受损失的，无疑是患者，看病难将变本加厉；在疾病的痛苦中，他们将承受更长时间的煎熬。那些仍愿意坚守的医生，将更加呕心沥血、步履维艰。中国的整体医疗水平将难以提高，社会稳定性将受到影响。

这样的局面，谁也不愿意看到。但愿“假如”永远停留在“假如”。“医师日”或“医师节”的设立，也许不能解决根本问题，但可以引发一种思考：我们是否给予了医生足够的尊重？医生将如何维护自己的道德与尊严？

基础医学专业怎样找工作?

一、什么是基础医学

基础医学一般为五年制，涵盖的专业也非常多，根据生物医药行业招聘网站的收录，基础医学包含以下几大专业：医学生物化学、人体解剖学、医学细胞生物学、人体生理学、人体组织胚胎学、医学遗传学、放射医学、人体免疫学、医学寄生虫学、医学微生物学、病理学、药理学、医学实验动物学、医学心理学、医学统计学、生物医学工程学等。

二、基础医学专业的毕业生应该有怎样的求职心态

对于基础医学专业的毕业生来说，学有所长、专业知识能力固然必不可少，但就业心态亦不可忽视。在现实生活中，基础医学专业毕业生找工作的时候可能存在以下心态：

(1)对就业出路较为迷茫，不知道该往哪些单位投递简历。

(2)对工资的期望值较高，与其他专业相比，容易气馁。

(3)对职业规划不够明确，看不清楚将来发展的道路。

这些心理现象很常见，特别是在竞争日益激烈、压力越来越大的今天。面对这些心理状态，如果能够按照以下三点来做调整，就不难找到一份称心如意的工作。

(1)求职者应该多运用互联网查找就业政策和就业指导信息，了解目前社会上有哪几大类职位或单位比较对口，并多通过社会化媒体联络师兄师姐，听听他们的求职心得。

(2)求职者可以通过分析工具或自我及他人评价来分析自身的优劣势，尽量保持心态上的张弛有度，切勿好高骛远。在工作的选择上，不要单凭薪资去抉择，而是要综合考虑是否为自己的专长、今后的晋升空间、对工作内容的喜好程度、工作单位的平台大小等因素。

(3)职业规划是一件需要探索而且过程长远的事情，大多数人都是先就业，再通过社会职场的磨炼来看清自己将来发展的道路，所以在恰当的时机就可以先

入职就业，等过了黄金招聘时间，市场就会趋于饱和了。

三、基础医学专业有着怎样的就业方向和选择呢

在丁香园 BBS 中有非常多的人在讨论，其中不乏精辟之见：

(1)如果是病理专业，可以选择去医院的病理科发展，工作比较容易解决。如果是生化专业，也可以考虑去医院的检验科或中心实验室工作。

(2)如果是神经生物学、医学生物化学或人体生理学专业，可以考虑出国深造。等将来在核心刊物上发表过有建树的论文，找起工作来会容易很多，薪资也不是什么大问题。

(3)免疫学专业的毕业生，可以考虑去生物公司做技术工作，主要与抗体、诊断试剂相关。

(4)如果是人体解剖学，也是有可能去做医生的，这样的例子在本行业有过。

(5)有部分基础医学专业的毕业生去高校就业，但最好有博士学位，否则很难进得去。如果对科研有非常大的激情，并有坚持不懈的精神，可以选择研究类的工作，相信会有不少的成就。但如果不满足于安逸的生活，而且性格外向活泼、社交能力较强，可以考虑从事销售工作，年薪十万以上也是常有的事。

丁香园－丁香人才招聘版精华帖

【求职】北京大学医学部基础医学专业(科研)本博连读专业的学生毕业后，有医院招聘吗?

2013－02－17 20:52 小玩法

肯定有医院要的！问题是做科研的话，一点没问题；去辅助科室(检验等)希望较大；想去临床科室做医生，有难度！

2012－07－01 19:24 hzeng

基础医学一直不热是有原因的，主要有以下几点：

(1)基础医学要求高，包括外语、逻辑思维、动手能力、语言表达能力。20世纪80年代做基础的主要是少数本科尖子生留校，由于那时出国比较热，人员质量不错，竞争也比较激烈；近期由于国内研究条件逐步提高，出国不是那么热，但基础医学仍是高学历比较多的领域。

(2)基础医学平均收入较临床低，想靠基础发财目前不可能，只有做到成果

转化，才能有效益。而对很多家庭困难的学生，生活的压力也是不得不考虑的。

(3)中国临床的学生接触基础机会少，不知道自己喜欢不喜欢或者适合不适合基础。不像美国，很多医学院的学生是生物系毕业的，很多人是MD[1]、PhD[2]，了解研究，真心热爱研究。

目前基础学生的来源有以下几种：一是医学院的尖子生，这些学生基础好，是因为兴趣而学习，具备医学和生物学双背景，往往是最为出色的一群，基本都是硕博连读，不必担心出路，最差也出国了；二是生物系毕业的学生，而且多是"211"、"985"等名校生物系，因为很多医学院的免疫、病理考西医综合，不是生物综合和细胞生物学等基础学科，多在中科院、医科院等单位，这些学生也很不错，但是由于缺乏医学背景，考虑医学相关问题略有欠缺；三是医学院的也是因为兴趣或不喜欢临床，考研调剂的学生，这些学生分数差别很大(去年我们调剂在330~369分，今年在322~349分)，其中因为兴趣、能力等因素，差别较大。目前，基础学生的出路除了研究单位，还有少部分回到临床(本科学临床的都参加了医师资格考试)，去公司、出国。目前的问题是基础的优秀学生少，真正优秀的往往早早有多个OFFER[3]。

我认为临床专业的专业学位以医学职业训练为主，是用来培养临床医生的，比较实用，但问题是招生人数太多；基础医学的学生不在多，而在精，问题是要求高。

如何选择，作为做过临床，转搞基础的导师，建议应该根据个人兴趣、能力等综合考虑。由于基础的导师对学生各方面直接影响非常大，如果考，最好直接联系导师。

---

① MD：医学博士(Doctor of Medicine)。

② PhD：学术型博士(Doctor of Philosophy)。

③ OFFER：本书中OFFER特指录取通知。

去基层社区医院、乡村医院，是否人才浪费？

随着医科院校的扩招，医学生人数逐年增多，而各大医院人员日益饱和，求职竞争激烈态势进一步加剧。此时，一些社区医院向我们抛出了橄榄枝，这对于那些一心想进大医院的医学生，却往往被视同鸡肋。

那么去一些基层社区医院到底有没有前途呢？

基层医院实际上日益成为老百姓日常病症治疗的中坚力量，并且老百姓对于基层医疗服务的期望值非常高。基层医疗水平的提升对于缓解国内医疗压力也是关键一笔。据调查，国家的医疗资金投入重在支持一头一尾，“头”即一些大型三甲医院，“尾”即基层社区医疗。对于刚毕业的大学生来说，去基层医院得到的实际操作的机会更多，动手锻炼的机会也多。另外，基层医疗机构其实非常缺工作人员。我国新医改方案已正式出台施行，新医改将加快基层医院的建设，改善医疗卫生队伍素质和活力，保证农民看得起病，缩短城乡之间的医疗差距，解决好公立医院的布局问题。新医改的重点在于完善农村和社区医疗服务体系，农村和社区医疗服务体系是既承上启下，又承担着预防、保健、防疫等诸多具体任务的医疗机构。基层医院无疑是新医改的焦点。基层医疗发展前景虽好，现实也很残酷。医疗设备、薪资待遇、医技水平提升、个人发展，相比大医院，这些在短时间内都不会得到太明显的改变。在就业艰难的形势下，可以考虑选择去人才缺口大的基层医院先锻炼自己。

丁香园－丁香人才招聘版精华帖

【求助】乡村医院怎么样？

2006－07－15 17：08 miky06

我是中医的中西医应届生，不知道去乡村医院的内科好还是今年先不工作专心考中医的研好，我没有其他选择了，请各位大侠给点意见，万分感谢。

2006 - 07 - 20 21:20 沉浮的眼泪

要不你先去乡村医院工作，边工作边考研啊。那样压力可能小一点。

2006 - 07 - 24 01:23 miky06

谢谢楼上各位指点，边工作边考研压力是小点儿，但是没什么时间看书，现在家里强烈反对我放弃工作而选择全心考研，因为家里费尽力气才帮我找到这份工作，中西医本来就不好找工作，他们担心即使中医研究生毕业出来也找不到工作。但是这份工作累死都不到2000元一个月，已经是产科了，周围又闭塞，从家上班要坐一个半小时车左右，干了一个星期每天十几个小时，回宿舍还要看书，睡眠严重不足，一天不到6小时。因为我西医的知识缺乏，赶紧在补充。可能我刚开始不适应吧。我担心我再这样下去两年之内都考不过执业医师证，因为没时间看书。读研的话会不会有多点儿时间自己看书补充西医知识和考执业医，谁能指点一下我呢？谢谢！

普通医科院校学生去部队医院，合适吗?

许多普通医科院校学生对于去部队医院工作存在两种不同的意见，一部分非常乐意选择部队医院，另一部分则很排斥。那到底普通院校毕业生适不适合去部队医院呢，我们一起来探讨下。

一、我们来看看部队医院与普通医院有什么区别

对于普通百姓来讲，部队医院与地方医院相同，同样收费；对于军人来讲，只能到军队医院看病就诊，而且必须是体系医院；对于医院来讲，不仅要服务地方百姓的需要，还要服务本体系内所有部队的军人、家属、职工的医疗服务，而且都是公费医疗。同时部队医院还要有军事训练任务、卫勤训练任务以及战备任务，部队医院是军队的一部分，所以在部队医院的工作人员必须具备军人的素质。

二、在部队医院中，有哪些种类的员工

在部队医院中，存在非现役文职人员、现役军医、合同制三种类型的员工。

(1)部队中的非现役文职人员指的是部队根据需要从地方聘用的人员，属于聘用制，履行现役军官(文职干部)同类岗位相应职责的非现役人员。非现役文职人员的待遇基本分为工资 + 津贴 + 奖金。奖金方面基本无差异。工资与同学历同级别医生有别，非现役文职人员的基本工资根据当地事业单位的标准靠齐，所以地域性差异大。从晋升空间来讲，政策刚刚出台，明确表示晋升职称方面与现役条件一体化。非现役文职人员是新生人群，国家一直在探索非现役文职人员在部队医院的发展，不断地完善，求职者可以持乐观态度。

(2)部队医院中的现役军医，属于军官的一种。军医分为专业技术军官与文职人员，一般基层部队里的军医属于技术军官，大型机关单位里的军医属于文职干部，二者相同点是都有军籍，都是军官；但不同点就在于前者佩戴的军衔是三等十级的将校尉肩章，领花佩文职领花，后者的肩章是文职类肩章，同样佩文职类领花，需要根据服役时间、能力等因素来进行级别的晋升。那普通医科院校学

生怎么才能成为军医呢？这就需要报名入伍参军，通过集训后即可授予副连中尉或者文职干部。

(3)在国内最知名的网站丁香园论坛中，有许多业内人员提到部队医院合同制员工问题，合同制员工就是与单位签订劳动合同的非编制员工。从福利待遇这块来看，相对于合同制员工，军医的工资比较高些，因为军医是国家的国防军费直接发放，他们所承担的军事义务和所受到的限制也要多得多，比如随时有转业的可能，随时有军事任务的可能，本人和亲属都不能随便出国，而且必须绝对服从组织分配。而相对于军医来说，合同制员工工资虽比不上军医，但是和地方同级医院是一样的，奖金和军医没有差别，其他收入没有差别。最主要的是，合同制员工相对自由一些，没有军事任务和政治任务，没有转业的风险，稳定性比军医稍微高些。另外，从晋升空间来看，合同制员工和军医晋升走的是两条线。总体来说合同制员工的晋升比军医要容易，军人晋升是按照名额排队的，而且这个名额不在医院，在主管部门，比如总后卫生部、军区联勤部，等等。合同制员工的晋升直接在医院内就可完成，当然与个人能力、业绩等因素也有着密切的关系。

总之，部队医院合同制员工地域性很大，不同部队医院对待合同制员工的政策不一样，希望本文对纠结于是否去部队医院的普通医科院校毕业生有帮助。

丁香园－丁香人才招聘版精华帖

【讨论】关于去部队医院做合同制员工，大家应该个体化分析

2013－03－13 22:52 jyn1983

招聘版有很多关于部队医院的讨论，一边倒的声音都是反对去部队医院当合同制医生。对于这个问题，我觉得大家应该个体化分析，因为不同的部队医院差别太大了，如果一棒子打死所有部队医院，可能会误导不少毕业生，失去很多不错的机会。这里我结合自己的经历和体会，说说对于这个问题的看法，希望能够帮到纠结于是否去部队医院的同学们。为了避免被当做“托”，我就不说具体医院了，就事论事，供大家参考。

一、先说说我自己的经历

本人2008年硕士毕业，去了一家部队医院做合同制医生，感觉很不错，无论是个人发展还是收入待遇。工作四年，两房一车，聘为主治，和科室同事、医院

很多行政部门相处都非常融洽。2012 年因为工作和个人发展想提高一下科研能力，就辞职考了博。辞职的原因主要是算的经济账，为了享受全额奖学金和能够安心读书真正学到些东西。毕业后打算回原单位。考博时科主任帮助联系的导师，医院各行政部门都协助开具各种所需证明。目前执业医师证仍注册在原单位。另外，本人无关系无背景，否则就不会在这里发帖了。

二、关于部队医院的共性问题

论坛里之所以都反对去部队医院，无非是因为不平等，包括福利待遇的不同等、地位的不平等、晋升职称的不平等，个人发展机会的不平等。

第一，关于福利待遇。军人的工资很高，因为是国家的国防军费直接发放，他们所承担的军事义务和所受到的限制也要多得多。比如随时有转业的可能，随时有军事任务的可能，本人和亲属都不能随便出国，而且必须绝对服从组织分配，还有很多非常麻烦的事情。非军人员工的工资肯定比不上军人，但是和地方同级医院是一样的。奖金和军人没有差别，其他收入没有差别。最主要的是，非军人非常自由，没有军事任务和政治任务，没有转业的风险，稳定性比军人好。比如，军人就不能像我一样，说考博就考博，必须经过层层审批、组织允许才行，为了得到这个允许，可能需要动用各种办法(大家懂的)。因此，和军人比福利待遇我觉得是心态上的不平衡，应该和同级别地方医院比较。

第二，关于职称晋升。军人和非军人晋升是走的两条线，总体来说非军人的晋升比军人要容易。军人晋升是按照名额排队的，而且这个名额不在医院，在主管部门，比如总后卫生部、军区联勤部，等等。地方人员的晋升直接在医院内就可完成。我 2008 年硕士毕业，按照国家要求工作三年后参加主治考试，2011 年考过主治资格后医院立即聘用了，比军人晋升中级职称容易多了。至于晋升高级职称，要看个人的成绩，都很难，但是非军人员工只要达到要求了就可以聘(医院已有先例)，而军人还要等着上级单位的名额排队。

第三，关于地位问题。很多人都说合同制员工是二等公民，我觉得这个也是心态问题。至少我没有受歧视的感觉，从上面我的个人经历应该也能看出来。

第四，关于部队医院存在的问题。部队医院的主要问题不是不平等，而是政治味道有点浓，管理有些过于严格或者死板，但是这些问题所有人都会面对，和是不是军人无关，而且我觉得这些问题和个人发展关系也不大。

第五，关于部队医院的优势。安全，最大的优势，绝对不用担心医闹的问题。另外就是硬件条件普遍好于同级地方医院，开展新业务的魄力比地方医院要好。

三、怎么决定能不能去部队医院

怎么判断某一家部队医院能不能去？主要不是看论坛里大家都在说的什么待遇、编制、地位的问题，关键是看以下几点：

(1)和你同一年进医院的有没有军人员工，今后还会不会有军人员工进入，对你构成竞争。目前军队医院也在改革(比如整体划归地方，如南方医大)，由于裁军，很多军队医院的军人只出不进。比如很多总医院、中心医院这个级别的。但是军医大学的附属医院应该每年有军医大的学生留院，这个就要慎重了。

(2)医院军人员工和非军人员工的比例如何。同样是因为裁军和军人只出不进的原因，很多医院只有高级职称的人员才是军人，而占员工主体的是非军人，这就不会有二等公民、限制晋升之类的问题。

(3)你在科室人才梯队中的位置怎样。这个不用解释吧。很多部队医院员工严重不足，这可能暂时导致工作很忙，但是却能够在人才梯队中占据一个比较有利的位置。

(4)医院和科室平台怎么样，能不能满足你个人发展需求。

(5)医院对于非军人员工的政策如何，比如待遇是否同工同酬、晋升是否受限等。的确有一些医院存在大家说的二等公民、限制职称晋升之类的问题，那就肯定不能去这样的单位。

(6)科室领导对你的赏识程度如何。这个不解释。

四、关于论坛里一边倒的声音

论坛里很多同学发帖咨询都是非常笼统的，比如“能不能去部队医院”，我觉得这样得到的答案肯定是两极分化，而且多半是否定的。那些做出否定回答的同志，说的也的确是自己的体会，因为的确很多部队医院确实如大家所说的那样，千万去不得。但是也确实有一些部队医院，能够满足我上面所说的那些条件，结合个人的情况，是非常不错的选择。还有一点，可能经常逛招聘版的同学，以找工作的同志和对目前工作不太满意的同志居多数(猜的，大家不要介意)，所以否定的声音会多一些。这里我想说的是，只有详细地了解了具体的医院具体的情况，甚至具体科室的情况，再结合自己的个人情况和发展规划，才能真正评判是否能够去这家部队医院做合同制员工。

五、关于“合同制”的问题

大家好像对“合同制”这几个字比较敏感，感觉就是合同工，随时会被炒掉一样。其实关于编制问题，论坛里讨论很多了，我这里不谈太多。我只是觉得，不要从字面上理解，而要了解实际的操作。比如：人事档案放在人才中心，和用人单位签订劳动合同，这种方式有些单位称为“编制”，有些单位称为“人事代理”，有些单位称为“合同制”。如果我没有弄错的话，这种方式应该是大家所说的“人事代理”吧，但是我所工作的医院称之为“合同制”，而且续签两次之后会改为终身合同，这在很多其他单位可能会称为“编制”吧。所以，不要管单位玩什么文字游戏，要了解一下具体怎么做的，以及所带来的差异。我个人的意见是，不要太在意编制这个问题，这种计划经济时代产生的东西，今后的差异会越来越小。不要让这种退休之后才会有的差异，成为你选择终身事业的障碍。我始终认为，医生这一行是干一辈子的，不会大富大贵，但是至少衣食无忧，等退休的时候，绝对不会在意所谓编制带来的差异。个人观点，欢迎讨论。

民营医院值得去吗?

2012年丁香人才网招聘统计结果显示，民营医院招聘职位需求较2011年上涨了87%，求职应聘者上涨了133%，某民营医院短短几个月内收到几千份简历，其中不乏有知名三甲医院工作经验的主任和专家。

不难看出“体制内、铁饭碗”的公立医院将不再是医学求职者的唯一选择，国内优质的民营医院将会吸引更多的优秀医生。那么你对民营医院有怎样的看法?是否会考虑去民营医院呢?笔者围绕民营医院的这个话题，通过丁香园BBS中文献的收集，希望能够让更多的求职者可以客观地了解目前的民营医院。

一、民营医院产生的背景及现状

民营医院是中国特有词汇，民营医院是指由社会出资办的卫生机构，以营利性机构为主导；也有少数为非营利机构，享受政府补助。

20世纪80年代，民营医院已经在中国医疗行业中出现。但中国民营医院真正大规模地发展，是在2001年以后。由于中国对医院实行国有管理，公立医院由当地卫生部门直接管理，而民营医院的建立必须经当地卫生部门批准。虽然政策没有限制民营医院的建立，但卫生部门出于对公立医院的保护，在审批时对民营医院卡得很严，民营医院在这样的环境下，很难得到发展。

2001年9月中国开放医疗市场，鼓励发展民营医疗机构，民营医院开始在社会上大量出现。到2012年6月为止，我国民营医院的数量已经达到了9097所，与医改之前4000多所相比，增加了一倍多。而且“十二五”医改规划提出，表明2015年非公立医疗机构床位数和服务量将达到总量的20%左右。随着民营医院规模的不断扩大，从最早的全国80%以上的民营医院由莆田东庄创办，到现在的东营、安徽等地民营医院的崛起，这将是民营医院的一个春天。

但不容忽视的现象是，长久以来，由于民营医院一直缺乏规范有效的管理与运作，国内有影响力的品牌民营医院机构屈指可数，多数仍属于中小型甚至是微型民营医疗机构。而且由于医疗定位与商业价值追求之间的矛盾，社会中之于民营机构的负面影响也多不胜数，这也影响了民营医疗机构的正常有序发展。今后民营医院之路到底应该怎样走，这已经成了一个非常关键的问题。

二、民营医院的发展机遇

中国现有13亿多人口，年医疗消费为3500亿元，只相当于国民生产总值的4%。在发达国家，如美国，这一比例为14%，瑞典为9%，英国为5%，韩国、日本、中国香港等亚洲国家和地区为6%~8%。从人均医疗消费看，美国为4090美元，德国为2339美元，日本1741美元，而中国仅有31美元，可见中国的医疗市场有很大的发展空间。

有专家预测：随着人们生活水平的提高、工业化和城市化的发展、人口老龄化进程的加快，中国医疗市场可能会出现与20世纪70年代美国相类似的爆发式增长，医疗消费在GDP中所占比重也将很快提升至8%~10%。随着中国经济发展水平的提高，人们越来越重视自身的健康，医疗服务消费早已突破了“有病求医”的观念，医疗消费动机表现出多层次、多样化的特点。美容、整形、康复服务正在悄然走俏，健康咨询、家庭保健等方面的潜在需求不断增长，以及保健品市场的一再升温、特需服务的产生等现象为医院开拓出了更多的市场。

而“十二五”医改规划提出，2015年，非公立医疗机构床位数和服务量达到总量的20%左右。在之前召开的国务院常务会议强调，要在七大领域尽快推出一批引导民间投资参与的重点项目，其中包括卫生领域。随着落实民间投资“新36条”实施细则的公布，医疗服务业正在逐步放开对社会资本的限制，社会资本办医的环境正在改善。

三、眼下民营医院存在的多重难题

1.和公立医院相比，患者对民营医院的信任程度要小得多

公立医院有几十年的沉淀，在患者心中已经形成了根深蒂固的观念。在当前公立医院垄断医疗市场的情况下，民营医院遭遇了医院信誉与患者接受度的双重考验。“病人不信任，社会歧视”。民营医院的管理者普遍认为，如果被冠以“营利性”称号，更易引起群众的误解、不接受和政府部门的排斥。另外，大众传媒也经常曝光他们的问题。事实上，被媒体曝光的一些假冒伪劣医疗广告，或许只是一小部分民营医院所为。然而，这种影响却波及整个民营医院，难免影响医院的声誉。

2.缺乏总体规划和长远目标

由于民营医院起步时间短，其管理者从整体上讲还缺乏现代医院管理理念及运作现代医院的经验。特别是在管理的制度化、科学化、规范化方面明显不足，没有从长远的目标出发，制定医院总体规划，具体体现为大部分民营医院只局限在常见病、多发病和个别疑难病症的治疗上，综合能力还有待提高。

3. 缺乏科学完善的内部控制制度

我国大多数民营医院源于家族式医院，没有科学完善的内部管理制度。医院的所有者为了降低成本，大多是一人多职多能，各种规章制度的建立得不到重视，体现在医疗上就是没有严格的分科，几乎都是全科医生，没有严格的科室制度，这就不能打造自己的特色科室，一定程度上制约了民营医院的发展。药品采购没有严格的计划和出入库制度，队伍建设方面没有长远的人才战略，内控制度方面没有建立完善的财务管理制度，也是造成民营医院不能健康持久发展的原因。

4. 缺乏人才培养机制

我国民营医院大多是逐利资本投资兴办，现阶段所有权与经营权还不可能分离，而投资者为了节省开支，就“偷工减料”，不愿意采取人才储备战略。由于民营医院面临着知名度和百姓信任度低，请不到或者留不住知名专家，又不注重培养自己的后备人才梯队，这样就使高水平人才不愿意来，现有人才不安心。民营医院为何没有这个耐心呢？因为一个医生从大学出来到真正具有一定水平，要经过几年十几年的临床实践，要靠多看病人来锻炼自己和积累临床经验，然而这一过程对目光短浅的投资者来说是不划算的。

四、新医改背景下民营医院的发展前景

1. 打造核心理念解决百姓看病难，实现医改宗旨

缓解“看病难、看病贵”等问题，是医改的核心理念。医疗资源配置不合理，是“看病难”的根本原因。目前医疗资源80%集中在公立三级医院，民营医疗机构资源相对匮乏，人才技术力量薄弱。一方面国有三级医院人满为患，另一方面，民营医院资源闲置，这就增加了百姓看病的难度。民营医院要解决这一问题需要树立正确的经营理念，引进培养优秀人才，合理制定科学惠民的定价，客观公正地宣传自己的医疗品牌，诚信经营，减轻百姓负担，体现公益性，更好地服务于民，从根本缓解百姓看病难的问题，这样才能在人民群众心目中树立良好的形象，赢得更多人民群众的信任和支持。

2. 发挥民营医院的优势提供优质医疗卫生服务

作为新兴的医疗机构，民营医院在某些方面相对于公立医院有着一定的优势。其突出特点是管理体制和运行机制比较灵活，同时，国家允许民营医院根据实际服务成本和市场供求情况自主定价，以价格优势来赢得市场。因此，民营医院还应向大专科小综合方向发展，应该拓展优势学科，发展专科优势，打造“专科品牌”，建立自己的特色科室。民营医院除了为更多的患者提供贴心的服务，

还可以在现有的医疗环境下提供特需服务。在条件允许情况下，还可以为满足部分高收入人群对医疗保健的更高需要，而提供高层次、高质量的医疗服务，如预约优先挂号就医、名医特诊、VIP病房、出院随访服务等。

3. 吸引人才、健全学科，提高服务质量

能否建立一支优秀的人才队伍从而健全相应的学科，关系到医院发展的好坏。民营医院与公立医院相比在医疗人才方面一直处于弱势，储备人才、引进人才呈现两极分化，即聘请的不是退休老专家，就是资历很浅的年轻医生，而中坚中年骨干精英极度缺乏，技术力量配置不合理。然而新医改方案的推出使民营医院的医生在职称评定和继续教育等方面与公立医院享受同等待遇，这明显调动了医生的积极性。并允许医生多点执业，民营医院终于可以名正言顺地聘请各知名专家，为患者提供专业化的优质服务。此外民营医院还应加强对年轻人才的自我培养，这样不仅可以增加人才对医院的归属感，发挥出体现自我价值的能力，还可使人才梯队建设更加完善。

4. 体现民营医院在医疗卫生事业中的公益性

目前大多数人都认为公益性是公立医院的特性，民营医院因其大部分为营利性医院，使得大家都将其排除在“公益性”之外。新医改方案颁布后，提出了很多对民营医院有利的政策，并鼓励和扶持民营资本举办非营利性医院。这将更加坚定民营医院朝着体现公益性的方向发展。民营医院应更好地发挥其体制和机制的灵活性，在实际运营中更多体现公益特性，在坚持公益性的办院方向前提下树立一个正确的经营理念和企业文化。只有让百姓体会到民营医院也能让老百姓放心看病、能让老百姓享受到实惠，医院的就诊率才会随之提高上去，医院的效益也自然会提高。所以民营医院要加大社会责任感和使命感，同时又要体现一些公益性。

5. 建立科学的经营模式

目前我国民营医院还存在急功近利的经营模式，这导致民营医院在社会的诚信度大幅度降低。一些民营医院由于医疗水平、知名度、信誉度比较低，存在超范围经营、虚假广告宣传、价格欺诈等行为。这些只顾眼前利益、目光短浅的不规范行为，给患者造成了精神和经济上的损失。民营医院要想更好地发展就应该将经营理念转到“以患者为中心”的现代企业经营模式上来。要做到这一点，就要以打造医院品牌为核心，突出医院的经营主体意识。建设出自己的医院文化，一个没有文化的医院绝对没有竞争力。民营医院要想在激烈的竞争中取胜，应强调企业文化，倡导“以患者为中心”的服务理念，强调品牌营销和服务质量营销，能有针对性地提供更具人性化的医疗服务。

对于广大求职者而言，其实除了公立医院、事业编制外，民营医院也是医药专业毕业生一个很好的就业方向。岗位没有高低贵贱，差距就在于求职者如何去看待。好的民营医院能够育出很好的人才，好的人才也能带动民营医院更好地发展。

丁香园－丁香人才招聘版精华帖

【调查】民营医院让你心动吗？

2013－03－22 08:39 丁香招聘

一千个读者就有一千个哈姆莱特，同样一千个应聘者就会有一千个选择民营医院的不同标准。丁香园于2013年3月22日发起了“你对民营医院心动吗”的微话题，了解应聘者中一千个优秀民营医院的标准。

jennyna：#民营医院让你心动吗#我正在民营医院上班，管理规范，硬件设施一流，薪酬还可以，但有两点不足：(1)学习提升机会不多；(2)病人信任度难建立，都是带着有色眼镜来看病的。

七乐荣荣：#民营医院让你心动吗#如果人文环境和技术水平不错，我是非常愿意放弃体制内的这个所谓的“铁饭碗”，公立医院虽然姓公，但是仍然追求经济效益第一，而且层层剥削现象十分严重。

wuming431900：私营医院必然是以后的趋势，说不定现在说不想去的以后就是那里的主力。个人认为目前的私营医院的乱象也是一个机会，就像赌城拉斯维加斯，经过强力地治理之后，大量规范的资金进来，带来相应的规模和规则的变化。私营医院会有一个较好的未来，就像股票一样，底部是漫长而难熬的，但趋势总是螺旋上升的。

diudiu2006：现在民营医院大多走个性化风格，很关照病人的情感需要，不是特别拥挤和吵闹。但是，同时伴随着收费比较高的问题，如遇有合理的机制以及在消费可以接受的范围内，会考虑去民营医院。

maotouxiaozi：#民营医院让你心动吗#未来的民营医院将与欧美接轨，民营医院应该是高医疗水平、高服务水准、高收费，以满足高收入人群的需要。所以，也将吸引高技术的医疗人才、高端医疗设备的加盟。

hand123：#民营医院让你心动吗# 中国的民营医院还面临诸多问题，尤其是过度注重盈利。出路：人才、特色、监管。只有医生可以自由执业了，民营医院才有希望。建议向法国民营医院学习，吸收退休的著名医师执业，住院医师都是来自全世界的进修医师，进修学习的同时，发给一定的生活费。

执业医师资格是怎么回事，应届毕业生能否报考？

经常会看到很多网友在丁香园BBS中询问关于执业医师资格的事情，例如本科阶段学的是医学检验，毕业后可以考执业医师资格证吗？或者是不是只有拿到执业医师资格证才会有正式编制，等等。笔者在丁香园BBS中搜索了一下关于执业医师资格证的讨论，2012年至今超过5000多条。那么执业医师资格证到底是怎么回事，对于应届毕业生来说又是否可以报考呢？

一、什么是执业医师资格证

执业医师资格证是通过全国统一的执业医师资格考试和执业助理医师资格考试后，由国家卫生部统一发放的，我国从业医师必须拥有的证书，属于医疗技术方面的认可，证明持证人具有独立从事医疗活动的技术和能力，证书永久有效（棕色封面的证书）。具备报考执业医师资格证考试的人员，通过每年一次定期举行的执业医师资格证考试获取。该证书也是判定医师是否具有从医资质的最重要标准，没有获得执业医师资格证的所谓“医师”就属于“非法行医”行为。

国家实行医师资格考试制度。医师资格考试分为执业医师资格考试和执业助理医师资格考试。医师资格统一考试的办法，由国务院卫生行政部门制定。医师资格考试由省级以上人民政府卫生行政部门组织实施。

二、执业医师资格证对求职的帮助

《执业医师法》明确规定：取得《医师资格证》并要求取得《医师执业证》，方可在核定的职业地点，从事相应的工作；任何医疗机构不可聘用未取得《医师资格证》《医师执业证》的人员从事医疗行为，违者按非法行医处罚；而且对于没有执业医师资格证的应聘者，可以到医院找工作，但是没有资格证，就没有处方权。

三、执业医师资格证报考条件

（1）符合《中华人民共和国执业医师法》（以下简称《医师法》）、《医师资格考试暂行办法》（卫生部令第4号）和《传统医学师承和确有专长人员医师资格考核考试暂行办法》(卫生部令第6号)的有关规定。

(2)报考人员应按本人试用期所从事的专业报考相应类别的医师资格。中医类别专业的毕业生不得报考临床、口腔、公共卫生类别医师资格。

(3)具有临床医学专业学历，试用期在医疗机构检验科工作的，可以参加临床类别医师资格考试。

(4)具有医学营养学专业学历的，可以根据试用期的工作岗位报考临床或公共卫生类别的医师资格考试。

(5)已获得临床执业医师资格的人员，并取得省级以上教育行政部门认可的中医专业学历或者脱产两年以上系统学习中医药专业知识或者参加过省级中医(药)行政部门批准举办的西医学习中医培训班、并系统学习了中医药基础和中医临床主要课程的，可以申请参加中西医结合执业医师资格考试。

已获得临床执业助理医师资格的人员，并取得省级以上教育行政部门认可的中医专业学历或者脱产两年以上系统学习中医药专业知识或者参加过省级中医(药)行政部门批准举办的西医学习中医培训班、并系统学习了中医药基础和中医临床主要课程的，可以申请参加中西医结合执业助理医师资格考试。

(6)根据《医师法》第四十三条，对《医师法》第九条第二项报名资格作如下补充规定：

在《医师法》颁布前具有高等学校医学专业专科学历并已经转正，但未取得医师职务任职资格者，可凭转正证明和转正后连续工作两年以上并考核合格证明申请报考执业医师资格考试。

在《医师法》颁布前具有中等专业学校医学专业学历并已经转正，取得医士职务任职资格，但未取得医师职务任职资格者，可凭医士职务任职资格证明和所在医疗、预防、保健机构连续从事医士业务工作五年以上或医士从业时间和取得执业助理医师执业证书后执业时间累计满五年的证明申请报考执业医师资格考试。

(7)七年制临床医学、口腔医学、中医学的临床硕士生和八年制毕业生在学习期间有相当于大学本科的一年生产实习和一年以上严格的临床实践训练，可在毕业当年参加医师资格考试。

临床医学、口腔医学、中医学和公共卫生预防医学硕士或博士研究生在学习期间已具有一年以上的临床实践训练或公共卫生实践的经历，可在毕业当年参加医师资格考试。

(8)对通过医学自学考试和广播电视大学获得医学专业学历，报名参加医师资格考试的，除符合《医师法》及有关文件的规定外，还应符合下列规定：

1998 年 6 月 30 日以前，报名参加医学自学考试，其后取得医学专业学历的人员，其学历可以作为医师资格考试报名的学历依据。

2003 年 12 月 31 日前广播电视大学毕业并取得医学专业学历的人员，其学历可以作为医师资格考试报名的学历依据。

具有医师资格的在职卫生技术人员经自学考试或广播电视大学毕业取得的医学专业学历，可以作为医师资格考试报名的学历依据。

(9)符合《传统医学师承和确有专长人员医师资格考核考试暂行办法》中有关规定，经执业医师资格考试资格考核合格并推荐或者取得执业助理医师执业证书后，在执业医师指导下，在医疗机构工作满五年的传统医学师承或确有专长人员，可以申请报考中医类别执业医师资格考试；经执业助理医师资格考试资格考核合格并推荐的传统医学师承或确有专长人员，可以申请报考中医类别执业助理医师资格考试。

(10)1998 年 6 月 26 日前已取得有效行医资格的传统医学师承或确有专长人员，2000 年前参加过全国医师资格考试的资格考核而不合格者，仍可申请参加全国医师资格考试的资格考核；2000 年以前未申请参加全国医师资格考试的资格考核的，今后不再受理全国医师资格考试的资格考核申请。

(11)符合报考执业医师资格条件的人员可以报考同类别的执业助理医师资格。

(12)取得执业医师或执业助理医师资格后，又获得省级以上教育行政部门认可的中等专业学校或高等学校其他类别的医学专业学历者，可按规定在所跨类别的专业工作岗位上连续试用期满一年并考核合格后，报考相应类别的医师资格。临床类别医师报考中医类别中西医结合医师资格除外。

(13)在乡级以上计划生育技术服务机构中工作，符合《医师法》第九条、第十条规定条件的，可以报考临床类别医师资格考试。

(14)在军队企业所属医疗、预防、保健机构中工作，符合报考条件的考生应作为地方考生按照属地管理原则，到驻地附近考点办公室报名，并参加相应考试。在公安边防、消防、警卫部队医疗、预防、保健机构工作、符合报考条件的在编人员报名参加医师资格考试，可参照地方报考人员按规定在地方报考。

(15)医师资格考试报考人员试用期于考试当年 8 月 31 日截止。

(16)具有下列情形之一的，不予受理医师资格考试报名：①卫生职业高中毕业生；②护理、助产、药学、医学检验、卫生管理系的大中专毕业生；③非现役军人持军队医疗、预防、保健机构出具的试用期证明报考或在军队报名参加医师资格考试的；④现役军人持地方医疗、预防、保健机构出具的试用期证明报考的；⑤1998 年 7 月 1 日以后，非在职卫生技术人员参加医学自学考试，并取得医学专业学历报考医师资格考试的；⑥1999 年 1 月 1 日以后入学的卫生职工中等专业学校的学生毕业后报考执业助理医师资格考试的；⑦2000 年 1 月 1 日以后，非在职卫生技术人员参加广播电视大学学习，取得医学专业学历报考医师资格考试的；⑧2004 年 1 月 1 日以后，非在职卫生技术人员参加广播电视大学学习取得医学专业学历报考医师资格考试的。

(17)参加医师资格考试的考生，其试用机构按《医师资格考试暂行办法》第四十一条规定认定。

(18)试用机构出具的试用期满一年并考核合格的证明连续两次(两年)有效。第三次(年)参加医师资格考试除需提供原试用期满一年并考核合格的证明外，还应提供县级以上卫生行政部门指定的培训机构培训 6 个月并考核合格的证明。

(19)县级以上中医(药)主管部门指定的考核机构出具的全国医师资格考试的资格考核合格证明连续两次(两年)有效。

(20)年度实践技能考核合格，而医学综合笔试不合格，其实践技能考试合格成绩不作为以后年度参加医学综合笔试的依据。

(21)盲人医疗按摩人员不参加医师资格考试，作为特殊群体另行制定考试办法。

(22)关于取得内地医学专业学历的台湾、香港、澳门居民以及取得中国(不含台湾、香港、澳门)医学专业学历的外籍人员的报名资格问题另行规定。

(23)在考生资格审查过程中，各地要互相支持。对于其他卫生行政部门提出协助确认考生毕业学校和学历的，要予以积极配合。

四、执业医师资格证报考时间

网上报名时间：每年 2—3 月份，具体时间届时由国家考试中心公布。

现场报名时间：每年 3—4 月份，具体时间由当地卫生局公布。

2014 年医师考试报名时间如下：

(1)网上报名时间：2014 年 3 月 3 日 9 时—3 月 17 日中午 12 时，具体事宜可咨询报名所在地考点办公室。

(2)现场报名时间：2014 年 3 月 20 日—4 月 10 日，具体以考点通知为准。

医师资格考试分实践技能考试和医学综合笔试两部分。医师实践技能考试时间一般在6—7月份，医师资格医学综合笔试考试时间一般在9—10月份。

2014年医师资格考试时间：

(1)2014年医师实践技能考试由各省、自治区、直辖市省级医师资格考试领导小组组织实施，时间为2014年7月1日—7月15日。

(2)2014年医师医学综合笔试全国统一考试时间：执业医师为9月13、14日；助理医师为9月13日。

以上是关于执业医师资格证相关报考的条件以及时间，每年的报考时间都相差不多，因此广大毕业生可以提前准备，可到丁香园BBS中下载相关往届考题材料。希望这些能够为广大毕业生提供一些帮助。

丁香园－丁香人才招聘版精华帖

【求助】请教执业医师资格证是否注册的问题

2010－04－13 20:27 unclewen

各位前辈，我通过了执业医师考试，现在快要注册了，医院决定我是急救医学方向急诊专业，我不喜欢这个专业，决定考研，所以想申请暂缓注册，继续轮科，但我对于暂缓注册不甚了解，故想向各位前辈问几个问题：

(1)如果执业医师资格证不注册，而我明年考研成功，四年后我毕业重新找到工作，如果要注册是不是需要进行注册培训，对我升主治乃至副主任年限有无影响？升主治是注册后5年吗？

(2)如果我注册了急救医师，以后变更会不会很困难，是不是考研或者升主治都可以变更？

(3)没注册对考研报考有无影响？

2010－04－13 21:35 一公里生命

执业医师证两年不注册，证自动失效，所以最好找个医院注册。现在的临床专业研究生医院肯定首选有证的，因为医院让你干活，没证的话就是非法行医。

2010－04－13 22:02 ztq0106020

考生在取得医师资格证书两年内应申请注册，逾期未注册者，申请注册时，还应提交在省级以上卫生行政部门指定的机构接受3～6个月的培训，并经考核合格的证明。一般自己的医院都会给你弄考核的证明，所以不注册不是问题！

体检行业发展空间如何?

随着现在生活水平及保健意识的提高,人们越来越认识到日常保健、定期检查对于健康的重要性,作为健康产业中当前的热点,体检业务正在各地兴起,体检市场前景十分看好,以往常常不被重视的体检开始演变为大市场。

健康体检是社会发展的必然趋势,逐渐成为从医疗系统分支出来的行业。而在快速发展的时代,出现一些问题:体力劳动减少、工作节奏加快、竞争压力增加、精神过度紧张、摄取热量过多,从而出现了"亚健康人群"。中国城市人口在7亿左右,其中亚健康人群占70%,达5亿左右,其中仅有20%的人群享受定期体检服务,即1亿人,这意味着体检行业增长空间巨大,体检行业正在蓬勃发展。

作为求职者,在体检行业中主要有哪些职位呢?主要有:①体检中心主任。主要负责组织、安排、检查和督促工作人员按规定要求完成工作任务,调研本专业国内外的目前现状和发展趋势,做好科室的管理工作及带头人。②体检科室人员,即各个科室医生。主要负责本科室客户体检工作。③检验科主任。主要负责全科业务及管理工作,组织本科室人员进行培训,提高检测业务水平,做好科室的管理工作及带头人。④科室检测人员,即检验师。从事专业检测工作,对监测数据作出检测报告。⑤护士。负责客户体检过程中的导检及陪同服务,对客户的一般情况进行初步评估,测量身高、体重、血压、视力等。⑥业务员。负责体检中心的对外体检业务联系,积极主动地发现潜在的体检客户。

体检行业可以说是个朝阳行业,需求非常旺盛,因此,体检行业确实给医学求职者提供了很多的就业机会,但如果我们是应届毕业生,对于是否进入这个行业还需要再三考虑。体检行业对于医疗技术要求不高,工作也比较单一,如果对于自己的医技水平提升有着充分规划与理想的人,就不建议进入这个行业。

丁香园 - 丁香人才招聘版精华帖

【讨论】体检行业如何?

2013 - 03 - 14 10:53 sinocikid

其实很多病只要是早期发现预后一般会很好的,譬如说肺癌、乳腺癌,感觉目前体检行业也就是各大医院的体检科，或者是一些品牌型的体检机构。对于即将走上职场的同学们，你们考虑过体检行业吗？

2013－03－14 13:57 url

体检行业可以说是个朝阳行业，需求非常旺盛。凡是超过30岁的人都需要这项服务，早发现早治疗；各单位也都意识到常规体检的重要性，花小钱省大钱。计划生育背景下儿女也更愿意带领父母接受体检服务，以降低家庭意外风险，减少不必要的遗憾。各体检中心无论平时还是周末都能看到熙熙攘攘形形色色的人们穿梭其中，接受各个项目检查。

从业机构方面，除了专业的体检机构快速扩张以外，很多医院也在大力发展体检中心，并将其作为增收的重要手段，这两方面决定了对体检从业人员的数量有更多的需求。

因此，体检行业确实给医学求职者提供了更多的就业机会，但它对于应届毕业生未必是最好的职业机会：首先，工作性质比较简单，进步有限，对职业发展成长帮助有限；其次，这个行业更愿意选择一些年资较高有工作经验的医师，招聘或调用或返聘，应届毕业生也难以获得太满意的薪酬，且薪酬增长空间同样有限。个人建议不宜作为首选，不妨当做避免失业的候补选择。

医生辞职后做什么好?

2013 年 5 月，北京协和医院“急诊科女超人”于莺主动辞职，告别了公立医院的“铁饭碗”，成为一名自由人。此举在医务界引起很大反响，有人称赞，有人担忧，有人惋惜。医院就像围城，外面的人想进来，里面的人想出去。作为医生，辞职后做什么好呢?

一、医生是否可以选择辞职

现在国家开放了医生自由执业试点，且现在就算公立医院也早已不是“铁饭碗”了，加上现在思想解放，医生有好的机会，或者为了小孩上学，或者为了去更好的城市、经济更发达的地方就业，已经完全可以辞职了，哪怕有编制，也一样可以跳出来。这种现象最近几年算比较普遍了。医生的流动性大大提高。另外一方面，制药公司等不少公司也提供了越来越多的适合医生的岗位，待遇也不错，吸引医生走出医院。

二、辞职后可以有哪些选择

1. 医学经理

目前各大制药公司或咨询公司都有医学经理岗位的需求，要求有临床医学背景，负责产品的临床学术推广，薪资总体来说是优厚的。

2. 临床监察员

负责药品的临床试验，待遇中上，经常需要出差，需要跟医院科室打交道，收集数据以及患者，需要一定的沟通能力。

3. 医药代表

药企的销售有任务指标，压力比较大，待遇就要看业绩了，沟通能力、外在形象等要比较好，有挑战但工作相对自由。

4. 自己开诊所

这个相当于医生自己创业了，有成功也有失败，要好好计划，需要积累自己的病源。

5. 医学编辑

这个还算比较稳定，尤其适合女医学生(医生)，在医学期刊杂志、医学网站等就业，待遇中等偏上，文笔和英语要比较好，不用值夜班，朝九晚五。

6. 健康管理

比如体检公司的体检医生、私人顾问等工作，比较安逸，不用出差，待遇中等，适合求稳的人选择。

7. 保险公司的核保理赔

岗位收入不比医生差太多，假期多，挺舒服，工作稳定，上下班时间固定。

辞职转行与否，取决于你的心，你到底想要什么，只有你自己知道。无论是否还在医疗环境中，一定要想好自己下一步的路怎么走。

丁香园 – 丁香人才招聘版精华帖

丁香园独家调查报告：转行浪潮中的中国医生

2013 – 06 – 27 12:24 丁香园通讯员

2013 年1 月，北大人民医院医学博士登上《非你莫属》舞台谋求转行，纵使主持人苦苦相劝也毫不动摇，使得“医生转行”这一话题再次受到大家的关注。因为各种原因，越来越多的医生离开了这个行业，寻求其他领域的发展。面对医生转行的浪潮，有多少人心动了呢？离开后你希望从事什么工作呢？丁香园就这些问题展开了调查。

本次调查历时两个月，共收回有效问卷 11910 份，所有参与者均为一线临床医生。

在完成调查的医生中，硕士学历为 47.1%，几乎占了总人数的一半，其次分别为本科 37.8%，博士 10.2%。按年龄分布，26 ~ 35 岁年龄段的参与者占总人数的 63.5%，36 ~ 45 岁、19 ~ 25 岁则分别为 19.2% 和 13.8%。

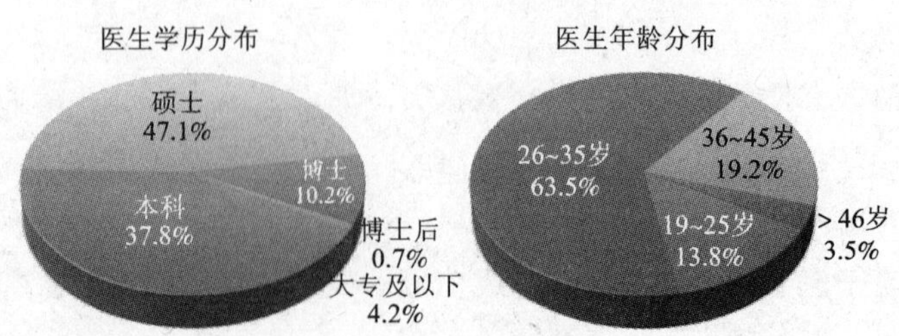

1. 81.9%的医生曾有过转行的想法

当被问到是否曾有转行的想法时，81.9%的医生表示肯定。这其中，本科学历的医生有过此想法的比例为84.7%，硕士为80.9%，而博士的这一比例则降至75.4%。可见，随着学历的升高，医生们坚守医疗行业的决心相对来说更坚定。而不同年龄段的医生有过转行想法的比例并无明显差异。

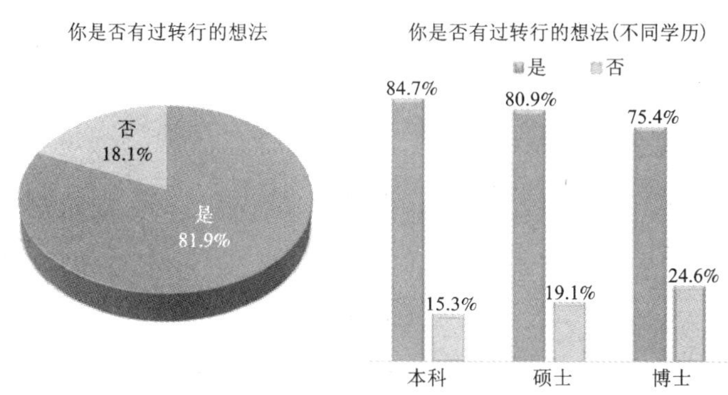

2. 工作负担重、压力大、收入不满意是医生转行三大主因

认同“工作负担过重，缺少休息时间”是转行主要因素的医生人数最多，有7654人。其次分别是“对收入情况不满意”6833人，“工作压力大”6136人，这三者构成了医生转行的三大主要因素。此外值得注意的是，认同“社会的偏见，媒体的歪曲报道”是主要因素的人数也达到了5098人，接近一半。

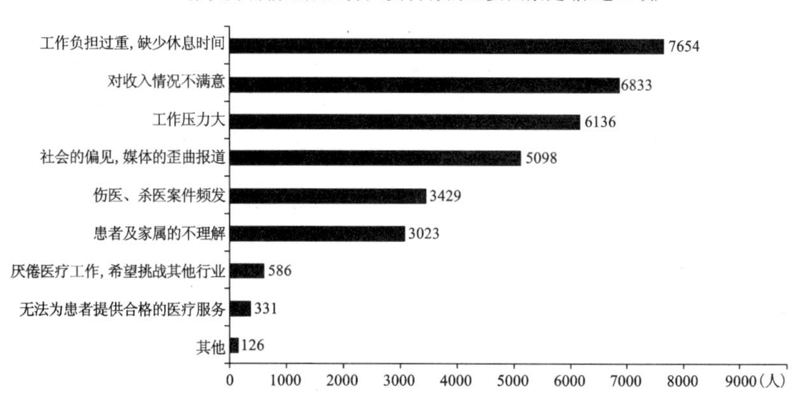

3.1/3 医生选择彻底离开医药行业

“其他非医药行业”是医生们转行后的第一选择，占总人数的37%，“药企医药代表”也很受青睐，比例为27%，其次是“独立创业”14%；“专业编辑”和“实验室研发”所占的比例则均在6%～8%。

若按不同年龄段区分职业选择情况，选择“其他非医疗行业”的医生，在46～55岁年龄段有49.3%，然后分别是36～45岁38%，26～35岁36.6%，19～25岁31.5%。似乎随着年龄的增大，转行的医生们越来越希望彻底抛弃医药行业。但是选择医药研发的情况正好相反，比例从19～25岁的10%降至46～55岁的3.5%。

你认为医务人员转行后更倾向选择什么工作

药企医药代表 27%
其他非医药行业 37%
医药专业书籍/杂志编辑 8%
医药专业网站/媒体编辑 6%
独立创业 14%
专业实验室医药研发 8%

你认为医务人员转行后更倾向于选择什么工作(不同年龄段)

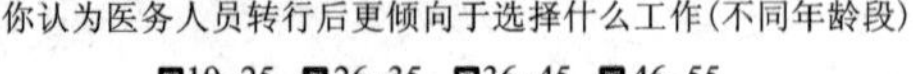

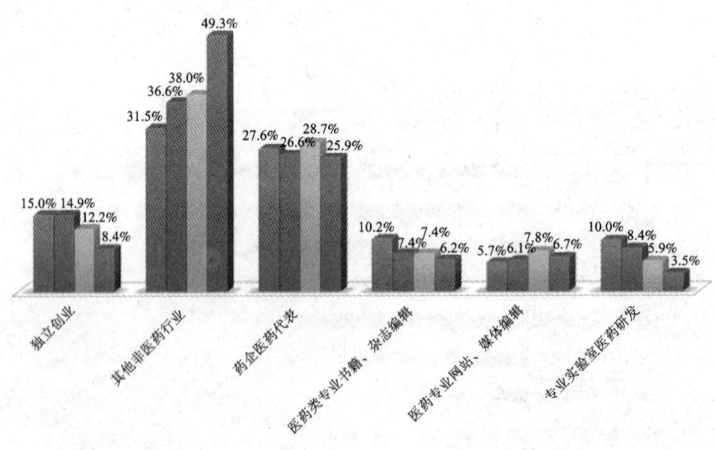

4.多数医生对行业改善抱有希望

有92%的医生认为如果不良因素有所改善，医生转行的比例将会下降。可见，大部分医生对于行业现状的改善还是充满希望的。

如果上述因素有所改善，你认为会减少医务人员转行的比例吗

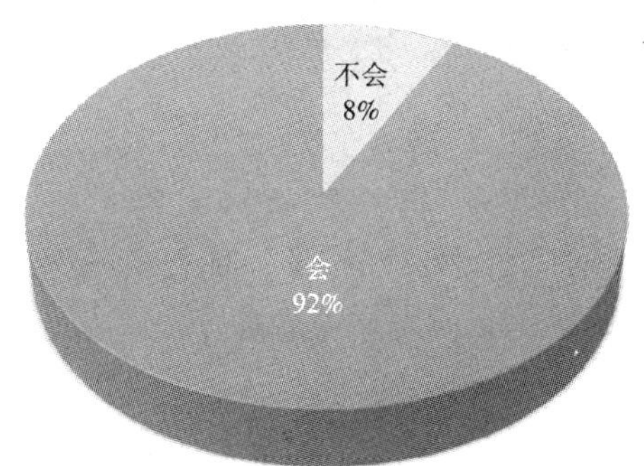

5. 仅7%的医生支持子女及亲属从医

当问到若子女或亲属决定从医您会给出什么建议时，59%的医生选择了反对，保持中立的为34%，仅有7%的医生决定支持。看来因为各种原因，“子承父业”这一传统，在医生们心中已经不复存在了。

如果你的子女或亲属选择医疗行业，你会给出怎样的建议

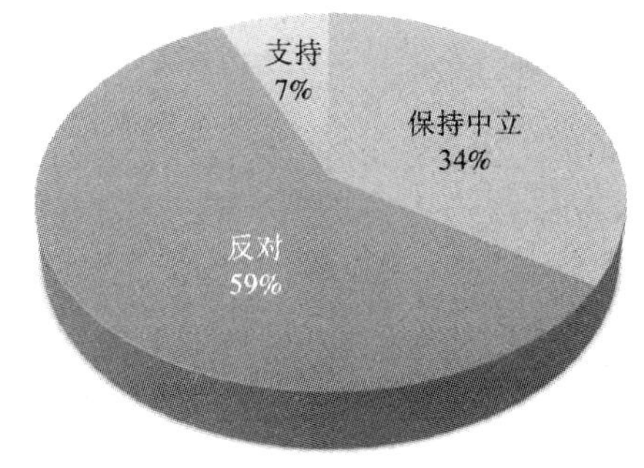

综上所述，“工作负担过重，缺少休息时间”“对收入情况不满意”“工作压力大”等种种原因导致了81.9%的医生曾萌生转行的想法；而随着年龄的升高，医生们转行后越来越希望彻底抛弃医药行业。从转行后的职业选择来看，多于1/3的医生不再愿意从事和医药相关的工作，27%的医生选择了医药代表，还有14%的医生决定走上创业的道路。最令人担忧的是，仅7%的医生支持子女或家人从医，反对的比例却高达59%。如何改变，才能让医生们有归属感、有尊严地工作，这是当下急需解决的问题，关系到我们行业的未来。

护士只有当上护士长才算体现价值吗？

“在一线打拼N年了，天天做同样的事！当初的同学早就当了干部，上班悠闲，回家享受。再看看我们，猴年马月才是头啊？真的没盼头了，工作辛苦，还要老被扣分！分就是我们的辛苦钱啊！

只有当上护士长，慢慢熬着，才有机会转行干行政后勤什么的，看看我们人民医院的那些护士长，不都是一个个的跳槽搞行政了吗？再也不要熬夜班，再也不要被奶奶骂了。

我下定决心，一定要拼个护士长，然后……”

护士只有当上护士长才算体现价值吗？

一、护士的职责是什么

“护理”二字，狭义地讲，仅指病人日常生活的照顾；而广义地讲，有护育健康的意义。对人生全部过程——由新生儿至老年者的身心保育，包括健康教育、疾病护理、个人卫生、环境卫生以及社会上的保健设施，无一不与护理有关。

护理学的科学性在于不仅要求护士能够担任具体工作，还要掌握每种技术操作的理论，了解其目的和意义，结合不同病人、不同病情、不同疗法和不同处理进行观察，根据观察所得，独立思考，辨别其是非轻重，并决定适当的措施。在护理过程中，还要能为病人准备合乎保护性原则的休养环境，安排其生活。要善于发现并创造良性刺激，结合不同的情况给予足够的和适当的护理，保证病人清洁、舒适、安全和吃进足够的营养。在执行医嘱上，不但要做到正确可靠，还应具备判别医嘱是否正确的能力，并了解其目的和观察其效果。此外护士还要仔细地注意并发症的预防，严格执行隔离技术和无菌操作。在卫生宣传方面，要善于结合病人的文化水平、经济条件和生活习惯等进行讲解，使其易于接受及应用。

二、如今护士有怎样的发展空间

当前，护士在职业发展中面临着诸多矛盾和问题，突出表现为“四难”：晋升难、培训难、科研难、职业成功难。但这些却促使护士职业向全方位、多维度拓展。

(1)护理职业理念的不断升华，充分拓展了护士职业发展的多维立体空间。

多年来，护士职业在追求发展空间的同时，经历了职业理念的不断变化。从早期悲悯救助他人的苦行僧主义理念，发展到护患关系追求平等友好的浪漫主义理念；从提供专业照顾的实用主义理念，发展到以人为本追求人性化服务和满意度感受的人文主义关怀理念。

(2)护士职业内涵的不断丰富，充分拓展了专业活动领域和发展空间。

如今，护士的工作内容更加复杂化，护理专业方向多维度、立体化、全方位的发展，促使护士角色和涉及领域更加多样化。从管理者、研究者、教育者到保健提供者等角色的多样化；护理学科专业分工的精细化、学科知识的纵向深化，促使护理职业更注重满足社会对高质量专业化服务的需求。护理职业活动领域向广度、深度、多维度、立体全方位展开已初见端倪。

(3)护士职业对综合素质的不断需求，充分展示了职业的知识含金量。

护理理念的转变、医护间的密切合作、高精端医疗设备的应用均要求护士具有敏锐的观察能力、良好的沟通交流和人际关系能力，熟悉医学、社会学、心理学、法律与伦理等专业知识，职业综合素质具有更高的要求。这种趋势进一步确立了护理职业的科学性、专业性、技术性、实用性的社会地位。

(4)护理职业理论研究与教育水准的提高，充分夯实了职业发展的基础。

护理职业发展与从业人员受教育程度有密切联系，系统接受高等知识教育的专业化人才大量进入护士队伍，使护士队伍人员结构、知识结构发生着显著的变化。促进了从业人员整体素质的提高，为护理职业发展奠定了坚实的人才基础，初步形成了护理职业核心人才、精英群体快速成长扩张的多维空间和通道。

(5)护理工作对象的不断变化，充分拓展了护理职业的广阔视野。

由关注疾病到关注病人与家庭，由关心患病的人到关注社会群体，由关心人的生理健康到关心人的生理心理社会精神健康，关注整体人的理念进一步深入人心，更体现在护士的日常护理行为中。

三、除了晋升护士长还有什么发展方向

1. 医疗器械跟台

如果是在手术室的话。手术室护士转这个很有优势。

要求：本科学历，外语过关(至少英语四级)，操作能力强，有手术室工作背

景者佳。无背景者如果能力出众，有些公司也愿意培养。

2. 医药代表

转这个的医药生是最多的了，医药代表学历要求不高，需求量大。要求：坚持不懈的精神，性格开朗，擅长交流，最好有大医院的工作背景。

3. 营养师

护士转营养师很有优势的。现在的大环境营养师人才稀缺，不过这种营养师需要兼职顾问和销售的工作。要求：考出营养师证，善于交流，擅长销售者佳。

4. 育婴师

考出育婴师，去儿科医院、儿保科工作或者转行幼师。要求：有育儿经验，喜欢孩子，年纪较大的护士有优势。

5. 幼师，教育类

考出教师资格证。要求：有爱心，爱孩子，多才多艺者佳。如果是教护理专业，要求：本科以上学历，研究生学历佳。

6. 心理咨询师、培训师

心理咨询师方向：学历达标，没有最高只有更高，医学类的专业，不断学习。能够耐心倾听，抗负面影响能力强。

培训师方向：性格开朗。能吃苦，愿意从底层干起。有激情，有讲课天赋。

7. 药厂 CRA

CRA 在国内有不错的发展空间，虽然比较辛苦，但待遇有优势，对于专业能力的提升也有促进。

8. 自我创业

创业有风险，投资需谨慎啊！要求：愿意冒险，有经济头脑，有启动资金。

丁香园 - 丁香人才招聘版精华帖

【求助】迷茫的小护士

2011 - 08 - 10 20:38 醉酒温书

护士只有当上护士长才算体现价值吗？

在下是市级医院的一名在编护士，过两年要进中级了，单位效益一般，护士长一直说要提我当护士长，可是看她整天操心不少，钱又多拿不了几个，心里挺迷茫的，除了当护士长，还有别的出路吗？

2011－08－10 22:32 清培

在现阶段的中国，作为一个护士其实是一件很悲哀的事情。看看我们护士的晋升渠道：管教研。

护理管理：也就是从护士长一直做到护理部主任，首先排除那些非常NB的混到卫生局及以上的。你要过五关斩六将，最终到达了，然而你恍然发现，原来所谓的护士长不过是这个科室的管家婆而已，而且经济大权还不在你身上。你要应付医生及科主任，要在他们面前为护士争取更多的奖金，在他们面前争取更公平的待遇。你要不停地应付各种各样的检查，从科内到医院再到卫生局以及全国质量万里行的检查。你还要学习各种各样的新技术新理论，并同时将这些东西传达给你的下属。你还要协调护士与护士之间的关系，排班奖金分配，等等。你还要写文章拿课题。最后你发现你分身乏术，精力憔悴，无暇顾家，最终走向一条不归路。护理部主任亦是如此，只是面对的层面上升了一下而已。

护理教育：每当看见一张张青春而充满活力的脸，我不知道该怎么告诉他们即将面对的现实。护理理论与护理实践严重脱节，导致你怎么可能在短时间内高质量地完成那么多琐碎的事情？什么是护理？什么是护理最核心的东西？什么是护理临床教育？什么是护理理论？你发现你只能继续沿着人云亦云的路子，继续带领他们走进这一行，这是多么的无奈。

护理科研：现在翻开护理任何一本科研杂志，你发现了什么？我们正在做什么？我们同时又有多少时间做什么？这些研究中又有多少是有意义的研究与实践？

也许我看得太悲观，看得太肤浅，希望护理姐妹一起努力让护理的明天会更好！

2013－02－28 17:45 笑倩

我是一个工作不到一年的护士，私心想着，若是不断学习来武装自己，成为一个技术过硬的，到哪里都有饭吃的专科护士，也是极好的！

新医改后做医药代表还有前途吗？

随着新医改的出台，医药产业从生产、销售、流通及消费领域将发生巨大的变化。当然，传统的药品营销模式也将随之改变，将从关系营销向概念营销转变，从“带金销售”向学术推广、知识营销迈进。然而，新医改对处方药营销模式的影响将直接关系到医药代表的发展问题。有人说：“医药代表靠卖药肯定不好使了。”有人说：“医药代表不能再做药贩子了。”为什么社会公众会如此不看好医药代表职业的发展前景？在新的市场环境下，医药代表能不能继续生存下去？面对转型中的医药营销市场，医药代表如何应对？

一、医药代表有怎样的发展趋势

医生主修病理，属于医学范畴；药剂师主修药理，属于药学范畴。但是从治病的本质来看，医学与药学是绝对要融合的，俗话“有医无药不治病，有药无医药不灵”就是这个道理。具备丰富的医学、药学、心理学、营销学、伦理学等相关知识的医药代表，能够解决现代医药分离与治疗融合的矛盾。在西方发达国家，医药代表作为一种职业已经被社会广泛认同。因为医药代表具有职业必需的“人的属性、价值属性和社会属性”三大特征，属于《中华人民共和国职业分类大典》中第四大类“商业服务人员”，故医药代表在我国也必定职业化发展。新医改政策的实施，则是更快地促使医药代表向专业化、规范化发展。

二、医药代表的“新出路”在哪里

现阶段，国内医药市场环境变动大，医药代表职业虽然不会消失，但是生存空间减小，肯定会有很多因为不能顺应时势改变而被迫转行，要想从事医药代表，必须顺应主流环境，做好转型的准备。

(1)在我国医药代表中数量最多的就是“公关”代表，他们缺乏医药知识背景，但是掌握熟练的销售、公关技巧或者是有一定的社会资源。这次医改影响最深的就是这一类的医药代表，他们必须做好自己的职业规划。第一步要做好自身的SWOT分析[1]。首先要盘点好你个人多年积累下来的资源——资金、网络、管理能力、人际关系、政府公共关系上具有的优势；同时也要认清自己在这些资源上的劣势。其次是分析选择转型行业的大环境，哪些方面对自己是机会，存在哪些威胁或者潜在威胁，尤其是竞争者的威胁，还有一些来自社会潜规则方面的威胁。第三是要全面审视你的创业精神、承受能力、性格心态等方面是否具备重新开始一项全新工作所应有的全部或者部分潜质。然后在深入了解自己的基础上根据个人的人生价值观，找一个自己在意识领域认可的工作，这样才可以更开心地工作，使工作有实质性或更大进步。

(2)学术代表类型的从业人员，则应该抓住机遇，提高自己的专业知识加速转型。在西方发达国家，医药代表职业是一种受人尊重的职业，而国内不少医药代表自身都觉得缺乏职业荣誉感甚至自卑。但是，我们有理由相信在医药代表职业走向专业化、规范化的同时，医药代表也会日渐成为一种受人尊敬的职业。而医药代表要想继续从事此行业，就必须转型，走学术营销之路，加强专业技能和产品知识的学习，逐渐树立专业、真诚、可信赖的新形象。

所谓的学术营销，就是要以处方药产品特性和临床价值为核心，提炼富有竞争力的产品卖点，通过多渠道与目标受众沟通，实现客户价值最大化，最终实现产品推广销售，并最终实现品牌忠诚的营销模式。

三、医药代表如何走"学术营销"模式

随着人们生活的日益丰富，学术营销的开展方式也呈现出多元化。主要包括：媒体性学术活动(广度)、会议性学术活动(深度)、临床增值服务活动(忠诚度)。医药代表在新政策下想要推广产品，必须从这三个方面入手进行学术营销。

(1)媒体性学术活动：广度传播，高效拉动。

当下，反商业贿赂促使"带金销售"模式萎缩，"推"式策略受到限制。媒体"拉动"地位日益重要。

医药代表应该运用自身医学知识认真分析产品临床价值、医生处方习惯，提炼富有竞争力的差异化卖点，根据产品生命周期，利用恰当的媒体，用学术论文、临床综述、产品软文、知识竞赛等丰富的形式，在高空做好产品学术信息传播。同时，与地面的会议学术推广、临床推广互动，增大影响力。

(2)会议性学术活动：深度做透，重点挖掘。

---

① SWOT分析：即竞争优势(Strenath)、竞争劣势(Weakness)、机会(Opportunity)和威胁(Threat)。

学术推广狭义上一般就是指会议学术推广，它侧重于对重点市场开发，属于打攻坚战。要想使会议学术推广取得成功，医药代表不仅要做好会前策划、物料准备、邀约拜访；注意会中的氛围营造、流程控制；会后的跟踪推进、媒体发布等，更重要的是应该增强会议讲解内容的学术性，从医生实际临床需要出发，不能单纯地以产品推介为目的。

一个好的学术推广，应该是“植入型广告”，把产品融入到临床诊疗知识中，潜移默化实现信息传播，而绝非硬性灌输。

(3)临床增值服务活动：服务增值，做忠诚度。

临床增值服务活动，是指通过帮助医生补充和提升知识结构、业务能力、职业规划的各种增值性服务手段。这不单单是一种学术推广，更在于它能增强互动性，实现双向沟通，培养情感价值，提升医生群体对企业和产品的忠诚度和美誉度。这种服务活动使得医生和医药代表的关系，不应该是推销员和客户的关系，更不应该是药品销量与利益交换的关系，而是应该在以患者利益为首要利益的共同前提下，相互依存、协同发展的关系。

总之，每个行业的发展都有一个过程。其中，必然会遇到坎坷和瓶颈。医药代表的生存和发展在不同时期有不同作用，随着国家对医药体系的不断调整，有关法律法规的建立和健全，医药代表职业不会消失，只会向专业化、规范化方向发展。

丁香园 - 丁香人才招聘版精华帖

【讨论】新医改后做医药代表还有前途吗？

2009 - 04 - 08 11:20 lauan

新医改似乎把药品这一块控制得比较厉害了，这样的话如果今年找了做医药代表的工作是不是没什么前途可言啊，有没有知道行情的高人指教一下？

2009 - 04 - 16 15:08 mackinley

医和药肯定要脱钩分离，医院门诊药方或许要社会化。

药厂销售代表在国外日子越来越难过，禁止送礼请吃饭，禁止随意拜访，药厂销售代表在中国还会火红一阵，但长远不看好。

药厂销售代表传统的面对面拜访，人盯人战术，以及会议学术推广肯定在中国还会延续，但效果和空间会受限制。

对于肯钻研的销售代表，会探寻摸索新的套路，需要有创新，需要更多依赖网络和社区。谁能在医改新政下，走出新路，谁就有更大的市场话语权，优胜劣汰。

2009－04－18 08:55 sinopharmalxq

我觉得影响肯定是有的。前些年的一品双规，毙掉了一大批多规格的品种，给一批个体药商的生计带来直接的冲击。

这一次的基本目录制度的实施，必然还要将一部分开展临床促销工作的常用药排除出局。基本目录里的药品，大多是价格低廉的品种，这种品种，根本没有利润空间来实施临床促销。在一品双规的前提下，把这种基本目录的药品划进来了，就不可避免地要把一些非基本目录的药品划出去。所以，对于广大药商来说，商业机会自然就要少了一些。这对于他们来说又将是一次冲击。

价格高昂的进口药品也会受到一些影响。因为医保的额度是有限的，随着有关部门监督审核的力度逐步加强，大处方的现象会受到越来越多的限制。高价药的销量即使不会萎缩，也很难进一步增长。所以，外资企业的销售团队多少会遇到一些困难。

但是，我想格外强调的一点是，不要把临床推广行为的消亡和医改联系在一起。医药代表的存在永远都有其积极意义。

药品跟其他日常用品一样，首先都是一种商品。既然是商品，在竞争环境下不可避免地需要采取积极的营销行为。

但是药品和其他日常用品有一点不同，就是其使用权和选用权在某种程度上是分开的。使用者与选用人存在着严重的信息不对称。我们知道，信息不对称是所有投机行为之滥觞。寻租、欺瞒、暴利、渎职……都可溯源于受害方的信息不对称。

当然，我们也不能轻易低估医护工作者对利益诱惑的免疫力。更何况，影响一个医护工作者对医药用品的选择行为的因素可不仅仅是利益诱惑而已。在这种选择行为的背后，有疗效因素、安全因素、品牌因素、价格因素、剂量因素、依从性的因素，等等。

作为药品供应商，我们当然希望将这些能够影响医护人员处方行为、对自己产品有利的这些相关信息传递给他们。这种传递行为，就是医药代表的工作使命和价值所在。即便是独家产品，我们不担心来自其他产品的挑战，也不应当放弃这种有意义的售后服务。

简历制作篇

简　历

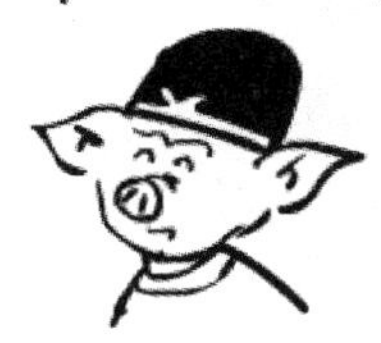

姓名：猪八戒　**别名**：猪悟能

民族：汉　**婚姻**：未婚

籍贯：天庭　**政治面貌**：群众

特长：

能吃；

能三十六变；

能搞笑；

英语通过六级；

熟练掌握Office办公软件。

联系人：高小姐

联系地址：高老庄

怎样写出一份优秀的简历？

简历是求职的“敲门砖”，书写一份简历是整个求职过程的起点。对于求职者而言，除了要具备和所应聘职位相当的实力外，一份能充分展现求职者能力的简历也非常重要。因为这是招聘官初选人才的依据，通过这一两页纸张，来了解你的工作学习经历和其他情况，进而决定你能否获得面试机会。由此可见简历书写的重要性。

那么，如何才算是一份好简历呢？

一、简历概述

1. 简历的概念

简历是对个人的学习经历、工作经历、爱好特长及其他相关经历所做的简明扼要的介绍，是对自身情况逻辑化、规范化的书面表达。

2. 简历的特点

简历的内容有很强的目的性。如果是求职，重点应放在学历、专业特长、能力业绩上；如果是考研入学，重点介绍自己的教育经历和理论知识水平；如果是晋升职称，重点应放在担任当前职位以来，所取得的科研成就、工作成绩上，突出个人贡献，展示取得的成果。本文重点介绍求职过程中的简历书写。

3. 简历的形式

简历的传统形式都是文字介绍，但是随着技术的发展，不断有新的形式出现。目前主要简历形式包括以下几种：

(1)文字简历

即传统形式的简历，通过纯文字介绍自身情况，也就是通常意义上的标准简历。

(2)图表简历

将个人特长和成绩用数据、图表的形式加以综合展示，打破传统模板，使信息扁平化、可视化，以达到直观形象的特点，达到令招聘方耳目一新的效果。

(3)视频简历

视频简历，就是把个人基本情况和才艺摄录下来，制成光盘或通过网络提供给招聘方。其优点是能直观地展现应聘者的音容笑貌、技能特长，但对招聘方的电脑网络条件要求较高。

对于后几种情况，也需要根据自身的特点。但根本目的还是为了更好地展示自己，不要为了形式而忽略内容，反而给招聘方留下华而不实的印象。

4. 简历的基本内容

标准的求职简历主要由四个基本内容组成：

(1)基本情况：姓名、性别、出生日期、婚姻状况和联系方式等。

(2)教育背景：主要介绍高等教育的学校、专业、主要课程及所参加的各种专业知识和技能培训，高中以下可以不填。

(3)工作经历：按时间顺序列出参加工作至今所有的就业记录，包括单位名称、职务、起止时间，应该突出各职位的职责、工作性质、成绩等，此为求职简历的精髓部分。对于没有工作经验的应届毕业生，也可以把实习单位的实习经历写上。

(4)其他：个人特长及爱好、其他技能、证书荣誉、论文著述和综合评价等。

二、写出好简历的专家建议

1. 语言要言简意赅

多数的招聘经理认为简历应尽量简短，冗长的简历不但让人觉得你在浪费他的时间，还会得出求职者做事不干练的结论。但是如果你所应聘的是一个部门经理职位或专业技术职位，可以适当详细介绍，因为应聘高级职位的人往往有过从事相关工作的经验，多写一些可以充分表现自己的经验。

2. 消灭错误

很多求职者忽视了简历中的错误，如印刷错误、语法错误及标点符号错误，要记住简历是求职者的第二张面孔。雇主是从简历上了解求职者的性格，做事的认真程度和个人文化素养等，所以不要低估雇主的眼力。仔细推敲每一个词，写个长一点的初稿，然后反复删改，直至一个较为完善的版本。

3. 强调成就

在简历中，千万不要简单地罗列你的工作单位和列举你所担任的职务，应使用有分量的词汇，一定要强调你能干某项工作的技能以及你所取得的成就和证书。仅有亮丽的外表而无内容的简历是不会吸引人的，招聘工作人员想要看到证明你工作能力的材料。比如要证明你以前的成就，有什么创新，为公司创造了多少价值，带来了多少财富等。短短一份“成就记录”远胜于长长的“工作经验”。

4. 简历内容要真实

写好简历还有一个最基本的要求就是确保内容真实，不要造假。造假意味着个人品格的问题，即使在HR看简历的时候蒙混过关，但在面试的时候也很容易露出真相。没有哪家单位会愿意聘用一个不诚实的员工。

5. 内容应重点突出

由于时间的关系，招聘人员可能只会花短短几秒钟的时间来审阅你的简历，因此你的简历一定要重点突出。求职者应根据企业和职位的要求，巧妙突出自己的优势，给人留下鲜明深刻的印象，但注意不能简单重复。通过重点突出的内容向应聘单位传递有效信息，比如自己的技能、成就与特长等。

丁香园 - 丁香人才招聘版精华帖

【经验】丁香人才六周年庆典——求职经验分享

2013 - 07 - 28 15:38 haneen

昨天把一份自己还算满意的简历发给一位HR朋友看，本希望得到赞许和肯定，结果……只能说受益匪浅！把这些收获和心得和大家分享一下，免得自己以后忘记，同时也希望能给大家一些帮助！

HR："请问你的优势是什么，请回答3个最突出的方面？

我："专业基础扎实，英文流利，做事踏实。"

HR："不好意思，在你的简历里一条也看不到！"

我：……

HR："要把简历里的干扰项都去掉，杂七杂八的不要写。"

（总结：只要写出面试官们最想看到的东西，写得深入具体。其他不相关的辉煌历史，奖励荣誉，那只是你自己的故事，没人关心……）

HR："字数太少。"

我："难道要写两页纸吗？"

HR："一页够了，中英各一页。我是说你关键内容描述不够。"

（总结：要突出自己的优势，具体描述！）

HR："你面试的理工科专业应该喜欢量化的。"

我："你说的量化要怎么理解？"

HR："做过的事情基本都可以量化，在自我介绍的时候加入一些数字，会显得你的思路更清晰，量化了才能体现你比别人好或者高于标准。"

（总结：理工科方向的童鞋们，要注意量化，用数字来提升自己。）

HR："简历就是线索，引导别人听你的故事，所以简历要突出重点，写出来就是让面试官问的，就是你准备好了故事讲给他听的。让他在短时间内喜欢你。"

"你好歹也算是留学生，简历不能一眼望去都是你在国内取得的成就……"

（总结：关于简历写什么内容，每个人自身情况不同，因此也无法定论。总之就是你最想被 HR 了解的地方吧，对职位最有帮助的方面。）

简历由哪几个部分构成?

对于HR来说，简历的格式和简历的内容都可以很好地反映出一个求职者的职业化程度。

简历的格式一般有表格式和段落式两种，对于有项目管理、产品开发等工作经验的求职者来说，段落式是比较好的选择，这样可以比较详细地描述整个项目、介绍自己担任的角色、获得的成果，等等；对于应届毕业生、工作经验比较浅的求职者来说，表格式会让整个简历看起来更加丰满。无论是表格式还是段落式，整个简历看起来一定要很清爽很整齐，到处可见的回车键、字体大小颜色不一致等都是不够职业的表现。

简历的内容包括必备内容和可选内容。

一、简历的必备内容

1. 个人基本情况

个人的基本情况包括姓名、性别、出生年月、家庭地址、联系电话、邮箱、政治面貌、婚姻状况，等等。

特别强调的是，要确保联系电话和邮箱信息是最新的，以便可以随时联系上。很多HR在联系求职者时，经常会出现电话无人接听、关机或者停机的情况，发了邮件没有回音的也比比皆是，因为这样的低级错误，平白地失去面试机会，实在是太过可惜。

2. 个人评价

个人评价在整个简历中非常重要，文字简练、语气诚恳、突出重点的个人评价可以为整份简历加分很多，在书写个人评价时有以下几个注意事项：

首先，必须简洁，字数不宜超过150个字，没有HR会花时间去看长篇大论的自我介绍。

其次，个人评价要突出重点，尤其要突出自己和招聘岗位要求相匹配的地方，比如说某医院的招聘要求是主治医师，在三甲医院工作过的优先，那么自我评价的开头就可以写上“主治医师，公立三甲医院五年以上工作经验”，这样一下就抓住了 HR 的眼球。

再次，个人评价中应加入明确的求职意向，而且此意向与招聘职位本身应能相匹配，很多海投简历的求职者往往不仔细看职位要求，求职意向和职位不匹配就投简历，怎么会获得面试机会呢？

最后，自我评价必须要客观真实，若是自我评价与实际情况不符合，HR 会认为求职者的认知能力或者诚信度有问题，并因此谨慎式取消录用，得不偿失。

3. 工作经历

工作经历可以顺序书写，也可以倒叙书写，用倒叙法列明自己的工作经历，把最新最近的写在最前面，这种写法受到 HR 的青睐，毕竟时间有限，要在 15 秒左右看出一个人是否有进一步接触的价值。

完整的工作经历应该包括公司/单位名称、职务、就任及离任时间，并应突出所任每个职位的职责、工作性质、自己通过这段时间获得的职业技能，取得的成绩等，此为求职简历的精髓部分。

4. 教育背景

教育背景部分应该从大学写起，写明时间、院校、专业信息，大学之前的高中、初中部分可以不用提及。如果是应届毕业生可以在教育经历中加上所获奖学金情况，可以为自己的简历加分，有工作经验的求职者则不建议加上奖学金信息，用人单位更加关注的是工作方面的技能，主要是语言技能和专业技能，如是否获得英语等级证书、执业医师证，等等。

二、简历的可选内容

简历的可选内容主要有自荐信和附件证书，这两项是否提供要根据实际情况来决定，就自荐信来说，好的自荐信可以加分，但是好的自荐信需要求职者对应聘企业十分了解，并要给企业一个非录用你不可的理由。目前很多求职者的自荐信内容非常空洞，这样的自荐信不如不写。对于附件证书，在应聘之初不建议提供，用人单位若对求职者有意向，会在适当的时间要求提供证书的。

无论求职者采取何种格式，准备了哪些内容，一定要记住突出重点，让 HR 可以直接了解到你的优势，给自己争取更多的面试机会。

丁香园－丁香人才招聘版精华帖

【讨论】“金三银十”，制剂人简历中的亮点

2010－03－03 11:09 kidant

其实求职招聘和市场供求是一样的，求职的是供应方，招聘的是需求方，因此简历制作也应该和商品销售的准备一样，要以市场为前提。我虽然基本没有求过职，也只换过一次工作，而且前后两份工作都是通过熟人介绍的，但是在简历准备方面有一点自己的体会，和大家分享一下：

1. 有的放矢

写简历一定要有目的性，不能没有目标一顿瞎写，瞎写是对自己的不负责，更是浪费招聘人员的时间，纯粹的损人不利己。

2. 完善的准备

(1)个人方面准备。

在写简历及求职信之前可以先把自己的简况罗列出来，最简单的个人概况、教育经历、工作经历、项目经验、社会实践、参与的各类基金课题、发表文章、参加会议情况等，再加上各类证书通通写到一张纸上。这些就是生产简历的原料。

(2)目标方面的准备。

把自己的目标了解清楚，比方说你看好了哪个职位，首先要了解招聘企业的概况，包括企业历史、主营业务、近几年的运营情况、主要产品、生产能力、主要领导概况、企业特点(含公司文化)等，然后才是具体职位的情况，这个要准备得比较细，最好能找到熟人了解到具体的职位需求，因为很多单位发布的职位需求不一定是真实需求。具体的岗位职责、能力要求、工作经验要求和学历要求，这些就是简历的订单要求。

3. 加工简历

很多人和很多专业的招聘网站都有许多类型的简历模板和简历规范，绝大部分人都喜欢套用现成的模板或者找个范例直接修改，这样是最省事的，但是你这么省事做简历的后果往往是招聘人员看简历时把你也给省事掉了。你想想，如果你一次看几百甚至上千份千篇一律的简历，先不说累不累，光是眼睛也要花了，怎么可能一份份仔细地看，只有与众不同的才会让眼睛重新聚光。当然了，你也千万不要另类或者弄个非人类的简历，那样的简历绝大部分会被直接人道毁灭的。

我个人写简历的体会是：简洁明了、直奔主题、特点突出、细节附后。

简洁明了：简历内容不要多，一页最好，内容不要繁，越简单越好（但是要说明白）。

直奔主题：简历在介绍简单的个人概况和联系方式后，接下来最好直奔目标，按照订单（职位要求）装配各个原料，让看简历的人一眼就能看到你是否适合这个职位，然后他才会有兴趣细看。

特点突出：一定要把自己的强项和对方需求相结合，但内容不能多，简单的几个词或者一两句话即可。即使你是用通用简历也一定要把自己的特点突出出来，这样才会让你从一堆量产简历中成为可能的精品。

细节附后：关于你个人比较自恋或者想要标榜得与众不同，只要不符合订单要求的一律附后，只有招聘的人对你感兴趣才会细看你的简历，要是连兴趣都没有，你写的天花乱坠对他们而言也只是废纸一张。

4. 美化修饰

写简历就和女人出门一样，多多少少还是要修饰一下的。个人简历完成初稿后一定要对结构、排版、细节三方面进行修饰，这些地方做好了会让你的简历很出彩。首先是结构方面，个人认为第一部分是个人简况，包括姓名、性别、年龄、籍贯、户籍所在地、毕业学校、专业、现在的职位、到岗时间、联系方式等，最好再加一张大头照，之所以写籍贯和户口所在地是碰碰遇到老乡的运气。这些内容3~4行足矣，分成两排来写，字型可以区别于正文内容。第二部分最好是个人简介，这个要根据岗位需求来写，不能以自己为主而要以对方为主，比方说别人要找研发人员你说你有3年生产经验，这样对方自然会把你“咔嚓”了，这时你应该说在生产岗位中取得过多项创新成果。这部分内容需要言简意赅，写起来比较有难度。需要一定的文学功底。但是最重要的一条，必须要记住：真实！内容可以修饰，但是不能凭空捏造，更不要作假。这是关乎道德的事，道德不好，能力再强也没人要。后面的内容可以根据岗位需求的主次来排了，比如工作经历、项目经验、教育经历、个人特长、社会实践经验等，内容不要冗杂就好。其次，排版一定要重视，各部分的比例一定要协调，要有美感，常规来说简历要求用一种字体，但是可以根据实际情况做一下变通，比如可以用斜体或者其他手段加以区别。重点内容一定要加粗突出，让拿到简历的人第一眼就能看到，但是不能夸张，那样效果也许会适得其反。最后，细节方面主要是页眉页脚、标题符号以及空白处的修饰，可以适当采用一些简洁的图案、图标来美化，最好是选择能代表专业性的一些小标志来做。

5. 重视存档

随着应聘不同职位情况的增加，个人可能会有多份简历，这时候一定要重视简历的存档。首先要有一份最全的简历，此简历并非用于应聘，而是作为个人资料数据库。另外要根据岗位分成研发、生产、注册、销售等不同版本，争取每类一个母版，这样在以后使用时可以在母版上直接修改，能节省很多的时间和精力。

最后强调一点：诚实是最重要的，简历里千万别撒谎，不要凭空捏造。现在信息发达，人力资源部很容易开展背景调查，很多公司的人力资源部之间都是有联系的，特别是外企之间，一旦你在一家企业发生道德问题，其他企业或许都不会再收你的简历了。

英文简历是否必需?

是否需要提供一份英文简历，这个问题需要具体情况具体分析，根据应聘单位的性质和应聘的岗位来做决定。一般来说，应聘国内的公立医院、民营医院、内资企业的岗位只要提供中文简历就可以了；应聘外资医院、外资药企和生物公司、咨询公司的岗位需要提供英文的简历。当然，很多企业会在招聘要求中写明需要提供英文简历。

英文简历和中文简历一样，主要包括个人资料、自我评价、工作经历等部分，具体如下：

(1)个人资料部分(Personal Data)。

包括求职者的姓名、性别、出生年月等，与中文简历大体一致。在这个部分有两个细节要注意下：一个是姓名以英文名加上姓的方式展示，如 Jim Wang、Kelly Zhang，等等；还有一个是联系地址中加上 China，从细节上体现专业度。

(2)教育背景(Education)。

必须注意的是在英文简历中，求职者受教育的时间排列顺序与中文简历中的时间排列顺序正好相反，也就是说，是从求职者的最高教育层次(学历)写起。另外，大多数外企对英语(或其他语种)及计算机水平都有一定的要求，个人的语言水平、程度可在此单列说明。

(3)工作经验(Work Experience)。

在时间排列顺序上亦遵循由后至前这一规则。求职者要将所服务单位的名称，自身的职位、技能写清楚。另外，欧美人很重视求职者的实际工作经验，所以，提及自己工作时的培训(on the Job Training)，不失为一个聪明的做法。

(4)所获奖励和作品(Price & Publication)。

将自己所获奖项及所发表过的作品列举一二，可以从另一方面证实自己的工作能力和取得的成绩。

(5)自己感兴趣的领域(Interested Field)。

将自己的工作意愿展示给潜在雇主，对于大多数求职者，尤其是搞技术或研究工作的求职者，这一点必不可少。同时，随着分工越来越细，将工作能力与工作兴趣相结合，不仅是求职者的意愿，对雇主来讲，也同样具有积极的意义。

一份好的英文简历可以为求职者加分很多，书写英文简历有很多需要注意的地方，尤其在细节的地方要注意，很多细节用词都可以反映出求职者的英文水平。所以求职者在准备英文简历时一定要在保证简历各部分完整的情况下，注重细节，这样才能获得用人单位更多的青睐。

丁香园－丁香人才招聘版精华帖

【分享】英文简历集萃

2007－09－11 10:28 野百合 lily

英文简历并无固定不变的单一形式，应聘者完全可以根据个人的具体情况来确定采用何种形式，灵活设计。一般来说，根据个人经历的不同侧重点，可以选用以下三种形式：

(1)以学历为主的简历(Basic Resume)。

这种形式适应于应届毕业生或中学毕业后仍在待业的求职人员，因为没有工作经历，所以把重点放在学业上，从最高学历往下写。

在 Basic Resume 中，一般包括下列元素：

①Personal Data(个人资料)：Name(姓名)、Address(通讯地址)、Postal Code(邮政编码)、phone number(电话号码)、birthdate(出生日期)、birthplace(出生地点)、Gender(性别)、Height(身高)、Weight(体重)、Health(健康状况)、Date of Availability(可到职日期)、Number of Identification card(身份证号码)。因为是应届毕业生或中学毕业不久，一般没有结婚，因而可省略 Marital Status(婚姻状况)和 Children(儿女情况)两项。当然，如果是研究生毕业已婚，则应写明。

②Job/Career Objective(应聘职位)。

③Education(学历)：就读学校及系科的名称、学位、起止时间，和应聘职位相关的课程与成绩、社会实践、课外活动、奖励等都应一一列出。

④Special Skill(特别技能)。

⑤Hobbies/Interests(业余爱好)。如果在学历项目的课外活动中已经注明，此项则不必重复。

(2)以经历为主的简历(Chronological Resume)。

以这种形式出现的英文简历，往往侧重于工作经历，把同应聘职位有关的经历和业绩按时间顺序书写出来，把工作经历放在学历之前。经历和学历的时间顺序均是由近至远。

毫无疑问，这种形式的英文简历适合于有工作经验的求职人员。

在 Chronological Resume 中，通常包括以下元素：

①Personal Data（个人资料）。具体内容同以学历为主的简历相同，不过，因为你参加工作多年，已进入结婚年龄，所以不管你是否结婚，都应注明婚姻状况和儿女情况。

②Job/Career Objective（应聘职位）。

③Work Experience（工作经历）。务必写明自己在每个工作单位的职位、职责和业绩以及工作起止时间。

④Education（学历）：因为你已工作多年，雇主重点考虑你的工作经验是否能胜任你所应聘的职位，所以学历只是一个参考的因素，因而不必像以学历为主的简历那样写得详细，只需注明你就读的校系名称、起止时间和学位即可。

⑤Technical Qualifications and Special Skills（技术资格和特别技能）。

⑥Scientific Research Achievements（科研成果）。

(3)以职能为主的简历（Functional Resume）。

这种形式的英文简历，也是突出工作经历，因而所含元素和以经历为主的简历相同。以经历为主的简历和以职能为主的简历的根本差别在于：前者是按时间顺序来排列工作经历，而后者则按工作职能或性质来概括工作经历，并无时间上的连贯性，旨在强调某些特定的工作能力和适应程度。比方说，你曾经在两个不同的工作单位担任相同的职务或负责相同的业务，便可归纳在一个项目之中。例如：

functional summary of work experience

purchasing manager:

july 1984 to may 1986 guangzhou friendship store

december 1988 to september 1990 nanfeng department store

sales manager:

june 1986 to november 1988 dongshan department store

october 1990 to february 1993 guangzhou department store

increased turnover by 25% in 1992 and by 30% in 1993.

工作经历的职能概述：

采购部经理：

1984 年 7 月至 1986 年 5 月　广州友谊商店

1988 年 12 月至 1990 年 9 月　南丰商场

销售部经理:

1986 年 6 月至 1988 年 11 月　东山百货大楼

1990 年 10 月至 1993 年 2 月　广州百货大楼

1992 年提高了 25% 的营业额, 1993 年提高了 30% 的营业额。

work experience:

8/1987—10/1989 shandong light industrial products import and export corp

11/1989—4/1992 guangdong light industrial products import and export corp

work covered: international marketing

importing sport shoes from Italy

decreased purchasing cost by 10% ~15% between 1988 and 1989.

exporting rain boots to Europe

in creased profit by 15% ~20% between 1990 and 1991.

工作经历:

1987 年 8 月至 1989 年 10 月　山东轻工业品进出口集团公司

1989 年 11 月至 1992 年 4 月　广东轻工业进出口集团公司

工作范围: 国际营销

从意大利进口运动鞋。1988 年至 1989 年之间降低购买成本 10% ~15%。

往欧洲出口雨鞋。在 1990 年至 1991 年之间增加利润 15% ~20%。

自我评价应该怎么写?

一份好的简历必然包含一份得体的自我评价，对于 HR 来说，他们通过求职者的自我评价，可以最快地了解到求职者的工作技能、性格特征、求职者意向等关键信息，所以求职者需要通过对自己全面客观地评价来吸引 HR 的关注。

求职者在书写自我评价时，应该结合企业的需要来展现自己，企业对于员工主要有以下几个方面的要求：

首先，企业需要员工有比较好的职业素养，那么自我评价的语言应该简洁、平实，能让 HR 感觉到求职者的诚意；

其次，企业需要员工有胜任岗位的工作能力，那么在自我评价中应该根据岗位的要求，结合实际的工作经验，展现自己的实力；

最后，企业需要员工能够融入本单位，有共同的价值观，那么求职者可以通过多渠道了解到应聘企业的文化，将自己性格中与企业要求相似的地方展现出来。

结合以上提到的企业需求，写好个人评价有三个很重要的原则，具体如下：

一、实事求是

简历的真实性是人事经理一致的要求。在求职者书写“自我评价”时，千万不要有虚假成分，例如夸大自己的能力、优点或工作经验等。经验丰富的 HR 很容易通过求职者的措辞判断求职者是否中肯和踏实。一旦语句让人感觉到浮夸，HR 往往会不露声色地把求职者的简历淘汰出局。

二、找到真正的闪光点

很多人的自我描述没有重点，或者过于大众化，难以让自己出挑。人事经理往往希望看到你是否有闪光之处，并且这些闪光之处到底和这份工作有无联系。因此，建议在写自我描述之前，仔细罗列自己的工作经历，回忆自己在以前的工作中到底积累了什么样的优势，挑选出自己与其他人的不同之处，以突出自我的优势。同时，如果求职者积累了一定的行业资源，也可以在自我描述中提到这一点，起到画龙点睛的作用。

三、语言需要简练

职业自我描述的语言风格也是一个值得求职者考虑的问题。有些人喜欢用极感性的话来吸引人事经理的注意，这种做法很可能出奇制胜，但多数情况下是一种冒险。通常来说，语言尽量不要过于口语化，在描述自己的学习能力、团队合作精神等方面用语应严谨、平实，让人事经理在阅读简历时能够充分感觉到你对这份工作的诚恳态度。

一份好的简历离不开得体的自我评价，只有实事求是、语言简练、突出重点的自我评价才可以真正地吸引到 HR 的目光。

丁香园－丁香人才招聘版精华帖

【求职】简历的书写

2012－12－16 19:28 丁香繁星

马上就要找工作了，但不知道简历该怎么写？自我评价又应该怎么写呢？本人刚刚做简历，对简历没什么经验，希望过来人能提提意见，谢谢！

2012－12－16 19:51 lady999

要看你应聘的是什么单位啊！你说的太宽泛了，比如你向医疗研发公司求职，那就针对他们的实验要求填写你的技能、擅长的实验、你的研发能力、你以前相关的成就，比如说硕士期间或者本科期间所做的课题。如果是想进销售部门，那就应该着重于你的交流、公关能力。如果你向医院某科室求职，那就着重于你的学习经历和你在本专业的成就，比如发表的相关文章、完成的相关课题、在什么医院有过实习或者科研培养的经历，等等！

HR 有话说：简历中自我评价部分有必要详细吗？

自我评价是一种自我认知，是求职者对自己的优劣势的分析。能正确地自我认知，对于之后的成长具有重要的意义。但自我评价并不是盲目地夸耀自己，其最重要的是真实，突出重点。比如像乐观、开朗这些普通大众所具有的优势不宜过于详细，更重要的是针对岗位所需要的品质去着重介绍。在概述了自己的优点之后，可以简要地写一个小事例来证明自己具有这项优势，语句要简单扼要，不要像记流水账一样，更不要煽情，只记录事例本身。人无完人，出于对企业和自己的负责，自己的劣势也可以适当提及，并加以阐述打算如何改进。求职者需要注意的是，介绍优势的时候不要去网上抄袭，也不要过于夸大，写出自己的真实品质。抄袭他人自我评价的后果就是很容易造成雷同，并且如果在面试过程中被发现并非如此，会给 HR 留下不诚实的印象，诚实永远是高于一切的品质。

简历中的照片是否必需？有哪些注意事项？

在简历制作中有一个细节不容忽略，那就是照片。照片带给招聘单位的第一印象很重要，一张合适得体的照片可以为简历增色不少，更容易赢得HR的青睐，进而获得面试机会，在面试时也能因为提前见过照片而降低陌生感。但是不是每份简历都需要添加照片呢？答案并非绝对，也要视具体情况而定。

一、简历照片必须得体

简历中的照片既能充分反映求职者的精神面貌，又能符合招聘方对应聘者的基本要求。招聘方更愿意在简历照片上看到一张或热情、或朝气、或思考、或坚毅、或充满信心的年轻面容。如果手头没有合适的照片宁可先不贴照片，以免得到适得其反的效果。

二、要根据应聘单位来区分

国企的简历基本都是表格式的，会有空格处专门来贴照片。外企的简历则更强调内容，应聘外企的简历一般不需要照片，他们比较注重规避性别歧视。如果需要照片，大多外企都会注明。

三、要视具体职位而定

比如应聘临床类、研发类技术岗位，简历是否附有照片影响不大。如果应聘销售、市场、导医等对容貌有一定要求的岗位，则在简历中必须要加上照片，而且需要选择适合的照片。

四、选择照片具体注意事项

(1)照片宜选择半年内的近照，不要和真实情况有太大差距，充分展现自己的精神面貌；

(2)气质很重要，精神饱满，表情自然，适当保持微笑，不要精神沮丧、萎靡不振；

(3)整洁的面容和发型，女生可以适当化淡妆；

(4)服装要正规、挺括，可以是职业装和工作服，不建议穿休闲服装，切忌奇装异服；

(5)照片尺寸：1 ~2 寸证件照或清晰的半身照，不建议使用全身照或者生活照，可以寻求照相馆或者专业摄影师帮助；

(6)最好是正面照和前侧面照，避免全侧面照、仰视照和俯视照，避免电脑摄像头拍摄的模糊照片，避免使用朦胧照、烟熏照等艺术照片；

(7)网络求职时注意简历照片文件大小，避免使用超过 1M 甚至更大的文件，提前压缩处理(建议小于 100 K)，以免影响招聘单位下载阅读。

丁香园 - 丁香人才招聘版精华帖

【经验】照片真的重要吗？

2010 - 10 - 20 22：47 sun1978816918

当简历具有“能否有第一次见面机会”的决定权时，简历上的细节部分也被格外重视起来。比如小小一张照片，几乎成了大学生求职的开端。一位大学应届毕业生说：“照片会给我带来意想不到的机会。现在和以前不一样，竞争这么激烈，履历表上的照片就是‘门面’，如随便拍一张的话，你就输在第一印象上了。”事实真的如此吗？简历照片在 HR 心中的位置是什么样的？一张照片的好坏，真的能决定你的前程吗？

照片的重视度只有 5%

人力资源部门在筛选简历时对照片的认可程度有多少？根据《申报》对二十几位人力资源管理人士的调查，得到一个答案，照片在浏览简历的几分钟时间里，最多只能占到 5% 的重视度。甚至很多没有照片的简历，因为其出色的内容，也能迅速得到 HR 的认可。

一位外资公司的行政助理向记者坦言：“在我求职的时候，简历上并没有照片。”他说，自己从来没有拍过什么所谓的“简历照片”，因为他一直没有搞清楚这样的“求职照片”究竟放在哪里——简历早就被各种学历证明和工作经历挤满了，实在没有地方再塞一张照片。在这位行政助理看来，如果你在简历里附上自己的照片，公司剔除你的可能性反而会增大——谁能保证人事总监看到你的长相，不会引起什么不愉快的回忆呢？另一位正在求职的大学生也为自己精心准备简历照片的同学担忧：这妆容实在太过相似，而这照相馆又实在太负盛名，如果大家都去那里拍照，不知道公司 HR 看见仿佛同一个模子里刻出来的照片会有何感想。

别为照片浪费时间

资深人力资源专家赵立民先生很直接地表示：根本没有必要把时间浪费在照片上。有着近 30 年人力管理经验的他说，其实在照片上浪费很多时间、很大力气，更多是为了满足求职者自己的心理满足。他们认为，这也是针对求职尽力的一部分。但这部分的付出和回报往往不成正比。人力资源专家最重视的还是你曾经有过哪些工作经历。

简历照片朴实、大方就好，医院招人，主要还是看求职者的知识、技能，看你毕业的学校和专业，看你接受过什么样的培训，参加过哪些项目……如果求职者过分看重照片的作用，难免有“本末倒置”之嫌。在采访的过程中可以看出，并不是所有医院都看重简历照片的。在应聘这些医院的时候，简历照片并不占主要地位，甚至在有的时候，照片还要给自己的资历、学历“让路”，以免喧宾夺主。

简历豪华包装有无必要？

简历的豪华包装主要有两种表现方式，一种是外观的豪华包装，另一种是内容的豪华包装，以上两种豪华包装都无必要。

第一种是外观上的豪华包装，主要有简历彩色打印、附上全部获奖证书等，这样会造成资源的浪费。曾经有求职者爆料某医院去参加招聘会，收到的大部分简历都留在展位上不带走，大家纷纷谴责医院HR的行为。其实我们换个角度想一下，是不是因为求职者的简历包装得太豪华了，厚厚的几百本简历，HR带不动所有的简历只能挑走中意的，部分求职者的简历被留下造成资源的浪费，医院也给求职者留下了不好的印象，造成了双输的局面。

第二种则是内容上的豪华包装，主要有捏造虚假的实习和工作经验、夸大自己的成绩等行为，这样会给HR留下不诚信的印象，得不偿失。人无诚信，则无以立身，诚信不仅反映了一个人的思想品质和道德觉悟，更重要的是它影响到一个人的前途和发展，同时也将直接影响到社会的整体诚信水平。因此，求职者绝不能为了增加所谓的"砝码"，而丢掉做人之本。

对于企业的HR来说，希望看到的简历是这样的：

(1)应届毕业生或者资历浅的求职者，两页左右的简历刚刚好，基本上可以比较全面地写明求职者的情况，资历比较深的求职者，简历不宜超过五页，简历中加上厚厚的证书会让人觉得本末倒置。

(2)在简历的内容上，HR希望求职者的重点可以放在自我评价和工作经历上，自我评价最好不超过200字，应该平实、简洁、突出亮点和应聘优势；工作经历应该倒序书写既往的各段经历，每段工作经历都应该写明从事岗位的职责和取得的成绩，若是做项目的求职者，每段经历中最好描述下自己做过的代表项目，并写明自己在项目中的角色和通过项目获得的成绩、经验等。

综上所述，简历不管是外观上还是内容上都不建议做豪华包装。

丁香园－丁香人才招聘版精华帖

【经验】传承经验 共同提升

2012－06－15 11:25 丁香招聘

作为求职的第一门槛，就是简历。

求职者们在对简历的包装上是越来越五花八门，越来越奇思妙想了，而我们的HR对此是不置可否的。

而作为HR，你对此的看法是怎么样的呢？到底是求职者包装简历好呢还是不包装好呢？

2012-06-21 15:05 sharonyaer

建议不包装，很不喜欢有塑料封皮的简历。

建议简化简历，尽量四页之内，主题明确，重点突出，自信坦然地把各方面必不可少的要素说清楚，过分地避开某些要素是自找麻烦，比如不贴照片(怕形象不够好)，比如不提身高(觉得1.56米不够高)，应该悦纳自己，坦荡荡。

2012-06-30 10:07 樱花草的么么茶

对于简历，还是不要包装。包装得太豪华，浪费钱财。学生有几个是大款经得起这么包装的？

因为同一个岗位，收到的简历太多，实在是没空全部耐心看完。

最好能在一页纸内写清楚一些比较重要的内容。包括教育经历、个人信息、以及工作经验等信息。让人能够一目了然了解你的优势特长。

还有在学校得这奖那奖的，证书就不用放在简历背后了，还有学历和学位证书，我一般是要求在面谈的时候带过来，要环保。

HR有话说：HR筛选简历时看重哪部分？

HR筛选简历主要关注这几个部分：

(1)求职者的经历与岗位要求的匹配度。HR筛选简历主要的依据还是用人部门提供的岗位要求，所以要摒弃“一份简历走天下”的想法，根据不同公司岗位要求的细微差别，简历内容要稍作修改，一定要着墨于与岗位要求相匹配的经验以及能力。

(2)求职者的综合素质。简历的排版、语句表达很能反映求职者的逻辑是否清晰，所以求职者在撰写简历的时候一定要“三思而后行”，反复推敲语句的合理性和逻辑性，并且突出重点，防止语句累赘。

(3)求职者的离职频率。如果离职频率过高，HR会认为你的稳定性会比较差，当然这一点就需要求职者在每次选择工作单位以及跳槽之前要慎重考虑。

我的简历如何做适当的包装?

如果你毕业院校一般、没有社会实践或者社团的经验、或者有工作经验但是资历比较浅、没有突出的工作业绩，难以引起 HR 的注意，想要 HR 看到你的简历后目光无法移开，你的简历就需要适当的包装。那么简历应该如何包装呢?

简历的核心是自我评价和工作经验部分，只要在这两个核心部分下足功夫，不怕吸引不了 HR 的眼球。

一、自我评价

HR 在简历的自我评价部分最想看到的是：求职者对自己、对公司目前所招聘职位的了解，还有相对于招聘岗位的匹配程度。自我评价是个人特点的概括描述，求职者在“自我评价”部分需要向企业突出展示个人的综合素质与特点，其主要包括：个人资历总结、工作技能与专长总结、工作风格总结、个人职业资格总结等。简历中的自我评价以 4～10 条为宜，过于冗长、格式化、无个性的自我评价，如：活泼开朗、外向大方、勤奋努力等，这样的用词很难打动 HR，也容易让自己落入“不通知面试”的行列。求职者在写自我评价时，可以先回顾一下自己的工作经历，思考自己在以前的工作中所积累的工作经验，然后再挑选出与所投递岗位比较吻合的工作能力，写在自我评价中，以突出自己的优势。

二、工作经验

HR 会根据候选人以往的详细工作经验判断其自我评价是否属实，同时也会根据公司、岗位的择才标准对候选人做出最终的判断。求职者能否得到初面的机会，工作经验部分的内容是关键。针对工作经验部分的写作，有以下几点建议：

1. 针对招聘信息填写工作经验

在填写工作经验前，求职者首先要学会读懂招聘广告，掌握其传递出的信息。招聘广告中最重要的无疑是职位描述和职位要求，因此工作经验这一项就该“投其所好”。比如说招聘一名妇科医生，需要腹腔镜方面的手术经验，你的简历中若是一直围绕妇科肿瘤的手术经验展开，HR 很快就会过滤掉你的简历了，应该首先将腹腔镜方面的经验写在最前面，再写其他的工作经验。

2. 工作经验中要包含招聘岗位关键词

某知名外企人力资源经理建议求职者可以多花一些时间去寻找职位中潜在的关键词并在简历的工作经验部分呈现出来。因为不少 HR 在浏览简历的前 15 秒实则是对关键词的扫描，例如“团队意识、创造力、抗压力”等，这些关键词可以从企业发布的职位招聘信息中获得。

3. 让数据加亮你的工作经验

在满屏的文字信息中，数字通常会更引人注意，所以在填写工作经验时，如果把工作内容和经验量化则能增加 HR 对求职者的关注度，同时数据信息也可以让简历上的文字描述更具说服力。例如，你要应聘编辑职位，你可以把工作经验一栏中提及的“编辑文章”改成“每周编辑 2 篇文章并使文章上线一周后的网上点击量过万”，这样数据加文字的描述肯定要比简单的“编辑文章”四个字更让 HR 心动。

4. 呈现细节，具体描述平凡业绩

为了吸引 HR，求职者难免会在工作经验中写到自己突出的工作业绩，但对于业绩平平的求职者，该怎么抓牢 HR 的目光呢？答案是呈现细节，展现自己解决问题的能力。例如，一位求职者在工作经验部分写上“在分析客户需求上有过案例”，虽然在这项工作经历中，求职者并无特别显著的成绩，但是可以把工作过程中实现目标的方法写出来。如果把这一经历改成“创造和实施了一种全面的需求评估机制，来协助对服务和员工预测的需求”，HR 可能会对求职者另眼相看了。或许，有人要问，这难道是要让那些业绩平平的求职者夸大其词吗？某网友根据自己多年的招人经验解释说：“这种做法是在美化简历，但美化不等于虚化！对于经验不足、资历尚浅的求职者来说，选择‘曲线救国’的手法来适当地美化简历也是可以理解的。”

简历包装切记不要弄虚作假、夸大事实、抄袭他人，以免造成适得其反的效果。

丁香园 - 丁香人才招聘版精华帖

【经验】简历要简，面试要试，求职才能成功(转帖)

2010 - 02 - 18 15:02 司马

看过太多学生的简历，最大问题就是“废话”太多。所谓“废话”就是指没有意义的信息。例如格式方面。大部分学生都喜欢在 A4 纸的最顶端打上“个人简历”四个大字。事实上，完全没必要。这就好比在桌子上写上“桌子”二字一样，属于废话。一张A4纸容量有限，不用来充分展现自己，却腾出地方给“废话”实在可惜。

这样的废话还真不少。例如，写自己的计算机技能，“熟练使用 Windows”、“会操作 Office”，这些都是计算机最基本的应用，网络时代的大学生有必要写吗？不写HR难道会认为你连计算机的基本操作都不会吗？有的大学生，写教育背景时，罗列一大堆所学的课程，有必要吗？还有那些大而无当、空洞的自我评价、自以为是的感慨，这对你求职有什么帮助吗？记住，简历提供的信息都应该和应聘职位紧密相连。

对个人简历的布局提点建议：HR看简历的时间非常短，据统计，招聘者平均在每份简历上花费1.4分钟。所以，简历应该在第一时间向HR呈现你的“亮点”。而这“亮点”是教育背景还是实践或者是技能，就要根据企业和应聘职位要求来决定。决定了“亮点”，你就该把最优的位置和最大的篇幅分配给它。基本信息后放什么，放多大地方都取决于你对“自我亮点”的判断。

对于简历制作，还有一条建议——“亮点”要“亮充分”。“亮充分”就需要依靠数据和事实。例如，获得某奖学金。这一亮点没有什么特色，应聘的学生中有太多拿奖学金的。拿奖学金说明你优秀，却不能说明你到底多优秀。如果你能用数字描述一下奖学金，HR就能对你的优秀程度一目了然。如，说明该奖学金整个院系才3人拿，该奖学金的获得者是年级排名“Top10”，等等。

简历制作投递别偷懒

简历包装朴素自然，其中实习经历部分，应针对所应聘岗位的要求，着重描述。学习技能的陈述，应着重于外语、计算机等特长技能。尤其应注意，在校获得的荣誉及从事的社会工作要描述清楚；因为这是用人单位初步判断人员素质的依据。

简历应针对相应的应聘岗位而定，不能千篇一律，尤其是忌讳那种事先打好的统一文本，只是在岗位空缺栏上，手写填上岗位名称。投递简历一样不能偷懒，哪怕是E-mail。如果一份求职邮件发送一个地址，抄送若干个地址。虽然省力，但“FW”一栏中N个地址，却让HR知道除了他们单位外，你还应聘了哪些单位。尽管，求职难，多方应聘无可厚非。但是，看到你“一信多用”，HR心里多少不是滋味，对你的印象自然也会打折扣。

建议宁可辛苦麻烦一些，也要做到“一对一”。

简历就是用最简练的语言概括你的工作经验，用最简练的方式向用人单位介绍你自己。首先要做到的是基本信息的简练：可在首页上端填写你的基本信息，包括姓名、性别、出生年月日、户籍、常住地址、毕业学校、专业、所获主要证书等。

第二，整个简历的“简练”，也就是含量要“少而精”。通常，HR第一步要做的就是从厚厚的几百封应聘书中挑选出基本符合要求的人。精力有限，每次进行首轮筛选，他们往往无暇顾及你的“长篇大论”。为此，在书写应聘函时，特别是应届毕业生，完全没有必要把应聘函拼凑成长达十几页的“小册子”。

第三，简练就是形式的简练。应聘函的形式无疑会给主考官留下深刻的印象。然而，主考官注重的形式并非是装帧考究的外表。

有些学生花了很大的精力和成本做成的简历，往往会在主考官面前造成适得其反的效果。花里胡哨的包装并不代表你多有创意。建议注意以下几点即可：

(1)打印的层次分明；每一段落的标题可加粗；倘若你写有一手好字，建议用钢笔而非打印稿。

(2)附上你的近照，可清晰地复印在应聘书首页右上角，但忌用艺术照。

(3)忌随意“拍胸脯”，其主要表现为：A“喊口号”，如“天生我才必有用！”B“说大话”，如“给我一根杠杆，我将撬起整个地球！”C“表忠心”，如“你给我一个机会，我给你我的全部！”

HR是这样看简历的!?

对于每个求职者而言，简历就是他们的第二生命，是应聘单位对求职者的第一印象。在投递简历时，面试官一般与求职者没有直接的接触，这时“第二生命”就显得格外重要。因此，为了在众多求职者中脱颖而出，每位求职者都会使尽浑身解数给自己的“第二生命”“整容、净化”，把最光鲜的一面展示给用人单位。说到怎样写简历，大多数求职者都会一头雾水。“简历”顾名思义其精华在于既要短小精悍，又要展现自己的优势。俗话说：对症下药，知己知彼方，百战不殆。与其毫无头绪地去想个人简历如何写，为何不另辟蹊径去了解一下HR是怎样看简历的呢？本文将从HR阅览简历的的角度为求职者在制作简历方面指点迷津。

一、简历有哪些基本要素

1. 基本信息：姓名、性别、年龄、联系方式

这里HR着重看的是年龄和照片。根据职位以及公司年龄架构的不同，对求职者的年龄有一定的范围要求。例如管理类的职位，年纪太小，资历不够一般很难得到老员工信服。另外，如果是网络公司或游戏公司等新兴行业则需要较为年轻的员工为公司注入新鲜血液，为公司的业务创新带来新动力。照片的重要性也不容忽视。它是HR对求职者最直观的第一印象。阅人无数的HR一般都能通过照片猜测到求职者的性格。因此，一张衣着整齐、精神饱满的照片能为简历增色不少，但不推荐艺术照。

2. 应聘的岗位或求职意向

除了应聘意向要与招聘一致以外，HR还很看重薪资要求。因为用人部门都有自己的预算，HR了解大致的薪资范围，如果与求职者的薪资要求相差太远，那么面试也就显得索然无味。因此，先了解该行业该职位的薪资水平，不宜太高也不宜太低，如此看来，面谈是一个不错的选择。

3. 教育背景：专业，最高学历，毕业学校等

首先，所谓的大公司只要高学历人才的这种说法并不正确。其实，只要你工作经历符合，学历稍微逊色一点也是有一定竞争力的。大部分公司看重的是能力而不是学历，但“专业对口”是备受关注的焦点。至于具体学科的描述就过于冗

余，HR 基本没有精力阅读，可以略过。

4. 与应聘岗位需求素质有关的表现、实践经历

工作经验这是简历的核心。最好主题突出，条理清楚。一般来说，HR 只着重看最近的一份工作经验是否与当前职位吻合。对于 HR 的这种注重最近工作经验的情况，求职者应当把最近一份工作的工作内容写得详尽一些，不要只针对工作本身，应更加注重业绩和成果。

5. 自我评价

自我评价不是将教育工作经历重抄一遍，而是要突出自己的特色，以及和应聘职位的匹配度。内容要言简意赅，主要突出该职位所需的能力，至于性格开朗、工作能力强之类的人云亦云的话就没必要写了。

6. 有关证明材料的复印件

培训经历、证书、语言能力、IT 技能、奖状等信息，在企业职位有要求的情况下，HR 才会留意（例如招日语翻译，会看下日语证书情况及对自己语言能力的描述等）。否则这些信息基本也是被忽略的。这里不应该盲目地“晒证书”、“晒奖状”，而应该有选择性地选取与该职位相关的证书、奖状等内容写上。

二、什么样的简历排版最受 HR 欢迎

凡以电子邮件投送的简历尽量不以附件形式发送，这样既节省时间又方便快捷。具体的注意事项有以下几点：

1. 不必以彩印方式制作简历，不必制作封面

简历有没有封面其实没有关系，很多 HR 并不希望有封面和塑封的简历，因为 HR 的时间相当紧张，不会太在意简历的封面设计。

2. 照片

一寸免冠照片，切忌艺术照。

3. 字体字号颜色

中文字体忌用斜体、空心、特效，宜用宋体、仿宋、楷体、魏碑、行楷等，字号在 3 号 ~ 小 4 号之间，英文字体宜用 Arial、Times New Roman 等常规字体；字体颜色不超过两种，建议只用黑色，必要时可增加其它一种字体颜色。

4. 分布

建议在一张 A4 纸内排定，行距为 1 ~ 1.5 倍。可以在适当的位置手写签名，这样可以体现出你的重视程度。

三、什么样的简历让人望而却步

谈了简历的一些关键点、内容和形式后，再来谈谈 HR 不希望看到的几种简历，以便应聘者在写简历时能够避免：

(1)空洞、缺乏事实和数字支持的简历。

HR 对一些空洞没有实际内容的词句比较反感，如做事认真、能吃苦耐劳、具有团队精神、适应能力较强等。相反，参加过的学生工作、组织过的活动、取得的成绩、相关的工作经验等这些事实和数据才是 HR 感兴趣的。

(2)花了很多笔墨介绍学校、专业，列出专业课而没有成绩。这样的简历只适合从来没有招过大学生的单位。对于绝大多数企业的 HR，他们关心的是应聘者个人的特点和能力。

(3)散文式的简历。简历像一篇散文或记叙文，看起来非常费力，很难找出重点，诗情画意的词很多，表示态度的词很多，而事实和数字很少，条理不清楚，不能突出重点。

(4)装帧精美，但内容毫无新意。印刷精美的简历或许可以提高辨识度，但如果内容不符合要求，一样会被“枪毙”，而且让人觉得应聘者名不副实。况且精美装帧的简历成本也比较高，应聘者没必要在这方面浪费金钱。

(5)千篇一律、字迹模糊的简历，很难体现出你对应聘企业和岗位的重视，一般也很难得到 HR 的重视。

总体来说，HR 最希望能看到一份有针对性的简历。针对你所应聘的公司和职位，充分展示你自己，写出自己的亮点与长处，尤其是针对这个职位的工作能力和工作经验。HR 一般不愿意看到太过花哨和过长的简历。

丁香园 - 丁香人才招聘版精华帖

【HR 之家】传承经验共同提升——丁香人才 HR 求职者面对面活动颁奖公告

2012 - 06 - 20 11:14 shtj

简历中应避免的问题

(1)简历中学习、工作经历时间不明晰；

(2)缺少必要的证书、资格证的复印件或扫描件；

(3)错别字；

(4)简历时间上的前后不一；

(5)不更换其他应聘单位的名字直接转发;

(6)打印不清晰;

(7)纸张较差;

(8)过分包装;

(9)求职照以淡妆为宜,不宜与本人区别较大,以免面试时不方便;

(10)简历最多放在单片夹即可,不必用侧页夹,求职者携带及查看者整理都不方便;

(11)个人实践经历不必洋洋洒洒大段文字,只需突出重点。

2012-07-23 16:54 njtrh2010

浅谈一下我们医院对求职者的要求

首先,要看求职者的诚意:求职者在去面试之前最好能对单位和科室情况做个了解,这样会表现得很有诚意;

其次,要对自己的面试做好充分的准备,说话要有重点,突出优势;

再次,要明确自己的目标,做好权衡,不可能同时满足时要分清优先顺序。

建议应届生不要太在意待遇问题,而是看将来的发展前景、业务上的提高程度、医院的工作氛围以及医生受重视的程度。

求职申请篇

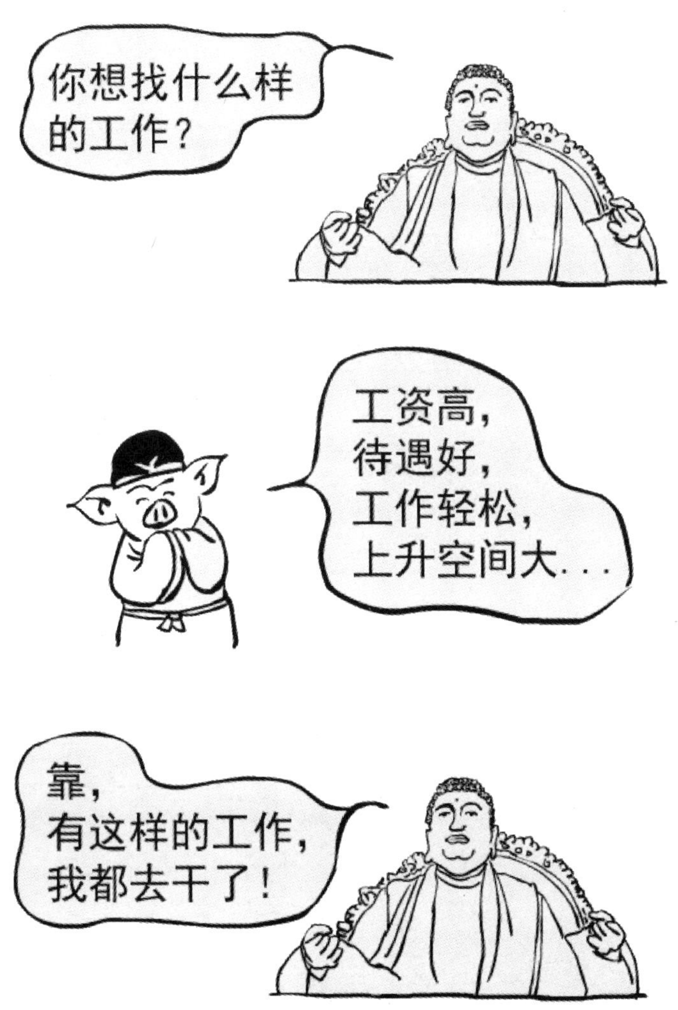

如何正确选择求职渠道？

求职高峰期，人人为好工作而狂。于是，从错综复杂的信息中筛选出重要的求职资源便成为求职获得成功的关键所在。除了参加招聘会、关注企业官方网站、关注招聘网站的公示等传统模式，越来越多的人正在尝试更多选择。

一、应届毕业生的求职渠道有哪些

1. 学校就业信息网

许多高校的 BBS 上都有专门的 job 版。版块负责人会组织整理近期企业招聘信息的链接，有企业招聘职位和具体要求、企业招聘截止日期等信息，方便学生查询。有些高校没有专门的就业信息发布平台，这些高校的应届毕业生除了上网查询相关招聘网站，去其他高校网站获取招聘信息外，还可以通过学校布告栏、教学楼、宿舍等处的海报和横幅获取信息。

2. 校园招聘会和宣讲会

每年临近毕业时，大学校园里会有不少面向应届毕业生的招聘会。首先，在招聘会上，学生可以近距离地接近招聘单位，甚至获得面试机会。不同于网络招聘，面对面的交流可以让学生了解招聘单位的要求，哪怕不成功，也能知道自己的不足在哪里。其次，校园招聘的企业安全系数较高，应届生们可放心挑选。

许多名企启动校园招聘的第一步，就是与这些学校的就业中心联系，发布企业的简单介绍以及宣讲会日期。在宣讲现场，这些企业会对自己的企业文化、用人计划、招聘流程等作详细介绍，并现场收取简历。一般来说，参与企业的宣讲非常有帮助：一方面可以体现自己对招聘单位的重视，也可以了解企业需要什么样的人，并且可以比对自己的专业和特长是否适合这个企业。所谓“知彼知己，百战百胜”，许多 offer 牛人都是从名企宣讲会起步的。

3. 社会招聘

相对校园招聘而言，社会招聘更多面向社会人员，因此不大适合应届生。其一，社会招聘中的绝大部分职位，都要求应聘者有一定年限的工作经验，这对于刚刚走出校门的应届生们来说是很难达到的。其二，社会招聘中企业良莠不齐、招聘陷阱多，求职经验较少的应届生还很难对其进行准确的判断。目前，应届生求职把人才市场作为主要求职渠道的人员越来越少。由于招聘会全年都有，面向社会招聘的居多，因此许多应届大学毕业生对于招聘会并不看好，“感觉不大靠谱”。

4. 网络招聘

网络招聘是时下最流行最便捷的求职方式。随着互联网的使用者越来越低龄化，“网络招聘”在应届生中也越来越有“存在感”。除了综合招聘网站，行业内招聘网站也是专业的人力资源供应商，主要是针对生物医药行业专业人才的招聘，招聘信息更新速度快，信息量大，专业性强。此外，还有毕业生们很需要的求职、职场经验指导及原创者求职经验分享，让广大应届生少走求职弯路。

提醒：招聘网站多如牛毛，当然你一定要小心钓鱼网站。面试时一定要多留一个心眼，入职前要你先垫付体检费、支付服装费和培训费的公司，大半有猫腻，无论其理由多冠冕堂皇，都建议求职者要谨慎选择。

5. 熟人推荐

每当毕业季临近时，不少父母会为了给孩子争取到更好的工作机会，撒开关系网满世界托朋友、找关系，目的就是为了能让儿女一毕业就有个“好着落”。

但通过亲戚介绍的工作，是没有选择性的，可能推荐给你的是与自己专业不对口的工作，或是自己不喜欢干的工作。再者，顶着“关系户”的光环，也会被别人“另眼相看”。职场上没有永远的“关系户”，稍有懈怠就会被他人超越，因此只有靠自己的能力，找到适合自己的突破之路，才能真正地确立自己在职场上的位置。

6. 网络招聘会

网络招聘会其实就是现场招聘会的网上展示版本，网络招聘会在表现形式上可以说是多元化的，一般网络招聘会举办时间都在20～30天左右，其中包括10天左右的宣传时间，每届招聘会的举办方都会策划不同的主题和基调，设计不同风格的专题网页页面。

二、有经验人士求职渠道有哪些

1. 行业网站

除了综合网站找寻岗位外，行业内的招聘网站信息更多，能让相关行业的人才尽快找到对应行业的相关招聘信息，这些刚好弥补了综合性网站的不足。它的特点：覆盖面广、专业、快捷、时效性强。现在，越来越多的专业人士，使用行业内招聘网站找工作，同时扩展自己的人脉圈。

2. 人脉

有三五年的工作经验，你肯定有自己的人脉圈，换工作时不妨先问问圈内的朋友是否有好的岗位推荐。

3. 猎头

猎头搜寻的是那些受教育程度高、实践经验丰富、业绩表现出色的专业人才和管理人才。猎头追逐的目标始终盯在高学历、高职位、高价位三位一体的人身上，简言之，猎头可以理解为高级人才中介，担当的是高级人才和企业之间的“红娘”的角色。

4. 中高级人才招聘会

目前越来越多的招聘网站举办中高级人才专场招聘会，不同与普通招聘会的是，会提前推荐好适合的企业，招聘会当天可与几家企业现场面谈，省去大量电话时间，并且现场深入交流更高效。

三、对于求职，需要注重效率与成本

首先对于参加人才市场交流会，如果是本地的求职者还可以，外地的求职者来参加的话，就会额外增加往返车费、吃饭住宿等费用，并且由于人才交流会上人来人往，招聘单位很难对某一个人产生比较深刻的印象，因此这种求职的效果可能不是太明显，而且还会花费不少“冤枉钱”。对于等待校园招聘这种方式，虽然不需要花费什么费用，但是毕竟到校园去摆摊位、招聘毕业生的用人单位很少，这样毕业生可以选择的机会并不很多，因此这种求职途径也不能算是有效的捷径。曾有网站做过官方数据调查，专业途径即专业的招聘会和网站，成为专业人才的最佳选择，除了行业企业集中，对口岗位集中外，也可以通过网站和招聘会结识行业内的同行，交流和学习的机会也最多，利用好了这个条件和优势，对于个人的职业发展也有积极的帮助。

在现代竞争激烈的环境下，求职、就业成功的三要素是“能力、体力、智力”，所以要想找到一份完美的工作，求职者需要拥有足够的耐心，在不断提升个人职业素养的同时精确求职渠道，通过不断的筛选、对比、分析作出自己的最优选择。总之选择正确的求职渠道能事半功倍。

丁香园－丁香人才招聘版精华帖

【经验】一个资深求职者给各位正奋战在求职一线兄弟姐妹的建议(转帖)

2012－12－07 17:42 url

又到了年底找工作的时候了，最近经常来论坛瞧瞧，看到很多兄弟姐妹都在论坛上吐槽，有裸辞2个月的，甚至有半年的，有抱怨公司机制的，有抱怨面试官或者领导的。作为一个曾经辗转过长三角三个城市：苏州、杭州、上海；有过7个月待业在家，面试不少于100次的资深面客，给大家一些建议，希望大家在未来的求职路上一路顺利。

我从11月1日开始投递简历，除了社会招聘会，网投的面试大部分都是企业通过招聘网站叫过去面试的。到今天为止面试至少15次(包括电话面试、视频面试、复试)，取得OFFER 6个，最后今天决定挑了一家国内医药百强民企的产品经理岗位。月薪5000元，业绩能完成，加上年终奖有8万～12万(我在中部地区的南昌，这个薪资还是不错的)，工作性质，环境和待遇都还比较满意。本人2009年医药院校医学硕士毕业，曾有多次不同岗位经历。去年年底离职回家后没找到本行业工作，还曾全职做过保险代理人，说实话，这个确实很锻炼人，能学到其他行业学不到的东西，特别是对于做营销来说。

本次投递简历，首先我给自己定位——未来成为职业经理人，能做营销就更好，如果成不了，做销售也不错。销售嘛，以医药行业(特别是大企业外资)为主，其他企业行业也可考虑。(我甚至投递了很多培训行业的销售——新东方、学大等的课程顾问、教育咨询师等销售岗位，一投一个准)我们给自己的定位，不仅在面试中能反映出来，更体现对自己未来的规划，很重要！但目前为了成功率，我不挑剔，不局限自己，所以广泛投递简历，人家看不看给不给你打电话是人家的事，你只要打个钩点选投递就行了！建立在广撒网多播种的投递量上，才会有成功率。就像做销售，签单量是建立在拜访多数量的客户基础上的。

有了定位，接下来就是渠道问题——用何种方式让用人单位知道你！通过同学朋友介绍会很不错，但本次我故意绕开，试试自己能不能找到合适工作。我的渠道是网络＋社会招聘。周末一般都有招聘会，我会去瞧瞧热闹——不过这次没瞧到合适的。网投：前程无忧和智联招聘，其他一些综合网站也可以投，比如中华英才网，有时候不是用人单位，可能是猎头查看到你简历。还有地区人才网——比如我所在的江西人才网及江西人才人事网，还有专业人才网，如丁香人才网，都是重要渠道。多渠道才能广面试。

然后就涉及个人性价比问题，企业考虑雇用我们，会考虑到雇佣成本和我们能创造的价值。所以，我们要提供自身的超附加值服务：包括我们工作经历如何运用在现在的工作上，我们的薪酬是否合理。比如说产品经理岗位，我提供的是：我是医学硕士，学术能力和学习能力毋庸置疑；我在医院干过，懂得医院的架构流程；我在浙江的另一家国内医药百强企业做过非处方药的助理产品经理。OTC① 药营销很像快消品，虽然和现在应聘的处方药产品经理不一样，但是营销很多东西是相通的；我做过半年多保险销售，都说保险销售是最难做的，他山之石可以攻玉，保险营销很多东西可以运用到处方药营销上。话说他们还给我做了一次笔试，考药理，多年没看药理书了，这几年只是看了些营销和广告方面的书，专业生疏了，只考了50多分。

最后，就是如何将自己推销出去的问题。一如既往的职业装，面试时面带微笑，不紧不慢，并对相应问题做了准备，看到很多兄弟姐妹们不知道如何做自我介绍和回答工作经验的问题。这里提供一些建议：谈工作经历不要平铺直叙。

一、要突出重点，和现在职位相关，能对未来提供帮助的详细，其他只是简短的带过；

二、适当的时候可以讲讲故事，大多数人不爱听叙述和大道理，但是喜欢听故事，从故事中获得启发和感动，让自己成为有心人；

三、在讲述自己的经历的时候，最好涵盖下面内容：自己为什么要做这些工作，未来职业发展方向（求职动机）；平时做哪些工作，如何做（工作态度）；取得过哪些成绩，学到了什么内容（工作方法）；

四、对于一些关键问题，适度的包装，比如说我为什么辞去在上一家医药企业职位，我当时在杭州，这个很好回答，就是我父亲去世得早，妈妈身体不好，需要我，我不小了，也应该考虑家庭问题，所以要回到南昌工作（我应聘职位都是常驻南昌的，既能增加面试官考虑的稳定性，又能显现责任感）。“为什么回去做保险?”“我刚回家后，照顾了一段时间家庭，由于南昌求职不那么容易，当时有个保险人员——也就是我现在的主管找到我，她是个成功人士和我谈了保险。我了解了保险，知道保险很重要。我父亲去世早，妈妈未来全靠我，所以我在由我照顾家庭，万一我不在了就由保险照顾家庭，所以自己赶紧买了份保险。后来听说做保险很锻炼人，我有心去学习一下，所以全职做了半年，现在懂得了很多其他行业学不到的东西，用爱和责任去做营销，去打动客户。不过自己的定位是医

① OTC：医药行业中特指非处方药（Over the Counter）。

药行业职业经理人，所以我想回到医药行业做产品经理，发挥自己的能力。贵公司这个平台是能给我这个机会的。”

大家发现没，这是符合营销经典的“4P 理论”的，即产品（个人定位）、价格（个人性价比）、渠道（投递简历找工作的方式）、促销（适度的自我包装）。每个环节都要做好，才能提高成功率，我们做营销的要活学活用哈，别让理论仅仅成为理论。

另外，我对自己做了全面的分析，采用 SWOT 分析法：

我的长处、优势和机遇：

(1)医学硕士，科班出身，适合做处方药；

(2)3 年工作不同岗位，还做过金融理财，适应力强；

(3)做过 OTC 药的 PM① 能给我加分不少；

(4)上百次的面试经验能给我带来许多帮助；

(5)曾做过处方药代表（虽然简历里没写），不过能讲出医院销售的一些门道；

(6)都说他山之石可以攻玉，保险营销让我学习了很多不一样的东西；

(7)有许多校友就职过该企业，对于本校毕业生有一定认可度。

我的不足、劣势和挑战：

(1)没做过处方药 PM，经验不足；

(2)换工作比较勤，容易给对方造成稳定性差的坏印象；

(3)年底职位较少，南昌又属于中部地区，产品经理岗位又比销售员少得多（每次前程无忧生物医药的在北京上海发布的职位有几十页，在南昌的职位才几页，少得可怜）；

(4)做过其他行业，容易让对方觉得我心不在焉；

(5)简历并非什么都写上去，如果 HR 像以前碰到过的 ×× 那样认真做背调，而且又不允许掺一点水，那铁定完蛋（这个是硬伤）；

所以，针对自己的优势，全面发挥出来，而劣势，能弥补的及时弥补，像最后一条，面试难弥补，就只能靠多投简历增加成功率！

除了上面所说职位投递技巧和面试技巧，我总结下面几条供参考：

(1)首先，信心很重要。相信你自己是最棒的，最符合目前的职位。你有没有信心能被面试官看出来的，可以半年找不到工作，可以没面子，可以被人批，但绝对不能没信心。永远淡定、自信。

---

① PM：医药产品经理（Pharmaceutical Product Manager）。

(2)信念也很重要。有人可能会说：自己以前经历不咋地，没经验，或者又没干好工作，所以没信心。其实是因为没信念，你相信你能找到工作，你就能找到，你不相信自己，就找不到，有了信念，就会有信心！相信自己一定能找到好工作，才能在面试的时候认为这个职位是为你设计的。

(3)灵活机动很重要。特别是出门在外的兄弟们，咱们半年断粮是很惨的，经济上拮据，而且打击甚大。俗话说得好，好汉不吃眼前亏，骑驴找马未必不可，只要有钱拿，什么都可以骑，管它是驴是马是骡子。再说了：手中有粮，心中不慌。有固定收入，面试底气更足，甚至敢大胆地和未来老板谈薪资待遇！

(4)注意人性的问题。人性爱美，所以我们要穿正装，打扮精神，这样饱满的精神和自信相辅相成。人性都会感动，都关注责任和爱，所以你的谈话和总结适度包装，让自己成为一个成熟的、有故事的人，当然如果你能打动对方那就更好了。上面提出过要讲故事，我们平时用多了左脑来处理问题，面试官也会疲劳，如果这时候能用右脑来获得故事的想象和感受，那种感觉会不一样。

(5)千万不要对一份工作期望过高，很多时候，HR或者未来领导和我们谈薪水，或者约好下次面谈，或者如何如何，这个时候似乎有种信号："你被录取了。"其实告诉大家，这也许是个陷阱！本人遇到这种"良性"信号的机会多了去了，但是呢？最后还是杳无音信。所以，除非HR让你准备好材料办入职，其他都是空谈。不要相信任何信号，真的！我们的心态就应该是：尽人事，听天命。再喜欢再想进的企业也不要把全部期望都砸进去，不然你很可能极度失望。

(6)不要挑挑拣拣，好汉不吃眼前亏，给自己定一个期限，每越过这个期限，就适度降低要求，我们这基层岗位，哪里都一样，不就是企业一颗棋子？如果真的到了部门总监、副总的位置了，那不是在前程无忧上投简历就可行的，是靠猎头挖的！很多网友吐槽说企业内部管理问题，文化问题，制度问题什么的，这些真的很次要，你想要什么？工资？职业发展机会？工作不就是为了这个？不然就去创业了，其余的东西学会适应很重要，除非你实在忍受不了又有机会跳槽，另当别论。再或者这家企业工资薪酬福利或者诚信有问题，那你有机会也坚决离开——这明显让你利益受损。不然吐槽归吐槽，别真让心情影响工作，从而影响自己发展。如果裸辞(貌似很爽，可惜就爽那么几天)，一下子又找不到工作，自信心又受打击，又来论坛吐槽……恶性循环。

大家只要做好这些，我相信能在年底找到好工作的，作为一个求职面试上百次的老兵，给大家这些建议，希望能给困惑中的你有所帮助。不管你是待业还是干得不爽想换工作，都要先做好全面思考和准备。

优秀的医药类求职网站都有哪些?

医药网络求职有多种网站可供选择：综合求职、医药类求职、医科院校就业网站、医药招聘单位官方网站，但效率最高的当属专业医药求职网站。那么生物医药专业的学生一般会去哪些医药求职网站呢?

一、丁香园

丁香园(www. dxy. cn)成立于2000年7月，总部位于杭州，是医学、药学、生命科学专业人士获取最新进展、交流专业知识的网络平台，丁香园用户超过380万，招聘信息主要分布在丁香论坛求职招聘版和丁香园人才网：www. jobmd. cn。

招聘特点：公立医院岗位信息、民营医院集团信息、科研院所岗位信息、知名制药企业信息多。

推荐理由：除了全国各地的生物医药行业最新招聘信息，更有前辈们原创求职经验分享，让医药毕业生少走求职弯路。

二、医药英才网

医药英才网(www. healthr. com)成立于2000年，总部位于北京，是一家医药招聘网站，专为制药企业、医疗服务机构、医药设备、医药流通领域等医药行业企业以及医药从业人员提供招聘、求职、人才测评、培训等服务的行业人才网络平台。

招聘特点：销售类岗位最多。

三、中国医疗人才网

中国医疗人才网(www. doctorjob. com. cn)成立于2006年，总部位于深圳，为医院招聘、护士招聘、医疗器械招聘提供平台。

招聘特点：民营医院为主。

四、健康英才网

健康英才网(www. jkyc. com)是原《健康报 - 健康英才网》下属网站，成立于

2004 年，总部位于北京，主要从事医疗卫生行业的网络招聘服务。

招聘特点：医院信息为主。

五、中国卫生人才网

中国卫生人才网(www.21wecan.com)成立于1998年，位于北京，即卫生部人才交流服务中心，卫生人才评价、人才社会化服务、人才培训、国际化交流与合作、人事人才政策研究、人才宣传等卫生人力资源开发与服务链。

招聘特点：政策发布与招考为主，以及部分医院招聘信息。

目前各类专业网站有很多，建议多查看学术性的大网站信息，更新更快。更主要的是网站上的经验分享和求职攻略能更好地帮助你找到满意的工作。

丁香园－丁香人才招聘版精华帖

【经验】网上求职投递简历的几个小窍门

2013－08－20 07∶11 jession1989

一、邮件的形式

简历的投递尽量用自己的邮箱将简历以正文的方式粘贴上去，而不是正文一个字没有而把简历放在附件中或是用一些网站转交等功能(因为使用这些功能转交过来的简历很多时候显示的主题甚至内容是乱码)，当然更不要“写我的简历在我的博客中”，然后给个链接“欢迎查看”，一句话：没时间。再次强调：不要把简历放在附件中！

这样首先增加了HR阅读你简历的时间，因为可能你的简历不只是被一个人看，也不是只看一遍的，每一遍都要打开附件很麻烦，要是保存下来也不方便找到。这还不包括有些服务器直接将带附件的邮件屏蔽的情况。

其次，这样破坏了你的第一印象。尤其是正文没有字直接在附件中粘贴简历的人，这样显得你的诚意实在是不足。至于那些在招聘广告中就强调了请勿以附件形式投递的职位，如果你还是用附件，那只能说明一个问题：如果你在应聘的时候都没有仔细看说明，或是看了也没有照着做的话，那怎么能证明你在工作中会认真仔细服从安排呢？所以我们抱着换位思考的心情为了自己也为了HR考虑一下，其实很简单，只要你把简历粘贴在邮件正文中就ok了！

二、邮件的标题

关于邮件的标题问题，如果对方在招聘的时候已经声明了用哪种格式为主题，尽量照着做，因为这是它初步筛选的标准。不要认为一个 HR 一天收到的简历只有几份或几十份，事实上是有几百份甚至几千份应聘不同职位的信件。如果你的标题只写了“应聘”或是“求职”或是“简历”等，这样你自己也可以想象一下你的简历被关注的程度。很可能就被忽略了！所以至少要写上你应聘的职位这样才便于 HR 分门别类地去筛选，而且最好在标题中就写上自己的名字，这样便于 HR 再次审核你的简历。以避免其需要在一大群以“应聘……”为标题的简历中一个一个打开来找你的简历，这简直是对 HR 人员耐心的考验啊！而且标题还有一点：用中文字写，除非应聘时要求用英文！所以一个标准的标题就是：你要申请的职位－你的姓名－这份职位要求的工作地点。

三、申请的职位

应聘职位的名称按公司在招聘中给出的写就肯定没问题了，不要自己随意发挥。这个问题在学生中出现的比例还是比较小的，但即使是应聘实习生的，一个大的公司也分为好几种，所以他怎么写你怎么写就对了。但是以后应聘别的职位时一定要写清楚，比如招聘“渠道部总经理助理”，你就不要写“总经理助理”或是“渠道助理”；招聘“副总裁秘书”你就不要写“总裁秘书”“文秘”；招聘“培训专员”你就不要写“人力资源部专员”；招聘“售后技术工程师”你就不要写“售后支持”“客服人员”“技术工程师”……这样的例子简直不胜枚举。很多时候你自己发明的词都没有对应的职位，所以你的简历不管做得多好都得搁置在一边了。

微博求职是否值得一试?

微博是近三年兴起的互联网社交平台工具，在人人微博的时代，有不少企业，特别是名企也开始尝试在微博上招人，但对于求职者来说，通过微博来找工作效果是否会很好呢?

一、微博是否具备求职功能

要判断一个平台或工具是否有求职功能，主要看这个平台中是否聚集了招聘方与招聘单位，以及求职者。在微博上面，企业可以利用官方微博或企业员工的微博自主发布单位招聘信息，而通过该微博的关注和粉丝，招聘信息也容易被传播，从而吸引到一批求职者关注。反之，求职者可以考虑自身的专业特点，主动搜索关注一批业内的企业，及时发现对方是否发布招聘信息，并且也可以通过互动功能主动咨询对方招聘事宜。从这两方面来说，微博显然具备了招聘与求职的功能。

二、如何用好微博求职工具

(1)根据自身的求职方向，主动搜索并关注与个人求职相关的企业，并以此关注这些企业的活动、文化与形象、招聘等信息，从而加深对于企业的了解。

(2)对于生物医药行业的求职者而言，可以关注一些与专业相关的微博大号，以便了解与掌握更多业内新闻，学习专业知识，以丰富并提升个人的专业水平。

(3)通过微博与自己心仪的单位进行互动，主动获取是否有实习和工作机会的信息，以便早做选择与规划。

(4)通过微博学习各种求职经验，比如各种面试经历与经验、职场规则和职场智慧，等等。

(5)建立个人微博，塑造个人良好形象。个人微博主页已成了企业 HR 了解一位求职者特征的渠道之一，所以在微博上不宜发表不适言论，一般以体现正面阳光的博文为佳。

相比招聘会，或者通过网络招聘网站投递简历这些传统的求职方法，微博求职的互动性与及时性更好，更是展示求职者形象的一种新渠道。建议求职者们可以积极尝试这一全新工具。

实际上，除了微博之外，现在也有不少人会利用微信来帮助自己找工作。比如关注意向单位的官方微信，主动咨询是否有工作机会。当然也可以关注招聘平台的公众微信号，以便时时查阅是否有合适岗位。像丁香人才的微信公众号就可以在线搜索职位信息，非常方便。

丁香园—丁香人才招聘版精华帖

【公告】用微信也能求职，你尝试了吗？

2013－03－28 10:23 丁香人才

丁香人才是一个专注生物医学医药专业的求职招聘平台，近期正式在微信推出了公众账号“丁香人才”。

目前提供的服务也非常简单，关注公众账号（jobmdcn）后

- 回复职位名、地区名，可获得相关职位信息！（如：内科、浙江、浙江内科……）
- 回复医院名、企业名，可获得医院企业相关介绍！（如：北京积水潭医院、赛诺菲集团）
- 我们还会定期推送最新求职资讯给您！

接到猎头电话该如何对待?

猎头(Headhunting)一词原意是指美洲食人部落作战时砍下对方的头颅，挂在腰间作为炫耀。现代意义上的“猎头”就是发现、追踪、评价、甄选和提供高级人才。猎头与一般的企业招聘、人才推荐和职业介绍服务有着很大的不同，他搜寻的是那些受教育程度高、实践经验丰富、业绩表现出色的专业人才和管理人才。简言之，猎头可以理解为高级人才中介，担当的是高级人才与企业之间“红娘”的角色。

作为在你和企业之间牵线的“红娘”，猎头有着非常大的作用。

首先，猎头能起到一个横向指导作用。猎头公司有一个强大的行业优势，比如一个人在制药行业从事质量管理方面的工作，他对本公司以外的同行公司可能了解得不太详细，尤其是同行业的两家公司同时想要一个人时，作为个人有时很难作出判断。这时猎头公司对一个行业的全面了解和把握对于个人来讲就显得尤为重要。猎头可以向个人介绍公司的文化、老板的性格、该公司在整个行业中的发展状况，是向上走还是走下坡路，他可以告诉你哪一家是最值得选择的。其次，猎头还可以对个人起到提醒和促进作用。比如他会问你在今后的三五年有什么打算？是否有了相应的培训？是否确实在朝着这个方向去努力？于是，他就充当了你职业发展计划中总监的位置，促进你的想法在逐步落实，并帮助你制定职业发展计划。另外，猎头会提供很多有效的职位需求。比如有的公司会在网上刊登广告，但其实际需要可能只占广告上提及人数的一半，有些人看到后投出简历，往往很难得到答复。最后，猎头还能在沟通环节上帮助求职者。比如某公司找一名研发人员，实际只需要有三年工作经验、英文水平是“能交流”就可以，但非要拔高要求，招一名有五年工作经验、英文要达到“非常流利”的人。如果是个人应聘，很可能直接被淘汰，而猎头就能够与公司进行进一步的沟通，使客户清楚这个人的优势，有一个思考的过程，无形中就多了一次就业机会。特别是在薪酬等比较敏感的问题上，猎头可以起到很好的协调作用。

那么接到猎头的电话，我们该如何对待？接到猎头的电话，这说明了你的简历已被猎头公司收藏，你的能力已经得到了他们的认可。但是，这并不就代表你成功了。因为猎头公司电脑数据库内的人才成千上万，你仅仅是被他的“雷达”

扫中了而已。那我们该如何与猎头打交道呢？下面有几点建议：

一、机会

人们常犯一个错误，以为机会是在这里等着自己，其实机会稍纵即逝。所以当接到猎头电话的时候，你一定要认真对待。当通话完毕后，请记住一定要在方便时尽快给猎头一个答复，哪怕是自己不考虑该职位，也要在邮件中说清楚。如此，猎头碰到其他好的职位还会继续给你推荐。另外，你应该及时参与或争取面试机会：现在大公司往往采取多渠道招聘，同一时间段内可能有多个候选人待定，如果不抓住机会，职位很快就关闭了。

二、简历

如果你对职位感兴趣，就要尽快发送最新版本的简历给猎头。有人认为简历简单就好，不需要写太多东西，也有人把以前的简历拿出来，顺手给猎头发过来，这都是不太妥当的。简历要丰满，有血有肉，起码包括个人信息、工作经历、教育经历。而工作经历最重要，一般包括公司名称、起止时间、所任职务、工作职责、工作业绩、离职原因和项目经验。如果针对所推荐职位的要求，进行简历的修改和补充，更有利于猎头帮你争取到面试机会。

三、面试

如果猎头通知你 phone interview 或 face interview，恭喜你进入第一关。不过也不要高兴得太早，这里有很多事情需要注意：

(1)做面试准备，包括熟悉猎头发来的公司介绍、产品情况、职位描述，也可以在网上了解最近的新闻。

(2)提前一天再次确认时间、地点、对方的联系方式，以显示对公司的尊重和自己的素养。

(3)尽量正装出席，以良好的精神面貌与面试官交谈。

但职业经理人在接到猎头公司电话时，必须要有“自我保护”意识。很多职业经理人已经开始接受猎头这个行业来帮助自己完成职业转换，但对于一些资历较浅的职业经理人来说，仍然需要花费一定的时间和精力来判断对方的专业水平。

首先，在猎头顾问跟你进行的电话沟通或当面沟通中，可以初步判断这个猎头顾问的专业程度。其次，如果猎头顾问暗示你可以隐藏某些工作时间较短的经历或者提到收费，那么赶紧屏蔽他的电话吧。另外，可以要求猎头顾问对你的资料进行保密，以免跳槽不成，反被老板知道。最后，在顺利通过面试，马上要获得 OFFER 的时候，猎头顾问一般会要求提供上级或下属的联系方式以做背景调查。但如果还没有到最后关头，就不要轻易给他，不然成功上岗的可能就是你的老同事了。

在职业发展的道路上，猎头像一把双刃剑，祝愿每位人才都能使用得当。

丁香园 - 丁香人才招聘版精华帖

【经验】工作两年硕士的转行跳槽经历

2008 - 08 - 22 10:29 interdannny

丁香园是我的心灵家园，心情不好时，工作受挫时的首选强心剂。当我离开毕业时曾经心仪的公司后，留一些心得和转行经历供大家参考。

本人简介，男，28 岁，2006 年 7 月 1 日毕业于山东青岛栈桥边的一所高校，药物化学专业，海洋天然产物方向。

应聘企业性质：民企/合资/外企

应聘工作岗位：化学研究员/分析研究员/市场产品专员

第一，二次找工作经历：

父亲在毕业前动了腰部手术，所以回上海以后一直陪在病房没去找工作，直到老人家 7 月 15 日出院。开始着手是从 51job 之类招聘网站，看到合适专业就投，纯属刚毕业加上北方的高校上海不感冒的自卑心态，前后一个多星期后，陆续有二三家小公司找我面试，和专业很贴近的类型，如微生物培养、细胞培养、纯化分析岗位。出于毕业生的急切心态，我匆忙地在 7 月 28 日去了张江高科的一家生物技术公司做了化学纯化研究员工作。

公司属于小型民企，规模不大，有固定的国外客户和落后的实验设备，靠维持客户和低成本低技术处理为生，各方面制度不完善，实习工资也是发现金(为了避税)。在工作到 10 月长假后某一天(三个月实习快到)，一个项目了结时，老板突然我把叫到办公室说："公司出于整体考虑，觉得项目要求和工资结构都不是很合适……"出于理亏，老板还给了我 1000 元的补贴。偶先是晕了一下，清醒过后二话不说就走了。因为在之前的一天，我已经去我心仪的一家公司面过试。

于是我在休息调整了两个星期后，于 10 月 23 日，来到了我曾经向往的一家国内第二大合成外包企业。对于公司的规范程度和技术学习而言这里算是一个毕业不久硕士的好选择。我的岗位是分析专员，在这里我第一次看到了 HPLC①，LCMS②，GCMS③，NMR④ 成堆的场景。被彻底震撼的那一刻，我仿佛看到了曙光。

我要声明一下我的毕业职业规划：从化学实验转到仪器分析，再转仪器市场。

我利索地走出了第一步。

这段过程中的求职体会：

(1)清晰的认识。我没有仔细地了解第一家公司的整体运转和公司的员工结构就盲目地走上了工作岗位。像之前一家民营企业，我过于急着落脚，从而向现实妥协，但却严重偏离了我的方向，而花费的代价就是时间——3 个月。

(2)简历的投递。尤其是你中意的公司一定需要慎重，我第二次机会的出现是因为我以平邮的方式寄出了求职信和完整简历。7 月份投递的，到 10 月公司缺人的时候才收到了回复。这说明他们保留着合格人员的简历。

(3)机会的把握。对方公司本来要求的是做合成的人选，所以面试时第一次过来的是合成部分的领导，结果我完全没有准备。植物化学和合成有着本质的区别，在对方得不到满意的面试答复后，我主动问对方，分析部分有没有需要，结果我就顺理成章地进了向往的部门。

2008 - 10 - 19 07:33 interdannny

相信很多有意跳槽的站友们都收到过猎头的电话，我陆续收到过不同猎头推荐的六个岗位。现归结和分析一下这些岗位和我的匹配度。我是做仪器分析这一行的，所以猎头推荐基本上都和分析行业相关。但是基于猎头公司本身的专业水平有限，所以岗位匹配上有三个是不符合的，这导致我的更新简历回复过去以后，对方就没有音信了。

另外三个我认为匹配度很好。

第一个岗位是某 500 强的销售，我去猎头公司进行第一轮面试时，对方同时向我推荐了另一个岗位——职业咨询顾问，因为猎头公司也需要具有专业背景的人，便于更好服务于这一领域的客户和终端招聘。

---

① HPLC：高效液相争谱法(High Performace Liquid Chromatography)。

② LCMS：液相色谱法(Launch Control and Monitoring Systern)。

③ GCMS：气相色谱质谱联用仪(Gas Chromatography mass Spectrometer)。

④ NMR：核磁共振(Nuclear Magnetic Resonanse)。

第二个岗位是某500强，日用品行业第二强的Analytical Specialist(药物分析科学家)，岗位要求是一个具有综合能力的分析研究员，包括HPIC，LCMS，GC－MS，NMR，并要求流利的英语口语能力。

第三个岗位是某知名生物服务公司上海区的Analytical Scientist，这个我觉得挺有意思，因为猎头公司是美国本土的，通过网上了解到了我的信息。

通过以上经历，我觉得猎头是很值得期待的，尤其是专业猎头公司。重要的一个原因是这些猎头公司和其客户的长期关系。你可以相对轻松地通过他们得到知名公司的面试机会。当然这些专业猎头的筛选也是比较严格的，有一个岗位在我放弃后，推荐的几个同事都没能得到同样的面试机会，(其中一部分原因是口语能力问题)。另外，如果你和猎头咨询关系搞好的话，你完全可以扩宽职业视野，他们会为你提供更多的岗位信息。

HR有话说：一般企业什么样的岗位会寻找猎头?

在生物医药行业内，但凡是稍有点规模的公司，都会与猎头有合作，因为企业发展中需要的中高端岗位无法通过普通招聘来解决。中高端岗位往往是指专业背景出身，专业领域工作技能水平高，或者是在专业领域内具备一定影响力的中高端人才。如果是行业内稀缺性的人才，也适合找猎头解决。一般来说年薪10万起步的岗位就可以通过猎头来寻找，年薪越高，越需要猎头渠道。

没有工作经验怎么办?

在找工作时会发现，很多招聘企业要求应聘者具有至少1年以上的工作经验。这一普遍的岗位要求，把较多的应聘者拒之求职门外。对于刚跨出大学校门的毕业生来说，这个条件无疑是一个门槛，该怎么弥补没有工作经验的缺憾呢?

一、先来了解下招聘企业为何要设定此条件

(1)企业为了减少人力成本的支出一般都会安排适当的人员在某个岗位。因此，招聘有工作经验的员工，除了能马上胜任某岗位的工作，补充急需岗位的空缺，并能帮助企业最快地推动经济发展。

(2)应届毕业的大学生，课堂上的理论知识强于社会经验，不能充分了解企业招聘岗位的工作职责。这时招聘企业需要增加运营成本在新员工的培训上，从而让员工达到岗位要求。

(3)应届毕业生由于缺乏工作经验，对相关岗位的认识不够全面。理想目标和实际有很大出入，对于企业文化不够深入了解，没有空杯心态。应届毕业生的跳槽率会远大于有工作经验的求职者。这样，不仅会使用人单位浪费时间和金钱，还有可能让企业蒙受损失。

二、面对企业这样的要求，毫无工作经验的应届毕业生怎么办

或许你没有用人单位需要的丰富经验，但是如果你对自己未来需要什么样的经验有一个更清晰的认识，那么你就更有机会接近那样的工作、接近那样的人群，你就会更主动地关注相关的信息、学习相关的知识，所有这些努力就将使你在那个领域里比别人更快地获得经验。同时如果你是用这样的方式更快地积累了经验，你还会同时获得另一项收获——更科学、全面地看待自己的经历。

或许你是个应届毕业生，没有实际的工作经验，但是不代表没有迎接挑战的欲望，没有学习和创新的能力。应届毕业生可以在简历中着重描述自己的实习、兼职、社团方面的经历，通过这些实践活动，表现出自己的学习力和创造力。若是实在没有实习、兼职、社团方面的实践经验，则需要强调学习成绩、性格、学习能力和创新能力方面的优势，一定要实事求是，不能伪造工作经历。

必须要明确一点，企业要的不是经验而是价值，在简历中突出你的价值，成功就在离你不远的地方。

丁香园－丁香人才招聘版精华帖

【经验】没有工作经验也可以找到好工作

2013－03－28 13:27 正能量 AK

每个人的自我情况对一个人的成长影响当然是重要的，学校里和社会上的职业指导专家和老师都在建议大学生要根据兴趣、特长找工作，要分析自己能干什么，有什么能力，然后再给自己定目标、定计划。殊不知，大学生根本就没有兴趣专长，大部分人都是这样。20年的家庭教育和学校教育中，我们一直在鼓励学生要"好好学习、天天向上"，但我们并没有很好地引导学生应该为什么而努力。所以在自我兴趣、擅长方向、价值观、成功导向、战略目标等方面缺乏基础。因此在方向性的问题面前，我们的大学生是迷茫的。而迷茫的核心原因在于，对职场、外部环境缺乏客观的规律性认识，对获得的机会没有充分的认识，不知道如何把握，缺乏坚定的目标和规划。

在没有太多工作经验的前提下，怎么找到好工作？可以有三招解决方法。

(1)了解别人比别人了解你容易很多。

(2)预见性的融入具体业务。

(3)用最大的主动性开创自己的未来。

我以前有个学生，她的学校和专业都一般，听了我的课后，想去旅游业发展，发了很多简历，没有收到面试通知。后来她打电话给我，问我该如何进入旅游业，我问他，你是坚定地要进入这个行业吗？

她回答"是"，我又问，为了学到行业知识，你愿意付出努力和汗水吗？她还是回答"是"。

我说："好，那你按照我的要求去完成四件事。"

第一件事：上网查询全中国有哪些一流的旅游公司，哪些公司的业务代表着未来的方向，最有前景。然后，你告诉我你最想去哪家，只能锁定一家。她用了三天告诉了我结果。一流的旅游公司有国旅、中青旅、携程网、艺龙网，等等。她认为携程的业务代表在线旅游，是未来的方向，她选定携程了。

我说好的，第二件事：上网查询携程网在最近三个月，哪个部门在连续大规模招聘，这个部门有何特点？部门负责人是谁？公司的办公地址在什么地方？具体在哪一层哪一号？又过了两天，她给我回复了，携程网的商旅度假产品部在大规模招人，这个部门是携程的新设部门，是公司的业务重点，部门经理姓张，公司的办公地点在某某大厦的19层。

第三件事：上网查询美国前三名的在线旅游公司的网站，查询其商旅度假产品一切相关信息和资料，然后和携程网的商旅度假产品进行详细对比，结合个人观点，写一个1000字的分析报告。这个学生非常地认真，她用了一个星期的时间，结合自己的观点写出了这篇比较分析。当她发给我时，我连看都没看，直接回复，再修改一次。

第四件事也是最后一件事情：把你写的这篇比较分析报告打印出来，附带简历，亲自去携程的办公地点，把它亲手交给商旅度假产品部负责人张经理，注意，是亲手。我的这位学生在一个工作日的上午十点，穿着正装，准时去了携程网的公司。她到前台后，表明了要见张经理，前台说张经理没在，要她把简历留下，他们转交。她给我打电话了，我明确告诉她，必须亲手交给张经理。她开始在前台附近等张经理，中间还有保安赶她走，她都没走。过了有1个小时。张经理回来了，前台主动告诉了张经理有个学生等他。

她主动拿出报告，亲手递给了张经理。我后来得到的回复是，张经理看到写着《美国某某、某某、某某公司与携程网商旅度假产品比较分析报告》的名字时，眼睛一亮。后来，他们去会议室交流了，后来中午一起吃午饭了，我想再后来就不用我说了。她应聘成功，经过几年打拼，最近被猎头挖到另一家公司的商旅度假产品部做部长。

1. 了解别人比别人了解你容易很多

当你去一个公司参加单位应聘时，我首先问你，你了解这家公司吗？了解这家公司的历史、产品、文化、经销渠道、竞争对手、未来战略吗？同样的，换个角度，这家公司的人了解你吗？了解你的家乡、家庭情况、教育背景、喜怒哀乐、特长能力等吗？相信你会说不了解，既然双方都互不了解，那么你认为是让公司了解你容易，还是你了解公司更容易？

这就是为什么面试之后，公司却没有选择你，因为你没有充分了解你的战场、了解你的谈判对象。

当你想去一个企业时，请回答我几个问题：这家公司创办于哪一年？竞争对手有哪些？未来发展方向有哪些？产品有哪些？主打产品是哪些？企业文化的特点是什么？……至少20个问题。

去年宝洁招聘的最优秀的学生是学数学专业的一个本科生，我问他为什么会被录取，他告诉我，他做了足够的准备工作，以至于面试时，当他说出宝洁的第一个产品是蜡烛时，连面试官都不知道，可想而知他能不被录取吗?

主动求职的调研可以从两个角度入手，第一，寻找公司里代表未来方向的新兴业务；公司的发展确实有用人的需求，在扩张中；要知道并遇见到对你起关键作用的人。第二，你要明确对手。你要明白你要和谁谈，谈什么，有没共同点、共同话题。知己知彼，决胜千里，要知道企业招聘的要求和目的。你们双赢的价值点在哪里？站在对方的角度考虑问题。

比如上面讲的我的那个学生，她做的主动求职的每一步安排，都是符合了这三条标准的，她做的每一个准备工作，都是在为双方寻找共同话题，体现自我价值的方式方法。

2. 预见性地融入具体业务

在工作当中，领导分配一件事情给员工，要求尽快做完，尽快上交结果。第一类员工小李，三天后跑来告诉领导:“领导，你要做的事我已经做完，您看看。”第二类员工小孙:“领导，您要做的事情我已经做好了，你看看怎么样，还有没有其他的吩咐，我帮你做?”再看看第三类员工:“领导，你给我做的事情 A 我已经做完了，而你做 A 事情的目的是为了做 B 事情，而 B 事情我已经起头了，但做不下去了，我需要您的指导，您指导指导我，我给您做完。”

其实在求职中也是一样的道理，在还不是公司正式员工之前，就要有提前学习掌握的态度。什么叫做创造机会，他没要求做的事情，你已经花了很长的时间学习和准备这件事，对他来说给不出不招你的理由。机会是自己创造出来的。

我们继续看刚刚说到的那个同学，如果这个同学没有做第三件事，直接去做第四件事。她也能见到张经理，但是他们有没有共同的话题？肯定没有。但是，当她做好了准备，你如何看待商旅产品，你如何看待我们公司的商旅产品，在有准备的情况下，你觉得他们会没有共同话题吗?

3. 用最大的主动性开创自己的未来

这个世界上，会主动关心你和帮助你的人，主要是你的父母和你的亲朋好友，如果你不主动去说一句话，任何人的命运都和你无法形成关联，如果你不懂得主动关心别人，主动去影响别人，主动让自己和别人有关联，那么你很难改变你的命运。为什么很多应届毕业生刚毕业时选择营销类的工作，是因为这会对今后的发展积累很好的经验，营销类的工作就需要你主动让你的产品去和别人有关系，让别人感知到需要你的产品。不论你设计的产品有多么好，如果你不懂得主动向别人争取机会，那么很多时候，你是没有机会的。

很多同学都会遇到这个问题，你喜欢电脑吗？——喜欢；那你做过什么准备吗？——没有；你喜欢看书吗？——喜欢；那你看过什么书？——刚从图书馆借来，还没有看。

想要有机会，第一是决心，第二是你有什么能引起面试官注意的特例，第三是你做了什么样的准备，第四是坚定和坚持。如果这个学生按照刚刚说的方法去努力了，但没有做成，那么你需要做的，就是再去做一次。很多事情，很多时候需要你的决心。例如在电影《肖申克的救赎》中，男主人公想在监狱里办一个图书馆，他在监狱里已经失去了自由，只有写信，写一封信会有结果吗？没有，怎么办，继续写，但坚持每天写一封信，坚持写、坚持写，坚持了很久之后，终于，有一天，邮差来了，送来了他想要的书和钱。

在求职之前，如果你瞄准了一个公司，你就需要花一些时间、精力去充分了解这个公司。新员工入职后，公司会请专门的人去给你们做培训，但是你不要等进入公司后才去了解公司，才去学习这些业务知识。你把这件事情提前做了，如果你在招聘前三个月把进入公司后培训会教你的内容提前掌握了，你就会成为公司在寻找的员工。所以，你应当提前去了解这个公司，做行业调研、企业深度研究。比如：这个公司属于什么行业，这个行业目前的发展如何，这个公司的产品有什么特点。想弄清楚这些，你可以提前去结识这个公司的经销商，和他们交流。也可以和产品的竞争公司的员工交流，去了解对方眼中的你所研究的公司的产品。当把这些东西都了解得非常清楚后，写一封信，交给公司的业务部门或者董事长。即使你的报告做得再差，你也有了和其他同学相比最大的优势，就是你比其他同学更了解这个公司。

所以，目标越简单，越容易成功，正因为你的目标单一，所以你比其他人更容易在一个方向上下更多的功夫。正因为别人什么职位都投，什么公司都投，所以他更容易没特色。你要在战略上打败别人的关键是，在最关键的地方投入最多的兵力。

HR 有话说：对无工作经验的人，HR 面试时看重哪方面表现呢？

工作经验固然重要但是并不是所有的岗位对于工作经验的要求都是必需的。之所以要求有工作经验主要出于这些考虑：适应工作要快、需要培训的成本相对要低。但是如果是积极主动学习的求职者，相信依赖于企业完善的培训机制，即使无工作经验，也能很快掌握基本的工作技能。所以在面试前，求职者要做充分的准备。首先要对专业知识进行准备，HR 对于无工作经验的人，更多的是考察基本的概念和知识，如果学了四年的知识都不清晰，HR 会质疑求职者的学习能力。除了专业知识还要对应聘的公司和岗位进行了解，这样在面试过程中能体现出自己良好的态度，希望来企业工作积极的意愿，会给企业留下良好的印象。最后，HR 还会关注求职者的个人品质，比如诚实、有责任心、合作能力等。

学历越高越好找工作吗?

现在很多的毕业生认为为了能够找到更好的工作，就需要不断地去考取更高的学历。从硕士到博士，从博士到博士后，人生大部分的时间就花在获取各种学历上。那么学历越高就越好找工作吗?

一、如何正确看待“学历”

有人认为只有高学历才有好工作才有发展空间，也有人由于求职时受最高学历限制或者第一学历歧视而感到愤愤不平。其实用人单位在招聘的时候之所以将学历放在如此重要的地位，究其根源，主要有以下几点：

1. 素质

这其中包含了个人基本素质、修养，以及专业素养。在不了解一个人并且无法准确判断一个人的时候，只有通过这种类似于“社会共识”的外在基准去判断一个人的内在是否符合本企业的要求和文化。

2. 学识和能力

同样的道理，当学校学历已经成为了一种默认的“社会共识”的时候，那么对于一个人的判断基准往往也会往这个方面来偏重。很多时候，一个人若有好学历背景，在普通意义上等同于暗示着其有着丰富的知识面、宽广的眼界、广博的思路、严谨的逻辑思维能力以及上进好学的心智，等等。

3. 诚信

一个有着好的学历学校背景的人，往往意味着有着很好的职业诚信。就好比买东西看品牌一样，一个道理。

企业在招聘一个人的时候，首先考虑的是这个人能否很好地适应本公司的企业氛围和文化，并且能够在这个环境中充分发挥自己的特长和能力，并且长久地效劳于本公司。然后是这个人是否有能力能够为我们创造出超乎我们所期待的价值。

这也是为什么有了工作经验的人在找工作时候较之没有工作经验的人要更为容易的原因，因为透过之前的工作经验，新的公司可以很容易地就了解到这个人的内在。

二、有数据显示学历越高，就业率越低

2011 年 10 月 18 日海峡教育网报道国家公务员局发布了《报考指南》，该指南规定“招录职位表中所要求的学历为报考人员所获得的最高学历”。这样一来，要求本科的职位，硕士和博士均不能报考。一名硕士生被采访时谈到：“三年前，我本科毕业时，报考公务员，不少岗位要求都是硕士；于是我选择报考研究生，现在快毕业了，再报考公务员，却告诉我有的岗位硕士不能报考了，只要本科。”

2013 年 4 月 18 日关于广西第一季度毕业生供求情况：广西人才网发布 2013 年 1—3 月大中专院校毕业生供求情况。2013 年第一季度，广西人才网中求职毕业生主要集中在大专学历和本科学历，其数量占比达到 96.14%。而在职位要求上，要求本科以上学历毕业（包括本科和研究上以上学历）的比例为 7.11%，要求专科（包括大专学历和中专及以下学历）毕业的比例为 80.53%。

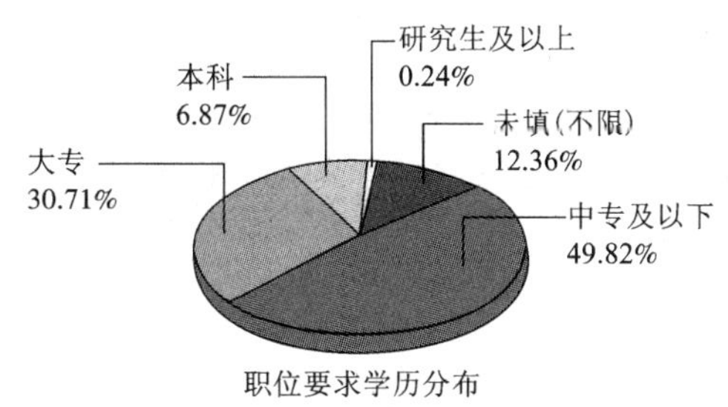

职位要求学历分布

三、学历越高，就业率反而越低，为什么会出现这个不等式

1. 心理预期导致就业难

2010 年 10 月 20 日举行的江苏省 2011 届毕业研究生供需洽谈会，连云港第一人民医院党委副书记杨庆松告诉记者，该院博士生的招聘计划是 30 人，提供的待遇也很高，而招人情况却不理想。杨庆松分析，最关键的原因是医院位于苏北，地域吸引力不强，其次，是医院科研项目的硬件设施还不够吸引人。时隔 3 年，2013 年 11 月 3 日丁香园南京地区医护人才专场招聘会，徐州市第一人民医院人事科科长刘阳也表示他们医院中高学历人才很难引进，很多博士生更愿意去北京、上海、南京等地工作，不愿意去徐州。

2. 部分学科就业面偏窄

“我们的研究生教育，存在两大通病：闭门造车，缺少特色，这样培养出来的

硕士生，缺乏就业竞争力”。有专家指出，长期形成的“重学术学位、轻专业学位”理念，直接造成了目前学术型研究生培养过剩，与社会需求不对接。“硕士生教育一定要走出课堂、走出实验室，和社会、和实践紧密结合，多培养应用型的人才”。教育专家表示，“博士生可以埋头从事学术研究，毕竟他们的就业方向主要就是高校和研究所。如果硕士生也和博士生一样只顾做学问，最终就会发现，就业时高校进不了、企业不欢迎，很尴尬的”。

3. 研究生“扩招”要适度

专家指出，学历与就业率的“倒挂”，并不能就此否认研究生的整体培养水平。从平均水平来看，研究生的综合素质还是高于本科生以及专科生的。研究生就业率的走低，应引起高校的重视。

招生规模的扩大，必然会引起新的供求不平衡。部分硕士生为暂时逃避就业，选择去考博。但博士生就业面比较窄，用人单位从成本考虑，对博士生的需求量非常小，很多高校博士生就业同样不容乐观。因此，如果研究生的招生规模不加以控制，必然导致就业形势更为严峻。

由此可见找工作并不是学历越高越好，不要一味地追求高学历。如果有合适的机会，每一个应聘者都应该好好把握住，只有把握住现在，才能创造出美好的未来。

丁香园 - 丁香人才招聘版精华帖

【招聘】找工作还是考博

2013 - 01 - 21 09:55 selinatiantian

我是北京学整形的硕士研究生，不是男生，不是北京生源。在很早的时候就开始找工作了，可是目前还是两手空空，很痛苦啊！

倒不是没有人要，可是想要的要不是军队医院，去了就是裸奔，没有户口没有编制，还没有轮转合格证。要不就是特别偏远的郊区医院，有户口有编制，但是一签签十年，十年啊，我要在离北京城很远很远的地方工作。太可怕了！

在这期间打酱油打得是不亦乐乎，跑了很多医院，也面试了很多场，都没有一个说要我，好不容易有个三级综合医院要我，可是主任又没有申请到进京指标，对是否能办理延期派遣，是否能有科室余留名额也无定论。本来信心满满，却又波折四起。

我们学整形的硕士就这么没有单位要吗，在招聘会上，只要一说我们是学整形的，就算是发的外科学毕业证，人家也不收我们的简历。偶尔都是硬塞给他们的，特别的囧。

找了一圈工作，累了，发现还是不如考个博士，可是8月8日横空出世的住院医师规范化培训政策，让是否上博士都很纠结。上了博士，三年之后，是不是还能像今天一样先找工作，再去轮转。还是变成像上海一样的先轮转，看人家脸色要不要你呢？

在毕业之际，感觉自己到了一个岔路口，不断地选择与被选择，追逐与被舍弃充斥着生活的每一天，是我的方向选择错误吗，还是医学生本就应该活得这么纠结？

2013－01－21 10:06 wenming310

定位最重要。如果你是典型的高不成低不就。那么想舒服就回家，想奋斗就考博加规培，6年后你能在北京的一个一般的三甲医院立足，和今天的你去郊区三级医院一样。

2013－02－27 16:02 蓝宝石0

不知道楼主现在是什么情况，我也是这样，高不成低不就，不知道该怎么办。考博我暂时放弃了，女孩子还是先工作吧，3年后面临的还是就业。

2013－02－27 21:31 赖毛

搞不明白为什么那么多人非得留在北京或者省会城市，中国污染最重、交通最堵的就是这些城市！我倾向于环境宜居的中小城市，大城市的医生比的是SCI，小城市的医生才最务实，提高技能，造福一方！

HR有话说：学历越高就业机会越大吗？

目前的情况来看，并不是学历越高就业机会就越大。很多地方都出现了学历高反而就业率低的现象。用人单位会认为高学历的人眼高手低，不愿意从低处开始做起，实践能力不够，薪资待遇要求又会比较高，所以如果相同岗位低学历能够通过培养胜任的，更愿意招聘低学历的求职者。

目前存在这种学历越高反而就业机会比较低的现象已经给高学历的求职者提了个醒，要在学校期间根据自己今后希望从事的职业方向，多去积累相关的社

会经验，提高实际操作能力和个人综合素质。同时求职的时候一定要保持谦虚的态度，更多地去看这个工作能带来的个人能力的提高，以及在企业中未来的发展空间，不要只看到眼前利益，要把眼光放长远，要让用人单位看到你的能力以及谦虚学习的态度。

情侣一起找工作
是更有优势还是更有劣势?

毕业季，大学毕业生忙着找工作，不少学生感到找工作不太顺，对于那些情侣大学生来说，找工作就更难了，因为他们还盼望能同进一个单位，继续他们的爱情之旅。不少大学生情侣求职频碰壁，毕业双飞实在不是易事。

一、优势

针对情侣结伴找工作，大多数事业单位表示可以接受。像在医院单位，情侣档、夫妻档一起工作是常见现象。对于用人单位来说，可以避免由于员工感情或家庭不稳定等因素而带来的员工异动现象。

而对情侣档来说，在一起工作，不但能增进相互之间的感情，避免一些摩擦，也能稳定自己的心，不用老想着跳槽。但前提是加入的公司必须是一家对个人发展非常有前途的公司。

二、劣势

“情侣档”一起找工作容易给人感觉缺乏独立性，而且后期也会因为情侣或夫妻的关系而带来一系列的问题，比如公司机密遵守问题，情侣或夫妻员工共同的稳定性问题。所以，目前也有不少企业对大学生情侣搭档求职说“不”。

对于情侣本身来说，生活中产生摩擦是很正常的事情，但如果处理不好就会影响个人的工作，甚至还影响周边的同事，像这样的情况，企业都是不愿意看到的。

情侣一起求职时需要注意的问题：

尽管情侣携手参加招聘会无可厚非，可以相互照应，但是有些细节需要格外注意，毕竟，企业希望招聘的是具有独立精神和个人能力的求职者。比如，面试官面前不能牵手，不要有亲昵举动；对方面试时不要插话；男生可以鼓励女生自信回答招聘企业的问题，增加勇气，而不是成为对方依赖的对象；不该帮对方递简历，要让对方独立求职，增强主动性……此外丁香人才网还了解到：医院用人单位更希望情侣应聘同一家单位，这样稳定性更强。

丁香园－丁香人才招聘版精华帖

【经验】勇敢一点，这个季节我们收获的不仅有工作还会有爱情

2013－01－29 17:02 yeziyun2010

我们决定在一起已经是2012年的10月底了，我是护理学小硕，男朋友是脑外科小硕，同一个学校，非“985”非“211”，非江浙本地人。我决定和他在一起时，遭到了好多好朋友的反对，因为马上就要找工作了，我完全没有必要在这个节骨眼上来选择爱情！

遇到他之前我一直真心想去上海发展，我们在一起没一个礼拜我就接到上海一家三甲医院的面试通知。然而我犹豫了，因为我要去上海的话，那我和他就不可能继续下去，而我不去的话，又担心和他在一起到底合适不合适。当我把自己的顾虑告诉他之后，他毫不犹豫地说“面试还是要去的，先不要想结果，就当积攒个面试经验”，就这样我们开始了研究生阶段第一场面试，结果很成功。经过了面试，考试，再次面试三轮后，我成功被录用了。

录用后我纠结了很长时间，因为我们没有感情基础，我和其他很多女生一样害怕选错了人选错了路，害怕最后两头空。可我还是决定和他在一起，放弃了上海的工作机会。因为在我看来，既然选择了就应该相信自己的感觉，相信自己的选择没有错。

拒绝了上海之后，我们开始了面霸的日子，江苏和浙江的所有发达城市我们几乎都跑了一遍。因为考虑到我们俩要去一个城市发展，医院不能太差，还不能离我们两个的家太远等，最后我们选择了苏南一个城市的两家最好的医院，他如愿以偿地去了脑外，我也如愿以偿地签了一家当地最好的医院。

现在可能还有好多站友工作还没有落实，但是我想说你们中好多人很多方面肯定比我和我男朋友条件好，所以只要你们再主动积极争取（特别是硬件条件不是太好的小硕），不放弃，最后的结果肯定不会太差。还有那些面对毕业的情侣们，只要你们真的很珍惜对方，你们一定还会在一起，因为时间会推动着你们向着彼此最想的方向去努力。因为有一句话叫“如果不拼一把，你永远不知道自己有多么优秀”。如果不拼一把，你怎么会知道最后你收获的不仅是工作还有爱情。

HR有话说：HR怎么看情侣一起找工作?

公司一般情况下不太会招聘情侣。情侣在同一家公司工作，尤其是在同一部

门或者上下级，很容易将工作上和生活上的矛盾混为一谈，若处理不好，就会出现吵架、分手等事情，不仅会影响个人工作，出现离职情况，而且很容易影响整个团队的氛围，不排除有些员工会觉得在工作分配上有失公平。

建议情侣不要为了在一起工作而特意找同一家公司工作，这个既不利于自身发展，也不利于感情维系。每个人都有不同的工作目标和愿景，找工作时，更多应该考虑这个公司能够给自己提供怎样的平台、怎样的福利待遇、怎样的发展空间等，是否适合自身的实际情况，不要一味地因为儿女私情，要求在同一家公司工作。并且，距离产生美，长时间待在一起，再加上工作上的磕磕绊绊，更容易引起双方的矛盾，引发感情危机。

为什么招聘单位都喜欢“211”、“985”高校的学生？

尽管教育部明令禁止发布包含限定“211”、“985”高校等字样的招聘信息，但仍有不少招聘单位或明或暗地只招收“211”、“985”高校毕业生，这种现象困扰着许多优秀的应届毕业生。对于那些不是“985”、“211”的学生，在找工作过程中如何不被该现象影响到自己的心态，找到一份自己满意的工作，是目前很多应届求职者遇到的常见问题。

一、什么是“211”、“985”高校

“985 工程”是指国家为建设若干所世界一流大学而实施的高等教育建设工程。“211 工程”是指国家实施“面向 21 世纪，重点建设 100 所左右高等学校和重点学科的建设工程”。

到目前，“211”高校共有 110 多所，“985”高校共有 39 所。因为“985”高校同时也是“211”高校，所以二者合并总共 110 多所高校，其中有北大、清华等名校，也不乏西藏大学、石河子大学等西部高校。

二、招聘单位喜欢“211”“985”高校生的原因

生源好，潜力大，从“211”、“985”高校出来的学生社会上面精英多，另外许多单位都有名校情结，认为名校出来的学生总体上比普通高校出来的优秀。笔者总结了一些“211”、“985”高校的优势：国家重点支持学校建设，师资力量强，设备好，软硬件都会强；学校出来的生源质量好，相处可以互相促进导致比较好的学风；毕业后的同学形成的人脉更优。

三、如何正确看待招聘单位喜欢“211”、“985”高校生的现象

自从我国高校被划分为“985 工程”高校、“211 工程”建设高校、一般重点高校、普通高校以来，社会对于这样的划分机制是否合理的讨论一直就没有停过，然而，社会上的招聘用人却在这点上越来越重视，这些招聘用人单位认为，“985”、“211”高校的生源普遍较好，且学校的名誉高，在分不太清楚毕业生质量

高低的情况下，他们更愿意相信这类高校毕业生的质量更高，更可靠。

但与此不同，有人认为，专业实力的高低在高校排名时并非是根据“211”或“985”学校来划分的，有些普通高校的部分专业实力远远超过“211”或“985”学校，就因为中国大学的这种分级体制，导致许多就读于普通高校的优秀人才在就业时遭遇不公正的待遇。更有人认为高考时，录取分数在各地区的差异本来就导致部分优秀者不能平等地进入一类高校，毕业时找工作也面临连锁反应，显然是不合理的。退一步讲，即使不否认考进“211”、“985”学校的学生智商高，很优秀，但也并不意味着所有非“211”、“985”学校的学生智商都不如考进“211”、“985”学校的学生智商高，而且在长达四年的学习期间的努力程度不同，会导致毕业生的水准发生巨大变化。因此，有人认为仅凭高校的类别难以选拔真正的高质量毕业生，也是对非“985”、“211”高校毕业生的就业歧视，是不公正、不合理的。

四、非“211”、“985”高校生，怎样求职更好

“院校歧视”近两年有愈演愈烈的趋势，虽然国家目前有明文规定，不能在招聘简章中出现“优先考虑‘211’、‘985’院校毕业生”等字眼，但实际上用人单位的HR仍然会潜在考虑这一前提条件。

非“211”、“985”高校毕业的学生，面临这样的求职困境时，首先要放平心态，不要因为自己不是“985”、“211”的学生就气馁，找工作与学校名气有一定的关系，并没有绝对关系，企业最终看重的还是应聘者的才识和能力。其次是要讲求策略，面对现实，准确定位，学一门很精很专的特长，增强自身优势。再次，也是最为重要的一点，成功是需要努力的，在校时应好好学习知识，锻炼自己全面发展的能力。为迟早面对的就业压力提前做好应对准备，准备越充分，就业时就越有资本和单位人事沟通交流。

丁香园－丁香人才招聘版精华帖

【求职】“985”、“211”真的这么重要吗？

2013－04－05 13:36 近先近智

请问在求职中“985”、“211”学校的要求真是那么重要吗？听说很多医院非“211”学校毕业生不收。这样一路下来，好的医院以后只收“985”的可能性也不小啊。进一步结合自己情况请教：小弟江苏人，南方医应届临床本，考研本校外科未到复试线，在徘徊调剂还是再战，调剂的话只有大连医普外和本校解剖可

选，再战自认实力也能上“211”学校，就短期和长远来看，该如何取舍呢？

2013－04－05 22:02 yuhqiang

旁观者清，大伙说来论去比的就是一个“家底”，感觉就跟一群地主家的孩子在胡拼谁家老爹最有钱。毕业学校名气大只是给了你们一个“面子”，个人的业务技术实力才是最重要的。武汉同济医学院附属同济医院外科的陈孝平教授可谓外科学权威，要知道人家当年是从蚌埠医学院考研过来的；去年从附属武汉协和医院呼吸内科调进首都医科大学附属朝阳医院的施焕中教授，是从广西开始的，回头看来竟完成了“四级跳”……妄自菲薄都是不应该的，建议多接触一些“985”、“211”的同级同学，“真枪实弹”地比拼几个回合，用实力赢得自信。

2013－04－22 13:25 dbliuwh

“985”和“211”对于具体所从事的工作没有多大意义，只是多了一个门槛。但体制的事情，一般人没有办法去改变。所谓“识时务者为俊杰”，要达到自己的理想和目标，得先顺应体制内的要求。大家进了体制内的门槛，又处于同一个起跑线。

因此，对于迈入这个门槛而言，“985”和“211”是重要的！如果不能通过“985”和“211”进入门槛，那就得另辟蹊径了。

HR有话说：对于非“211”或“985”院校毕业的学生，面试时应怎样表现？

首先，面试之前一定要调整好心态，即使在岗位要求里写到“‘211’‘985’院校毕业优先考虑”，也不要打退堂鼓。然后就是要做好充分的准备，要从各个渠道了解应聘公司的业务、未来的愿景，分析招聘岗位的要求，结合自己曾经的工作经历分析自己的优势和劣势。在面试过程中，要时刻保持谦虚、大方、自信的仪态，真实、从容地展示自己的能力，让HR发现自己的闪光点。求职者切忌因学历觉得自卑，甚至做出一些欺骗的行为。任何一家企业都不会拒绝一位有工作能力的人，但绝对会拒绝一个不诚实的人。

求职过程中如何
注重人身安全及个人隐私保护？

经常听到一些求职者说自己的信息被泄露，收到莫名其妙的骚扰电话，也会看到一些报道说某些求职者由于无知被一些非法机构蒙骗或由于求职之前安全意识淡薄被骗被利用导致人身财产受到损害，造成人身和钱财的安全问题。个人信息泄露的问题现在越来越受到大多数人的关注，也是求职者在求职过程中必须要注重的问题。能够求职成功固然是好，人身安全也是求职者必须要注重的问题。

一、求职过程中如何保护自己的隐私

求职过程中如何保护个人隐私的问题，已经受到广泛的关注，如何在求职的同时能保护自己的隐私不被泄露，给出以下几点建议：

(1)谨慎选择简历投递网站。尽量选择官方网站，比如政府部门、知名企业、已经得到认可的商业招聘网站进行个人简历注册，了解其对个人信息的管理承诺，选择对简历有开放等级权限管理的招聘网站。

(2)注意个人简历查询屏蔽。找到合适的岗位信息后，再去该网站注册个人简历，应聘成功后，如果网站上有简历激活和睡眠功能，记得把自己在网站上的信息设置为隐蔽状态，避免用人单位日后的骚扰。

(3)简历内容应减少与应聘无关的隐私。简历信息中不要主动透露与求职无关的信息，例如健康情况、家庭婚姻状况等，建议如果家庭电话和手机不是必填项的尽量不留电话。另外，简历书写文本中可以加上保密条例，表示仅限在招聘中使用。

二、求职过程中如何保障自身安全

在选择求职过程中如何注重人身安全？给出以下几点建议：

(1)提高分辨能力，拒绝传销活动。毕业生如接到陌生人的电话，不要轻信，遇到疑问，应与老师或同学一起商量。

(2)慎重对待各类招聘信息。如接到一些自己并不熟悉或者从未投放过简历的单位面试通知、或通过报刊、网络、人才市场收集的一些不知名用人单位的信息一定要进行核实，如查阅用人单位营业执照等合法登记手续、通过电话核实、通过单位周边群众了解单位情况、非正式走访单位等，利用多种方式，尽量较多地了解单位的内部情况和资料。

(3)提防就业陷阱。一般情况下，毕业生不要将个人的所有联系方式都提供给招聘单位，一般提供手机号码和邮箱及所在学院的办公电话即可，不要提供本人家庭电话及家庭详细地址，尤其是家庭电话和个人电话尽量不要同时在网络或职介所公布。对于互联网上的招聘信息，一定要慎重核实，不要轻易填写过于翔实的个人信息。

(4)国家明确规定用人单位不得以任何名义收取报名费、抵押金、保证金、培训费等费用，不得扣押应聘人身份证。对于以各种名义收取此类费用的用人单位，毕业生应提高警惕，谨防上当受骗，并及时报告招生就业指导中心和保卫处。应聘前要通过各种渠道充分了解应聘单位和应征职位，不要盲目应聘；要警惕各种假招聘真收费行为；要警惕不法企业在签约后逼毕业生辞职收取违约金或以试用期为名赚取廉价劳动力。

(5)掌握劳动法规和相关政策。求职者在求职前或求职过程中，应主动学习一些劳动法规和相关政策，提高自己的求职素质和独立思考的能力。

(6)注意自我保护。要注意与用人单位签订书面劳动合同，不要轻信其口头承诺，在签订合同时一定要仔细阅读各项条款，必要时可咨询招生就业指导中心和所在学院的意见。

(7)毕业生外出求职过程中要注意人身安全和财物安全，防止交通安全事故和被盗案件发生。求职应聘时要尽量在同学或家人陪同下，避免只身参加应聘，以防范被绑架和非法传销、直销陷阱。

(8)毕业生在外出期间定期与所在院系联系，报告情况；要做好就业信息的审核和确定，防止上当受骗。要定期主动与学校、家人保持联系，必要情况下要保持冷静并伺机通过各种渠道报警。

(9)到正规人才市场求职。看企业是否有“三证”，即营业执照、中介许可证、税务登记证(国税、地税)。

(10)谨慎签订劳动合同。与用人企业签合同时，求职者要“三看”：一看企业是否经过工商部门登记以及企业注册的有效期限，否则所签合同无效；二看合同字句是否准确、清楚、完整，不能用缩写、替代或含糊的文字表达；三看劳动合同是否有一些必备内容，包括劳动合同期限、工作内容、劳动保护和劳动条件、劳动报酬、社会保险和福利、劳动纪律、劳动合同终止的条件、违反劳动合同的责任等。必须签书面合同，试用期内也要签合同。

在网络信息化的时代，信息的传递越来越便捷，个人隐私和安全保护意识需要增强。在找工作中，慎重选择正规的求职网站填写简历，要多方打听单位的真实信息，特别是在签约中，谨慎保护自己的合法权益。

丁香园 - 丁香人才招聘版精华帖

【求职】大学生求职如何保护“隐私”(转帖)

2013 - 10 - 14 15:43 jession1989

“现在人才市场还比较开明，简历上可以暂不贴照片，只要求留电话号码，可网上求职或与招聘企业面试时就不同了，要求提供联系方式和照片，否则视为不诚心求职。”最近在江门人才市场求职的小芹向记者诉说了她求职时的苦恼，她认为，招聘网站包括一些招聘单位要求求职者在简历中详细填写个人家庭住址、亲属关系等信息，这些属于个人隐私，没必要向招聘企业说明。法律意识逐渐增强的大学生们认为这是“霸王条款”，“特别是网上求职，如果不填电话号码和上传照片，简历就无法提交成功。”许多大学毕业生发出无奈的心声。

一、学生——家庭信息能否不填?

记者了解，现在许多公司招聘人才要求求职者填写简历时，不仅要写自己的手机号和宿舍电话，甚至要求写家庭电话，还有父母的姓名、手机号码和工作单位；上网提交简历时，必须填写身份证号码，否则无法提交。对此，去年毕业现在从事会计工作打算跳槽，在十一前后连续赶了数场招聘会的小温觉得现在找工作非常“别扭”——这样不会泄漏我的个人隐私吗？求职的是我，又不是我父母，有必要问我父母的工作单位和手机号码吗？谁能保证我的信息不会泄漏出去?

小温的担心，并非多余。采访中，不少求职者告诉记者，他们也常遇到这种情况。“我还经常接到莫名其妙的电话，她说她知道我是做会计的，说她们有大量本地发票，问我要不要购买”长相文静的小温有些担心，“我都不知道他们怎么知道我的个人信息的，我想大概是我在许多求职网站上注册的资料吧。万一有人利用我的资料，造假身份证、打电话到家里骗钱或者骗我去面试交押金呢?”

二、企业——不要盲目投递简历

在现场，记者也发现不少学生制作的简历非常精美，加了漂亮的封面和插图。对此，蓬江区一家物流公司人力资源部负责招聘的冯小姐表示，好的简历一页就够了，企业判断一个人，主要会在现场交谈的过程中去发现，而简历是否豪华，是否有精美的照片，则在其次。冯小姐说，他们公司只要公布招聘信息或者参加招聘会都会收到厚厚一叠的简历。对于那些公司不会考虑的应聘人员的简历，他们公司都会进行销毁。不过，她坦率地讲，有些公司管理不是很规范，肯定会拿求职者简历当废品卖掉或当垃圾处理掉，这很容易泄露个人隐私。

冯小姐建议，要防止或者尽量避免泄露隐私最好的办法就是求职者自己首先不要乱投简历。现在就业压力大，许多毕业生花钱制作了大量精美的简历盲目寄发，有的女生还在简历中贴上艺术照，以展示自己风采。“如果不是企业强制要求，简历上少贴或不贴照片、身份证号码等对个人很重要，联系方式最好不要提供家里的电话。此外，求职者要针对岗位投递简历，这样既不会给招聘方造成困扰，也能减少个人信息泄露的几率。”冯小姐说道。

三、人才市场——赞成保护隐私

五邑大学一位辅导员老师告诉记者，现在毕业生求职者的自我保护意识仍然较弱，造成部分别有企图的企业利用大学生求职心切的心理，套取大学生及其家庭的私人信息，从事推销宣传，甚至把信息卖给一些商家从事不法活动。学校尽管无法约束企业，但会尽量提醒学生在求职时要注意保护个人信息。

记者了解到，近年来一些学校在给毕业生上就业指导课时已经认识到要提醒学生保护个人隐私，并为学生出谋划策，比如：“家庭固定电话”可留学院的办公电话；提醒学生，尤其是女生，尽量不贴照片；只向招聘企业提供必要的有效信息，联系方式可只留手机和邮箱；不是必填的信息尽量不填。记者在东莞智通人才连锁江门市场“简历投递箱”中随机抽取了几份简历，看到毕业生在“家庭固定电话”栏中大都写的是学校宿舍电话。不过，人才市场的工作人员提醒求职者，为了能够提高求职效率，以免错过面试机会，求职者最好是能够留下有用的手机号码。

HR 有话说：单位怎样保护求职者的个人信息?

在用人单位面试求职者之前，通常都会让求职者填写应聘登记表，其中涉及身份证号码、籍贯、电话、居住地址等，这些信息的泄露无疑会对求职者的隐私造成极大的影响。当然，用人单位获得这些信息一方面是为了更加全面的了解求职者，另一方面也是类似承诺书的作用，让求职者承诺填写信息的真实性防止求职者提供虚假信息，给以后的工作造成不必要的麻烦。

用人单位获取求职者的信息是不可避免的，但是用人单位也有义务保护好求职者的个人信息。正规的用人单位会设立人才库，准备专门的房间或者档案柜，用于存放求职者的应聘登记表、简历等信息，HR 部门也会设立专员保管，对人才库的安全负责。而部分被淘汰的并且不准备入人才库的求职者的信息，则通过碎纸机进行粉碎处理。

求职时怎样选择省市？

就业问题是全社会普遍关注的问题，因为它关系到国计民生、国家安定，因此，也是整个国家不可忽视的。不管你是大学刚毕业找工作还是准备跳槽，都必不可少地要考虑工作地点这个具体的问题。不少求职者在选择工作地点时，会陷入两难的局面。因为有时，一个好的工作地点，能让自己的职业生涯发生很大的变化，而地点选择得不好，可能会影响工作效率和家庭生活。因此，工作地点的选择应该慎重考虑。

一般说来，求职者可以按照以下九个原则进行重要性分析：

一、发展方向

发展方向对工作地点的选择是最重要的。有了明确的工作目标，工作地点就有一个大致范围可供考虑。如果是大学刚毕业想要考公务员，当然是户口在哪里，就在哪里找工作。如果是比较稳定的长期工作，比如教师，那么就不一定要求是大城市，只要是不太偏僻的中小城市就可以了。当然，对于那些想换个有挑战性的工作人来说，可以考虑到大中城市。如果你的专业是热门专业，那么到哪个城市都可以，但如果你的专长是冷门专业，那么小地方机会可能会很少，显然只能选择大城市。

二、行业特色

拿制药行业为例，江浙一带的原料药企业较多，而上海的生物制药发展非常迅猛。心血管较为出色的医院大多数分布在北方，整形美容以福建民营医院居多。所以在自己所属的行业密集地工作，会有更大的平台和更多的机会。

三、个人兴趣

求职要结合自己的专业和兴趣，地点的选择也是如此。在自己喜欢的环境和地区里工作，选择适合自己的城市人文氛围和企业文化，不仅会心情愉悦，工作起来也会事半功倍。

四、地域特色

对于求职者来说，大城市适合年轻人闯荡，特别是比较有朝气的大城市，如北京、上海、广州、江浙等地。这些大城市里的待遇要比小城市好一些，就业机会较多，交通也便利。相对于大城市，小城市也有优势，它环境好，竞争压力小，富有人情味，同时消费水平也相对较低，尤其是在老家能够找到一份对口且有兴趣的工作，会方便照顾父母。

五、人际关系

如果你在某个城市有很多社会关系可用，比如有亲戚朋友、同学、父母的同事上级等都在那里，选择在那个城市工作当然最好不过。有了这些关系，找工作、吃住都很方便，而且当工作或生活遇到困难，可以寻求帮助，起码在租不到房子时能有个临时住处。

六、气候条件

南方人适应不了北方的严寒气候，北方人接受不了南方沿海城市的潮湿，这样的情况时候发生。所以在有几个地点选择的前提下，还是要考虑气候因素。北方的冬季较为干燥，而且外出也不方便。“三大火炉”的城市夏天太热，对人的耐受能力也是一种考验。

七、社会治安

人身安全是第一位的。虽然大城市经济发达，待遇相对较高，但一般来说火车站、汽车站等人流量较大的地方治安会较难管理。所以如果你希望在一个比较安全的地方生活，最好选择民风淳朴的城市，尽量不要选择高危地区。

八、地理环境

如果能够在交通方便，有公交、地铁、码头、火车站、机场的地方工作当然最好。沿海地区交通方便、人口密集，外资企业比较多，经济比较发达，是比较不错的选择。假如工作地点是小城市，但离大城市近，也是可以考虑的，那样可以方便跳槽。

九、人文环境

年轻人在工作中需要不断充电，比如要学习英语、考研究生、考职称、考各种职业资格证书等，所以工作地点可以选择在比较出名的大学附近，那样复习、报名、考试都比较方便。

以上这些因素需要综合考虑，求职者必须结合自身实际情况，看自己更看重哪一点，然后再作出明智的选择。

丁香园－丁香人才招聘版精华帖

【讨论】医生工作地点的选择：家乡？飘？

2009－02－23 20:55 TYHLSS

找工作只有两种选择：

1. 回家——报答父母及家人的养育之恩——顾及亲情。

2. 在外——事业有成，个人成名，家族为之骄傲，后代沾光——追逐名利。

亲情和个人名利并非哪个重要，而是哪个可能做得到，回家顾及亲情是为了长辈的幸福，在外追逐名利是为了自己和下一辈人的幸福，选择哪个都没有错。但是，如果在外，既挣不到什么钱，又出不了名，还顾及不到家庭，那真是罪该万死，后悔一辈子！因此，找工作真的要很慎重，最初自己也觉得天下的医院哪里招聘都可以去，后来想想都没有意思。遥远异乡的中小城市根本就没有必要去，自己读书的大城市，生活成本太高，若进一般的小医院事业不能发展，也难以生存。因此个人觉得，若留在大城市就要进好的医院，否则回家可能是更明智的选择。

2012－07－01 19:24 janeab1

大家抱怨最多的似乎是觉得回家乡的医院内幕过于黑暗，关系网太紧密。不知道园子里抱怨这个现象的是不是都是同一个地方的？园子里全国各地的站友都有，抱怨声来自同一个城市的几率应该是小概率事件吧！那么就是说，天下乌鸦一般黑。家乡也好，大的一线城市也好，都是站友们所抱怨的那样“黑”。只是因为我们对家乡的这种现象了解的这种“黑幕”多一些，对大城市的所谓公平，其“黑幕”是因为离你比较遥远罢了。所以，一个人所处的环境固然重要，但是最终还是得靠自己。不管是留在家乡还是留在大城市，必须要忠于自己的内心，忠于自己的职业，要保持积极向上的心态才能混出名堂。否则，天天纠结那些神马关系啊，关系啊关系啊之类的永远也提高不了……因此，以我一个登不上大雅之堂的人之见，能离家近点的尽量近点，在哪儿，钱都是人挣的，父母供养了咱这么多年不容易，加上医学本来就是一个特别耗时耗力的专业，最后见到成效的时候不知父母还能否跟你一起分享那份成功了。现在想着，去个发达的城市，赚些钱再孝敬父母，我认为这种想法不是很合理。如果十成你又有九成八的把握，那好，这种选择可以，如果没有十足的把握挣到那么多的钱，劝您还是留在父母身边尽孝吧。公立医院待遇，对一个刚走出校园的小硕来说基本差不多，为何不选择可以跟父母、亲戚、朋友融洽相处的家乡呢？

本人面临招工的小硕，看到了此帖忍不住发了点小感慨。之前也纠结过，是否去发达的沿海城市，最近平静了，那个地方都是大家公认的好，但是未必是我的世界，一个全新的城市，毕业已经是奔三的人了，还需要重新打开自己的各种关系，更糟糕的是在一个举目无亲的城市，所以，还是算了，回家吧，守住父母，享受亲情的温暖。带着我的决心，走进家乡的医院，照样能奋斗！

求职前需要做哪些准备?

我们每个人在进入社会之前，在走上自己心仪的岗位之前，都必然要经历“求职”这一过程，确定目标—投简历—面试—再投简历—再面试……幸运的可能面试一两次之后就收到 offer，而正常的都要经历 n 次循环之后才能找到自己真正满意或者是差强人意的工作，这个“n”往往大于等于 5……

那么，怎么才能减少这个“n”呢？充分的准备和良好的心态是缺一不可的！下面要探讨的，就是在找工作之前，我们需要提前做好哪些准备，让我们的求职之路走得更快更顺！

一、求职小技巧——搜索岗位，寻找单位

求职之前肯定要先找工作找单位，才能进行后续的制作简历及准备面试的工作，但究竟应该如何去找到自己心仪又真正适合自己的工作呢？笔者认为要分为三种情况：

1. 已经有想要从事的岗位

如果你已经想好要做什么工作，那剩下的就是结合自身条件去找几家单位进行筛选。这个渠道非常多，现在普遍采用的就是上招聘网站，就以丁香园旗下的“丁香人才网”为例，上面医院、药企、生物公司的招聘信息非常多，直接搜索你心仪的单位或工作的关键词，目前在招聘该岗位的单位信息就都出来了。但建议在筛选单位的时候尽量切合自己的实际情况，条件持平和略高于自己能力的单位都要有几家，这样既有努力的空间，万一好的单位进不了还有适中单位可以选。

2. 已经有想去的单位

如果是已经想好进哪家或者哪几家单位，最好也要根据你的实际情况包括专业、兴趣、特长等去查询这几家单位是否有合适你的岗位，可以去单位官网或者直接电话询问了解，或者在招聘网站上看看有没有相关信息，即便暂时没有适合你的岗位也可以经常留意。再以“丁香人才网”为例，会在上面刊登招聘信息的单位一般和网站都有合作，联系网站客服可以咨询到更多心仪单位的内幕信息，再或者上丁香园求职招聘版咨询论坛会员，这些都是非常方便且有效的途径。

3. 不太清楚相关信息的

如果你对岗位和单位都不清楚的话，建议要从自身实际情况出发，归根结底还是那几个问题：你的本专业是什么？你的兴趣爱好是什么？你的特长是什么？综合分析出一个结果，再上招聘网站上查找。或者还有一种方法，比如直接上丁香人才网，因为都是行业内的岗位，可以直接在“职位分类”里面筛选出你比较感兴趣的相关岗位，再根据一些招聘单位这类岗位的描述去判断你是否能够胜任。一般像这一类的招聘网站信息量都是非常大的，关键看你会不会用，比如在线注册简历后定制岗位推送邮件，如果有什么最新的岗位出来都可以第一时间了解到。

二、面试前须知——制作简历，了解面试单位

找到合适的工作和单位了，下一步就该投递简历等待反馈了。简历是个人求职的第二张脸，招聘单位与你素未谋面，它能了解到的全部东西都取自你的简历，所以简历的制作非常重要。之前丁香人才网办过几届“求职简历大赛”，收到的简历情况不一，而我们的合作客户反馈的情况是，HR 每天要浏览的简历非常多，平均花在每一份上的时间约为 10 秒！因此，一份简单明了又能突出重点的简历才是最受欢迎的！关于一份优秀简历的制作请详细参阅本书其他章节。

三、面试前准备——单位信息、路线、时间、着装等

简历有了反馈，下一步就要准备面试了，面试前必须要把相关准备工作做足。这些准备工作能让你更有信心从而加大拿到 offer 的概率，也能让你学到很多，让你对即将要涉足的行业有更深的了解！

1. 收集招聘单位的资料

尽可能了解清楚招聘单位的性质和背景，搞准确它是哪一种行业、生产何种产品。如果是医院要清楚它的历史沿革、重点科室以及应聘科室的人员配备、领导情况，等等。如果是企业单位更要了解它的产品信息、企业的发展历史、老板的资料以及你应聘的岗位处于哪一环节，等等。不论是哪种单位，过去的发展水平和未来的发展前景都是非常重要的，另外，对招聘单位的内部组织、员工福利、一般起薪、工作地点等也应该尽可能了解清楚。

2. 收集主试人的有关情况

首先要打听到主试人的姓名，称呼准确。然后要尽可能了解到主试人的性格、为人方式、兴趣、爱好以及背景。对主试人的情况了如指掌，你才可能在面试时易守易攻，自始至终立于不败之地。

3. 准备好需带资料

需带资料一般有毕业证书、学位证书、专业资格任职证书、获奖证书、身份证、推荐信等。去面试时，应把这些资料以及纸质简历有条不紊地放在一个包里随身带去，以便主试人随时查看。准备一个井然有序的资料袋会使你看上去办事得体大方，值得信赖。

4. 查询路线、确认时间

大多数求职者都不止准备一家的面试，这就可能牵涉到不同地点和时间。为了避免时间上的冲突，又能尽量预留时间为每场面试作准备，如果可以协商，最好能与单位沟通好面试的时间，提前将来回及转站的票都买好。但很多单位都是固定一个时间集体面试，这就需要你根据这些时间和地点再进行安排路线、买票及准备面试等流程了，必要的时候可能要舍弃一两个单位的面试机会，这都需要自己事先权衡好。

5. 面试的着装

应试当天的穿着打扮对录取与否，有着举足轻重的影响，虽说留下完美的第一印象未必会被录取，但若给人留下坏印象，极可能因此名落孙山。所以，随着面试日期的到来，仍应花费心思为自己塑造一个良好的外在形象。

男性：注意头发修整，如果稍嫌过长，应修剪一下；西装款式避免过于老旧，颜色以素净为佳，最好熨烫笔挺，再配以白色衬衫，更显精神；西装与皮鞋颜色最好保持相近，着深色袜子；戴眼镜的朋友，镜框的佩戴最好能使人感觉稳重、调和。这些都是日常礼仪，不能出错。

女性：头发梳理整齐，勿顶着一头蓬松乱发应试；应略施脂粉，但勿浓妆艳抹；裙装套装是最合宜的装扮，裙装长度应在膝盖左右或以下，太短有失庄重；面谈时应穿着高跟鞋，最好避免穿着平底鞋；服装颜色以淡雅或同色系的搭配为宜，颜色勿过于花哨，形式亦不宜暴露。

总之，每个公司都希望其职员靠得住而非信不过，因此穿着很重要，至少要给人“信得过”的感觉。

丁香园－丁香人才招聘版精华帖

【求职】求职经验[精华]

2013－07－18 14:56 yudeistar

最近刚刚去医院报到了，正式结束了我将近一年的求职经历，现在回想起来，自己走了一些弯路。现在写下我这一年的一些体会，希望对后来求职的同学有帮助！

首先，明确求职的范围，最好划出区域来，比如是北京、天津，还是什么地方。最好仔细地搜集当地医院的排名，选好自己的目的医院，如果有条件的话，一定要亲自去人事科问一下，会知道更多的消息的。PS：有的人事科老师会告诉你，今年哪个科室到底缺不缺人，或者倾向于招哪类人。就算没有时间的话，也要打个电话问一下，但是没有亲自去效果好，这是肯定的。

其次，明确自己的目标科室。当然不想换科室的人不用考虑这些，但是如果你想换的话，你得搞明白，你可以接受哪些科室，做到心里有数，这样当机会就在眼前的时候，就可以抓住了。

最后，每年只要没有大的变动的话，医院的招聘时间是差不多的，流程也差不多，一定要多打听一下，了解招聘的时间和顺序、注意事项。比如很多医院就很喜欢外语好的学生，用英语自我介绍的话，会给自己加分不少。面试的时候一定注意着装和仪表，一些小细节会为你加分不少，一定要自信，相信自己是最棒的，不用去管其他人。

我想提醒一下即将找工作的同学们，一定要弄明白什么对你是最重要的，比如自己的专业科室、医院级别、离家近、还是男女朋友近，心里有个排名。然后有目标的再去找医院，这样会更有效率，减少时间和金钱的浪费。

HR有话说：我们最不喜欢的求职者是什么样的？

首先，不诚信的求职者是HR不喜欢的，诚实是一个人的基本品格，隐瞒或夸大个人真实情况会让HR怀疑你的个人品质和职业操守。其次，对自己没有很好的自我认知的求职者也是HR所不喜欢的，企业注重的是你能为企业带来什么价值，但有一些求职者既对自身的能力认知不清，也不了解市场行情，就对企业的薪资、福利等诸多要求。还有，频繁跳槽的求职者也是HR不喜欢的，如果求职者频繁跳槽，即使能力较为突出，但稳定性上较差，基于高昂的招聘成本和录用后的培训成本，大多数情况，企业都会选择放弃。另外，求职者的仪表、着装、谈吐等细节也是HR比较看重的，如果在衣着上邋里邋遢、面试迟到、面试过程中不注意礼仪等会让HR觉得求职者对企业不尊重，没有责任心。

面试前怎样全面了解招聘单位?

要得到一个职位，必须经过面试这一关，短短几十分钟的面试也许就决定着你的职业生涯，面试在我们职业生涯中起着至关重要的作用，当你接到企业的面试通知电话后，肯定是需要对招聘单位做一定的了解，具体我们可以从以下方面来全面了解这个单位的情况。

一、我们需要了解招聘单位的哪些信息

1. 企业历史及背景、业内排名

企业实力可从其历史及背景中窥知一二，通过它来判断企业的性质：国企常常按部就班，民企容易在某些方向不够规范，外企通常更加规范。这样的观点也许片面，但绝大部分时候都能得到印证。

关乎企业在行业中的竞争力和稳定性，龙头老大的薪资未必给得最高，但你在其中获得安全感和荣誉感一定不会少，而在行业排名靠前的公司里镀过金，就为你今后跳槽增加了一份胜算的筹码。

2. 核心产品和技术

做什么？靠什么赚钱？如何赚？只有理解了企业的运营方式才能更好地开展工作，而若市场上找不到同样的替代产品和技术则意味着这个企业具有极大的竞争能力。

3. 岗位工作内容、工作环境

招聘信息上当然也会列举一二，但大部分都很笼统，而事实上在不同的公司，同样的职位，工作内容会有很大差别。所以尽可能详细地了解职位的具体要求，判断该职位与你的经验、能力、兴趣等是否契合，并有针对性地投简历，增加面试的概率。

好环境才能有好心情。对于环境的考察，硬件和软件都要看。明亮舒适的办公环境，可以有效地缓解你身体的疲劳；而志趣相投的同事，愉快的团队合作，也会让你的工作倍添干劲。

4. 薪资水平及福利待遇

薪资水平及福利待遇基本上是跳槽者最先考虑到的问题，与自己理想数字基

本吻合了，双方才有继续谈的可能。福利待遇当然也不能忽视，有时候多一份假期，多一份关怀带来的效果不是单纯数字的增加可以填补的。

5. 企业文化、领导风格、诚信度

企业文化不是一个实体，它包含企业的精神，见证了企业的发展，也预示着企业的将来。企业的理念、价值观、团队合作都是其中一部分。通常在几名候选人条件相似的情况下，具有与公司的文化相融的个性的求职者是最后的成功者。比如新东方学校招一个秘书，可能会选一个有培训教师潜质的人，而不是一个只纯粹做文秘工作的人。

不同的上司有不同的领导风格，有时候未必是你能力不够，而是你在某种特定的领导风格下能否激发出自己的全部潜力。

相信只有讲究诚信的企业才会懂得如何尊重员工，那些一味追求避税、打法律擦边球的企业，难保哪天不会算计到员工头上，而企业和员工的对决中，员工往往只能被迫成为弱势群体。

6. 培训及晋升制度

事业是需要规划的，在跳槽进入一个新的企业之前你应该清楚地知道自己能多学到什么，个人的上升空间有多大。盲目跳槽给你带来的只会是更大的机会成本。

二、了解招聘单位信息的渠道

1. 单位官方网站、官方微博

2. 业内知名论坛

3. 新闻报道搜索

通过报纸、杂志、广播、电视等媒体的招聘广告了解招聘信息，是最软方式，也是当前获得求职信息的主要手段之一，几乎所有的求职者都有阅读报纸上的招聘广告获得招聘信息的经历。

优点：内容一般有较高的真实性，通过广告版面的大小也可以看出用人单位对人才需求程度及经济实力。

缺点：竞争激烈，且往往对应聘者要求有一定的工作经验，对毕业生来说没有太大优势。

4. 熟人打听、内部打听

通过家长、亲戚、朋友、老师、同学等渠道来获取就业信息，有针对性地扩大搜集信息覆盖面，有时会起到事半功倍的效果。这种信息针对性更强，通常具有毕业生所希望的行业或地区的定向性，对用人单位可以进行更具体的了解，易于双向沟通，因而就业成功率较高。

面试前全面地对应聘单位做个了解，将会对你的面试有更充分的信心去应对。好的开始就是成功的一半！

丁香园－丁香人才招聘版精华帖

【经验】如何深入了解用人单位的具体情况？

2013－08－21 14:17 jession1989

当你为了寻找到一份工作满街奔走，磨穿鞋底四处叩门时，一句“我们要你”也许是世界上最动听的言辞。但是，且慢，当你满心欢喜接过聘书前，最好再问问自己，这果真是我要找的工作吗？是我打算将自己的生活中大部分时光投身于此的地方吗？

一、不妨花一天的时间问问下面这些问题

(1)我得到的报酬是否与我的价值相当？

假如回答令你满意，那就为自己祝贺！假定你得到一份你所中意的工作，那么较高的工资将能提升你自尊和你在职场上的价值。你的工资起点还将直接影响到你下一阶段的提薪。除工资之外，还应注意，是否还有医疗保险、住房补贴或培训费用。

(2)这个公司真的适合我吗？

谋职就像找对象，有坚实的经济基础，固然是一个好的方面，但你还必须考虑你们是否般配。

二、听听该公司如何评价自身

在网上访问一下该公司的网址，找到一些该公司的自我宣传品和年度报告之类，你能发现公司的目标及它们的种种活动，用你的眼光仔细思量一下。

三、看看其他人如何评价该公司

寻找一些商业出版物，看看有无该公司的介绍。你是否能在一些权威的公司名录里发现它。

四、实地考察，获得第一手资料

如果可能，你最好先去该公司瞧一瞧，它的电脑是否过时？办公室是否井井有条、整洁干净？一名会计师回忆她的一次求职经历："尽管人事经理竭力吹嘘那个职务对我非常适合，可当我看见一名职员的办公桌上竟然零乱地放着一些洗发用具时，我就不想再待下去了！"

五、从老板那里我能学到什么

一个出色的老板能使你的才能上一个新台阶，还能为你提供施展才能和提职晋升的机会；而一个糟糕的老板会永远将你踩在脚下，盗走你的思想，监视你的一举一动，将你当仆役使用。所以我们可以从各个渠道获取一些关于企业老板的信息，甚至是研究一下老板的身世对你将会大有裨益。

六、从面晤中获知一些信息

你未来的老板对你的提问是如何反应的？他对合格强调吗？如果他老是不厌其烦地重复诸如"我决定这"或"我制定了那"，则他有独断专行的倾向。

七、和你的"前任"谈一谈

你要是能够与即将接替其工作的那个人推心置腹地谈一谈，那就最好不过了。因为最了解老板的人莫过于在他手下工作的人。他能告诉你许多关于老板鲜为人知的真实情况。

八、注意你与新同事打交道的第一印象

即使是将你介绍给新同事的这一简单的行动也能给你诸多信息：他们向你微笑吗？他们看你出现时是否窃窃私语？或者，他们看起来是否生硬和无礼？自然，你也可以观察一下办公室的氛围：他们是呆在各自的工作间里，还是四处游走？他们之间是友好还是粗暴？

九、我有提升的机会吗

了解你的前任在这个位置上呆了多长时间和他们为何要离开。如果回答是肯定的，表明你将来提升的可能性也大些。

十、这份工作对我的未来发展有帮助吗

看看现任高层主管是否曾在你谋得的这个职位呆过，你的寻职动机不应该只是停留在眼前利益，一份真正的好工作能够使你学会不少新的东西，使你在未来的发展中增加竞争的筹码。

在将你的脚迈进新的工作场所之前再考虑一次，也许这份工作并不是你梦寐以求的理想工作，但它至少可以使你学到一些下一阶段发展所必需的新技巧，从而使你向理想迈进一大步。

HR 有话说：求职，有备而来才能满载而归

面试也如“相亲”，如何在这个充满竞争的社会和众多求职者中脱颖而出，赢得企业的“芳心”，找到属于自己的“姻缘”呢？俗话说：“凡事预则立，不预则废。”关键只有一个：充分准备。求职者需要可以从以下几方面重点准备：一、仪容、着装等；二、对公司的了解，包括用人单位的性质、地址、业务范围、经营业绩、发展前景；三、对自己竞聘岗位的了解，包括所需的专业知识和技能。首先，仪容整洁，着装得体，谈吐大方能够给面试官留下良好的第一印象。首因效应告诉我们第一印象对客体以后的认知产生的影响作用是最强的。其次，事先对企业作了一定的了解，可以让面试官感觉到你对这个企业的尊重，对这次机会的重视程度。再次，企业看中的最终是个人的工作能力，而对竞聘岗位的要求作充分的了解之后，可以结合自己之前的工作经验，很好地阐述自己能为企业作怎样的贡献。综上所述，充分的准备会让企业感受到你的真诚，在交流中也能更加顺畅，并且能够扬长避短，让面试官看到你的优点，继而赢得工作机会。

求职时需要保持怎样的心态?

大事干不来小事不愿干,眼高手低是毕业生求职过程中的一大问题。据调查显示,五成人认为大学毕业生谋职时眼高手低。目前,这种不良的求职心态很普遍,可能对毕业生的心理健康造成危害。

一、常见不良心态及其危害

1. 无所谓的心态

这类求职者把找工作当成一个“撞大运”的机会,行不行,走着瞧,也许大家一下子看中我了呢,也许那单位正缺我这号人呢。在整个找工作的过程中,表现出一种大大咧咧,满不在乎的神态。包括准备简历、选择企业都不仔细;面试过程中也缺乏准备。这种无所谓、碰运气的侥幸心态,很难使自己找到一份称心如意的工作。

2. 自惭形秽的心态

这类求职者还没有“上战场”就感到自己不行,害怕得不得了。特别是在多人面试场合,看到别人学历、能力比自己高,自己心理就一下子垮了下来,等叫到自己面试时,只见手发抖、心发慌、头发胀,心想:我完了……这就是我们所说的“面试恐惧症”。

3. 自视甚高的心态

这种求职者常把个人估计过高,自认为学历、能力,甚至长相都不错,用人单位肯定人见人爱,自然顺利通过。实际上用人单位对这种自视甚高不愁嫁不出去的应聘者,往往不买账。

二、求职心态三要素

1. 乐观向上

在竞争的时代,如果没有乐观向上的拼搏精神以及强烈的进取欲望,是很难获得成功的。如果求职者乐观向上、积极进取,更容易获取一份心仪的工作,也更容易面对职场中不断出现的挑战。

2. 直面面对

直面面对是一位成功者的基本素质，无论是成功还是失败，只要自己付出了，努力了，就肯定会有收获，哪怕是拿钱买教训，吃亏长见识也是值得的。有这种心态的求职者在面试时就会不怕挫折、不怕失败，从而会大大增强面试时的自信心。

3. 不卑不亢

产生这种态度的求职者首先表现出对自己极度的自信，他们会认为现在的应聘是双向选择，用人单位有权利去选择我们毕业生，而我们毕业生同样也有资格和权利去挑选一个适合自己专业和特长发挥的用人单位。

良好的心态能够为你的求职有更多的正面导向作用，希望各位求职顺利。

丁香园－丁香人才招聘版精华帖

【经验】毕业求职需要调整好的几个心态（转帖分享）

2013－04－27 20：50 ximenchuixue

大学毕业后多数同学要面临求职找工作了。对于走这一条路的同学，我忍不住要跟他们谈谈关于求职的问题。这里讲的都是关于求职前的心理指导问题，主要是根据我个人对社会的了解有感而发的。

第一，求职要了解自己，了解你所谋求的职位，做到知己知彼，就像找对象一样，讲究门当户对。

同学们由于多年求学，与社会接触有限，理想化倾向严重，再加上小说影视的影响，找对象或找工作时首先设定一个理想化的模型在那里，然后到现实生活中去套，这种做法大多会碰壁的。现实中如果我们不愿踏踏实实做事，不愿从最基层干起，什么工作也不可能做好。

我们需要具备“干最基层的工作、干最吃苦的工作”的心理准备，“从奴隶到将军”是唯一的生存之道。

第二，到“你最想去的地方”，还是到“社会最需要你的地方”？

现在差不多每个学生不管自己学的专业是什么，几乎都想着到大城市工作，穿着笔挺的西装，有着宽敞气派的办公室，晚上有喧嚣热闹的夜生活等。这种只选择到“你最想去的地方”的结果就是，找工作困难。而“社会最需要你的地方”可能是一些条件艰苦一点、工资待遇差一些的地方，但这些地方却可能是你最能发挥潜力、最能创造价值的地方。如果不能到“你最想去的地方”，不妨将到“社会最需要你的地方”作为你的另一个选择。

第三，求职要锲而不舍，屡败屡战。

谋求到一份职位，有时带有很大的偶然性，所以选择的条件要宽泛一点。要多门路、多渠道、多手段地找，托亲戚朋友、赶场似的跑招聘会、上网、打电话、邮求职信、发广告，等等。另外一点就是不能气馁，不能因为一两次碰壁就灰心丧气，坐以待毙。

第四，求职未必一定要一开始就要一步到位，找一份最理想、最满意的工作，并且要干它一辈子。

求职者在多数情况下应该先找一份差不多的工作，然后在工作过程中进行学习充电，进行知识更新，扩大社交面，积累社会关系，留意“跳槽”机会，一旦时机成熟就不要错过重新选择的机会。求职也不能只盯着本专业的职位，也可尝试一下别的行业，甚至不相干的行业。

第五，增强自卫心理，避免上当受骗。

“急病乱求医”可以形容毕业求职的忙乱心理。不论找工作是如何的不易，也要知道“害人之心不可有，防人之心不可无”的道理。找工作也要多留一个心眼，要调查研究，要了解情况，不要太盲目。

另外我要告诉即将毕业和正在就读的同学们，求职的技术和技巧属于非专业因素，如合适的“包装”技术、良好的沟通艺术、得体的行为语言、较高的写作技能、敏捷的思维反应能力等都属“诗外功夫”，需要在大学四年的学习中注重培养，做到“十年磨一剑”，才能大放光芒，一举成功。

求职信的用途大不大？

求职信是应聘者主动表示自己青睐于应聘职位的具体表现。也就是说，简历偏被动，是一种求职过程中所必备的文件。而求职信则更加主动，是求职过程中的附带文件，且具有争取面谈机会的一种半正式沟通作用。写求职信的目的乃在于争取一份工作，兼之阅读对象是一个公司里人事经理或某位高级主管，因此求职信的用途不容小视。

一、求职信的结构是怎样的

如果你对写好此信仍感信心不足或不知所措，那就把信分解成不同的部分，每次专门对付一个部分。

1. 开头

开头部分你要交代清楚你是谁，你为什么写此信或你对此公司的了解程度。在“你是谁”部分，用一句话简单介绍一下你自己，只要你写清楚谋求的职位或职业目标，告诉他们你对此企业了解的情况。

2. 自我推销

在这一部分，要直奔主题。这一部分的目标就是或用段落或提示号的方式把为何你的读者要雇用你的理由陈列出来，最好先把你的资历来个总括，然后再具体地说，加以实例。一个典型的开头可以这样写，“我的专业是生物工程，在罗氏诊断实习过，我获得过以下的成就，具有以下的技能”，等等。

3. 客套话

在这部分里，你要对此企业赞赏一番，让他们知道你很愿意在此工作，你可以提一提企业的名声、销售成绩、公司文化、管理宗旨或任何其他他们感到骄傲的东西。雇主们通常想知道为什么此企业是你的目标，而不是你一下发了许多求职信中的公司中的普通一个。对每一个企业，你要用不同的客套话，以表达你对他们的公司有所了解。

4. 进一步行动的要求

一些人认为此部分是求职信的结尾部分，其实不然。结尾部分不仅仅只是对你的雇主花时间读你的信表示感谢，这里是开启另一扇门的地方，这里你可以建议如何进一步联络，或打电话或发 E-mail。最重要的是你以积极肯定的语气结束，并主动采取行动。

二、求职信是否必须写

写求职信是应聘者的权利。应聘者可以写，也可以不写这封求职信。如果他不写，没有人会认为他的应聘文件不完整，因为他寄了履历和自传。如果他写了，那是他强调自己对这份工作的认真态度，也是他除了履历和自传以外，一份和受信者之间，虽然正式但具有私人性质的额外沟通。融合这两层意义，所以我们称一封求职信为半正式的沟通。例如，成功求职信范文就是很好的一个沟通工具。了解了求职信的性质之后，我们再来了解它的功能。上面我们提到求职信是主动的、附带的、半正式的，而它的功能在哪里呢？它的功能乃在透过其主动而附带的书写行为，和受信者做半正式的沟通，进而使对方了解此应聘者积极认真的态度，最后达到取得面谈的目的。在此，我们要有一个认识：不管是求职信、履历表或自传，其目的都在被录取，而录取的关键在于面谈。如果有面谈的机会，就表示有录取的希望。所以求职信、履历表及自传也等于是在争取面谈的机会。

三、求职信的用途大吗

求职信的概念，就跟推销相似，目的都是要引起顾客(雇主)兴趣，达到成功推销之效果。在未曾正式与雇主接触之前，这封信就是你们之间的媒体，雇主只有透过它，来对你作出评估，所以求职信的好与坏，直接影响着你获取面试的机会。主要有三大作用：

(1)使招聘单位进一步感受到求职者的“鲜活”的形象。

(2)使招聘单位进一步感受到求职者的诚意。

(3)增加获得面试的机会。

总而言之，求职信的用处只是争取一个面试机会，并不能够替你立刻找到工作。它只是一封推销你自己的推销信，引起雇主的注意。但是假设雇主只花 30 秒阅读一封求职信，每天也要应付好几百封，只有极好的求职信，才能引起他们的兴趣。极好的意思是指符合雇主的要求，亦只有这样的求职信，才能为你争取一个面试机会。因此，认真地去准备好一份求职信吧。

四、写求职信需要避免的情况有哪一些？

最需要避免的一项就是千篇一律，不能让HR看出这是一封针对这家公司这个岗位的求职信。其次就是内容太长，HR无法仔细查阅。再次就是求职信中布满了若干语病、错字。这些情况都会降低求职信的作用。

丁香园－丁香人才招聘版精华帖

【求职】重视求职信的写作成为成功应聘的敲门砖

2012－03－18 19:31 mxe

在简历的投递过程中，求职信这一选项往往被求职者忽略。许多求职者认为，只要简历写得好，求职信可以没必要存在。这是不正确的思路，因为求职信存在的意义和简历并不相同，简历是展示求职者风采的文书，而求职信更像是你向意向客户发出的一封合作邀请的信函，如果你的邀请足够真诚并且符合客户心理，便能激发客户的"购买"欲望。因此，一封专业的求职信一定程度上可以增加求职者获得面试的机会。

简历要求的是简单明了，而求职信恰好可以补充简历所欠缺的一些求职者对于职位争取的愿望的话语。与简历生硬、流程化的表述相比，求职信可以更具个人特色和亲切感。那么究竟求职信要怎么写呢？小编为你整理了一些经典求职信的写作方法，希望对大家有所帮助。

第一，求职信要量身打造。既然要写求职信，那么是不是只写一篇便可以了呢？答案是否定的。就像节日里的短信，群发和定向发送的短信，接收短信的人的感受是不一样的，群发的会让人觉得敷衍了事，而定向发送会让人心存温暖。因此，求职信也需要量身打造。量身打造就要对企业的性质和职位的要求有所了解，所以一定要仔细阅读招聘信息，并要搜集用人单位的相关资料，这对日后的面试也会有所帮助。

第二，求职信要有你的风格。这一定是一封关于"你自己"的信件，但绝不是无厘头般的新颖，而是要把自己的特色融进职位要求里，而最好是你独一无二的风格又恰好与该职位有惊人的契合度。总之，调动HR的期望，要尽最大可能地让HR觉得他们必须得和你见上一面。

第三，求职信千万不可太长。求职信不宜超过一页，设想如果HR收到一份四五页的求职信，第一反应一定会是要不要看完这长篇小说，然后紧接着否定这一想法。你不仅白白浪费时间书写，还会让 HR 觉得你缺乏判断能力。当然，错字和病句就更不要出现了。满是错误的求职信，很难说服用人单位对求职者委以重任。

第四，求职信要实事求是。华而不实的语句大多时候都不适合在职场中出现，恰如其分地描述自己就好，以避免在日后面试的时候给 HR 带来过多的希望落差，可以说，求职信是用人单位对求职者的第一印象的凭证。

第五，求职信的格式要标准。通常第一部分是求职者得知该职位招聘信息的渠道，第二部分阐述符合用人单位的个人技能和个性特征，可以描述求职者所获得的成果和项目经验。第三部分表明求职者想尽快得到回应的美好愿望，切记标注联系方式，最后一部分要表达应聘者对用人单位阅读求职信以及考虑邀请面试的感谢。

求职者们一定认真仔细地写好求职信，让求职信成为你成功应聘的敲门砖，相信，好的开始是成功的一半，祝大家工作顺利。

HR 有话说：HR 们看重求职信吗？

求职信是写给用人单位的信，以展示自己的优势以及表达加入投递单位的急迫心情。不少 HR 对求职信还是看重的，可以更深入了解求职者以及感受到求职者的真诚，不过如果求职信写得不好有时会被直接忽略掉。更坏的是给 HR 留有不好的印象错失机会，比如直接从网上抄过来的求职信，把求职信写成抒情散文，什么“请给我一次机会，我就会还你一片天空”“请给我一根杠杆，我就会撬起地球”之类，这样的求职信会被直接忽略掉。有些求职信是直接多家投递，在称呼上都没有改，写给 B 公司的求职信称呼上写成 A 公司，或者落款时间和投递时间完全不符，这样很有可能就会错失机会了。HR 是看重求职信的，但并不是你写了就加分，而是你写得出彩写得真诚才加分的，所以写求职信还是要谨慎，否则就是画蛇添足了。

为何我的简历投出去后会石沉大海?

在漫漫的求职路上，简历是求职者必不可少的敲门砖。一份好的简历，它能帮助用人单位在较短的时间内更好地了解你，从而为你提供面试机会。但如果制作不当，内容不好，你发出的简历也有可能石沉大海，这样对自己的心理也会产生一些负面影响。那么，面对简历的杳无音信，我们应该好好分析一下原因。

首先，简历是联系用人单位和求职者的桥梁，特别是在网上求职时，简历是求职者全部的资料信息库，一个环节出错，就会影响到整个求职。在制作完简历后，第一步是再三检查自己的联系方式是否填写正确，如果数字填错，你的简历做得再好，你再怎么出色，用人单位都无法联系你，更别提聘用你了。所以这一点绝不能马虎。

其次，简历质量的好坏是决定是否成功进面试的一个关键，在简历制作和内容安排上面需要好好下一番工夫。那么，怎样制作一份简洁有用的简历呢?

一、内容全面，突出重点

有些求职者不知道该在简历上写什么内容，其实很简单，首先，要尽量写清楚个人基本信息和主要技能，比如演讲能力、英语口语能力、社交能力、活动组织能力等。在教育情况方面，尽量写清楚专业方向、导师身份、毕业课题及所获奖项，如果只写出时间、学校名称和学历，未免太简单了些。最重要的是在工作(实习)经历方面下工夫，详细进行描述，包括工作内容、工作业绩、项目进展、工作心得等，并且按照由近到远的顺序来书写。

二、简历真实，诚信做人

有部分求职者为了制作“高水准”简历，会故意延长工作年限，或者谎称自己在大型外企工作过，甚至连学历都造假。其实在多个企业工作过，有不同的离职原因，都是很正常的事情，大多数人都无法在一家公司工作一辈子，所以大方地写出真实情况，坦诚对人才是王道。一般的正规企业在录用员工之前都会核查简历的真实性，如果你弄虚作假，就算面试已经通过，也只会是进了黑名单，被业内人士“广为流传”。简历造假关系到个人信誉，大家千万不要以身试险。

三、简历标题，夺人眼球

某知名企业 HR 说：“每天打开邮箱都会有成百上千的简历，其邮件名称也就是简历名称，大多是求职者的名字，没有什么特别之处，但某些简历名称中如包含应聘职位、工龄、特长等信息，且符合我们的招聘条件，会让我兴奋起来，我便会首先打开它。”

简历名称的设定是比较容易被忽视的部分，在网投简历中，拟定带有应聘岗位名称、专业、工作经验时长、特长的简历名称能够迅速吸引 HR 的注意，这要比用姓名、名言、恳求式语句更直接有效，当 HR 用感兴趣的心态阅读简历内容更易形成深刻印象，如果此时简历内容本身质量很高，那么就会增加面试的机会。

再次，与职位匹配度不高，用人单位自然是不会花太多功夫去看你的简历的。要知道，一般用人单位看简历的时间只有 9 秒。例如某制药企业招聘研发主管，主要经历为销售管理的求职者也去凑热闹，结果自然是无法通过。再例如某大型三甲医院招聘学科带头人，却有应届本科生投递简历，那也只能招来人事科地冷落了。如果职业目标不确定，把所有的招聘职位都投递一遍，将会导致求职的低效，同时也会使生活状态变得质量低下。大部分企业想找到能创造价值的人才而不是找供其慢慢学习适应的实习生，没有相关从业资质或达不到岗位要求的求职者，企业如何大度“收容”？

如果找到了失败的原因，又能同时掌握一些投递简历的小窍门，相信大家一定会有所收获。下面给大家简单介绍几招：

1. 邮件形式

简历的投递尽量用自己的信箱将简历以正文的方式粘贴上去，而不是正文一个字没有而把简历放在附件中或是用一些网站转交等功能（因为使用这些功能转交过来的简历很多时候显示的主题甚至内容是乱码）。另外，尽量按照“姓名—申请的职位—工作地点—特长”的格式去书写邮件和简历的标题，而不要用英文或特殊符号书写标题。

2. 申请渠道

申请渠道很重要，除了在大型综合招聘网站上投递简历之外，一定要多去专业招聘网站看看招聘信息，在业内人气极高的丁香园旗下就有一个专门针对医药生物专业的招聘网站——丁香人才网，里面有海量的医院、药企、生物公司的招聘信息。同时，如果有显示电话或传真，也要尽可能多地给 HR 打个电话做个简要说明，或者将简历以传真形式发送给招聘单位，这样能大大提高自己的简历阅读率。万一自己的邮件被误认为是垃圾邮件，起码能通过电话或传真的方式做个查漏补缺。

总而言之，一份好的简历，是求职者通向成功大门的钥匙。这把钥匙真假与否、质量好坏，决定了大门能否被打开。当然，有了钥匙并不等于成功，如何在成功的道路上走下去，而且把它走得越来越宽、越来越远，还是要看自己的真本事。

丁香园－丁香人才招聘版精华帖

【经验】求职简历投递的几个小窍门

2013－08－20 07:11 jession1989

1. 艺术照

很多人求职时喜欢贴上自己的艺术照片，这有很大的作用吗？如果是五官全走位了，那艺术照也于事无补，如果五官端正，没什么缺陷用真面目示人又怕什么呢？不够漂亮是不是？你的脸蛋能为企业带来多少利润啊？如果对容貌有要求的职位，那见面后还是要求你漂亮的，如果是不要求的话，你搞那么多有什么用啊？这样做的话，不仅仅成本高，而且还显示出你自己自信心不足。求职不是选美，还是务实一点好，你太在意容貌，太靓了或是太帅了还将给你的同事带来无形的压力呢。

2. 简历内容要重点突出

教育培训情况、个人基本信息及主要技能、工作或实习经历由近到远写好。在写到工作经历的时候，还可能写到一些工作描述方面的内容，这就应该在排版时把这些内容的段落左缩进两个字符，以便面试官清楚地分清哪些是你的工作经历，哪些是你的工作描述。一份版面设计合理的简历，是面试官拿起来看的首要因素。

3. 简历内容要真实

正规企业一般都要核查资料的真实性，你弄虚作假，人家是知道的。不要以为人力资源部的人都是傻瓜。此外，在填写的时候不要一副吊儿郎当的样子。有个笑话叫世界上最牛的简历：

姓名：我不告诉你

年龄：反正二十出头三十不到

性别：你猜猜看

电话号码：我从不留电话给陌生人……

这是什么简历嘛。人家人力资源部的人才没有那么多心思管你呢。这不是自己给自己断送机会吗？

4. 简历中一些其他常见的错误

长篇大论写自己的成长经历，英雄不问出处嘛，没必要那样做。写自己的感悟及座右铭什么的，"给我一次机会，我将还你一个惊喜"这有点像北京申办2000年奥运会的口号，那次申办失败了，你用这句话的求职多半也是失败的，不信？你继续用用看。还有把简历做成厚厚一本，您是想累死面试官还是想看晕他啊！还有忘记写联系方式的啦，工作经历时间间隔太短等啦，这会让人觉得你工作稳定性不足。再有就是工资要求跨度太大"1000～3500元"这是一个什么概念，相当于一个普通营业员到一个工厂的生产主管的工资水平了。这有没有搞错嘛！要不就是说，"能满足基本的生活需要就行了"。你1000元满足不了，可能3000元也会入不敷出呢，不要在薪资上跟考官搞模糊战。

HR有话说：对于不合适的简历，一般企业会怎么处理？

确实不管是线下的招聘会，还是目前使用最多的网络招聘，都会收到一些不合适的简历，而且这个量还不少。一般来说，纸质或电子简历都会在电脑中进行存档，摘录求职者基本信息与联系方式，以方便HR后期的人才储备工作开展。纸质简历在基本信息存档之后，一般会采取碎片化处理，以避免随意丢弃后对候选人造成的不利影响。

经常听到某某医院招聘已经内定，我该不该相信？

经常听到周围的人或网上的言论说某某医院招聘信息是内定的，并且好多求职者都说自己有类似的经历。大家除了关注医院招聘什么样的人，往往还会关注这医院是不是已经有内定的了，假如说有确切消息说这医院是有内定的，经常能够一石激起千层浪，众说纷纭，内定的声音总是时时伴随着医院的招聘。

一、内定原因剖析

内定多发生于事业单位，人情自古有之。不可否认有内定现象存在，量身招聘、萝卜招聘等，甚至有少部分招聘单位任人唯亲，这些丑恶现象严重妨碍了社会就业公平。但随着招聘条件与过程日益透明化，留给内部操作的空间越来越小，各种内定招聘也逐渐减少。只要人才具备领先的能力素质，都能获得好的机会。

此外，即使听话单位有内定的情况，我们也不要随便相信，更加不要随意散布所谓的内定消息，怀疑公开招聘信息的公平性，不要消极抱怨求职困难，不要怀疑自身的价值。

二、如果听到内定传闻，我是否还可以再争取

首先要评估内定传闻的真实性，有可能是求职失败者自己的主观想象，也有可能是应聘竞争者抛出的烟幕弹等，自己要先去好好地考证一下。现在很多人过分渲染这种内定和关系的气氛了，特别是在就业压力增大的情况下，大家都显得惶惶不可终日。其实医院是很希望要有才华的人来工作的，大家只要相信自己的实力，面试的时候把自己最优秀的一面展现出来，我想每个人都有机会，要确信下一个最好的机会就是属于你的。

在整个事业单位招聘的大环境下，当然不可避免存在医院内定的现象，有些时候我们只能选择妥协。在抱怨自己为什么没有关系时，更要提升并相信自己的能力，金子总是要发光的，只要有真才实干，总会有一家医院是真正欣赏你的。

丁香园－丁香人才招聘版精华帖

【经验】你害怕所谓“内定”的传言吗？

2005－12－27 16:27 shishi 74

近来，园子里接到面试通知的站友愈来愈多，令人兴奋，而另一方面，关于所谓“内定”的传言越来越多。你害怕吗？以下我结合自己的经历谈一谈。

有过考研经历的站友，记得当初挑灯夜读，为了理想，不顾一切的劲头吗？

谁都会为了考上硕士、博士计划个一年半载。那个时候，几乎没人抱怨自己的导师会有内定的学生，有的甚至不认识自己的导师（我就是这样），靠的什么，靠的是自己的拼劲！成绩出来，各路英雄排座次，拔得头筹的可以拍拍胸说，我是第一我怕谁，没人害怕所谓内定。

为什么现在要怕，因为的的确确有这样不光彩的交易存在，的的确确有人近水楼台先得月，的的确确有不少医院招聘动机不良。但是如果面试机会放在面前，你舍得放弃吗？会因为有人散布内定传言退缩吗？在园子里消极气氛愈来愈浓的现在，我郑重请求不要随便散布所谓的内定消息，怀疑公开招聘信息的公平性，不要消极抱怨求职困难，不要怀疑自身的价值。

我刚刚在江苏的一家教学医院参加面试，他们有自己的博士点，临走前有人对我说他们可能内定，网上查的确有2位博士和我同期毕业，但我还是来了，面试，英语考试，英语口语一路走来，现在医院准备要签我了。(1)我的体会是从入校时，你可能没有择业的清晰目标，但是你要不断增加自身的砝码，才能在将来的竞争中脱颖而出。我这些年，有十余篇论文，7篇中华，1项专利，半年来苦练英语口语，一颗不服输的心，一路下来，自然有过人之处。其实谁都有过人之处，你要突出出来，大胆表现，让人家知道。(2)英语是张名片，张嘴以后，面试官就知道你是几斤几两，不要期望临时背诵，糊弄不过，至少突击训练一个月。(3)形象要健康，谈吐自信而不失礼貌。排除干扰，我同学参加面试，有个厚脸皮的一个劲强调自己是内定的，但是我同学气定神闲，不予理会，搞定了她。

所以不要再随便说哪哪哪内定了，要鼓励公平竞争，鼓励抓住机会。相信自己，祝大家找到满意的工作!!

面试篇

你为什么要来我的取经团队？
是观音菩萨介绍我来的

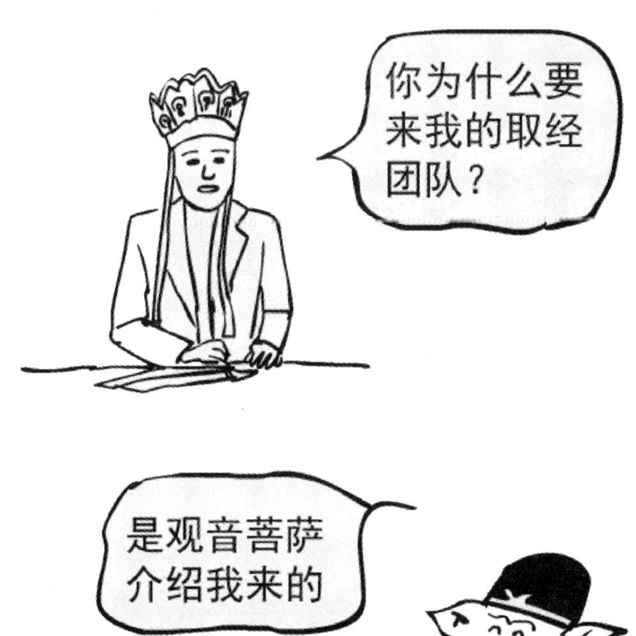

常规的面试流程是怎样的?

不同的单位对面试流程的设计会有所不同，有的单位会非常正式，有的单位则相对比较随意，但一般来说，面试的流程大致可以分为以下四个阶段:

一、准备阶段

准备阶段主要包括握手、自我介绍和以一般性的社交话题进行交谈为主。握手、自我介绍是面试的第一步，作为面试官，首先伸出手来主动与应聘者握手，会让对方感到几分亲切，也会消除一些应聘者的紧张心理。接下来自我介绍，一般的开场白是这样的:“欢迎您前来应聘。我叫××，是公司的××(职位)，本次面试由我负责，我们大约需要面试1个小时。”落座后，先斟茶倒水，而后切入话题。面试官会问类似“从家到这里远不远”、“抵达公司所花的时间”、“今天天气状况”、“今天的时事新闻”这样的问题，目的是使应聘人员能比较自然地进入面试情景之中，以便消除面试者紧张的心情，建立一种和谐、友善的面试气氛。面试者不需要对所问问题进行一一解答，可以利用这个机会熟悉面试环境和面试官。

二、引入阶段

社交性的话题结束后，面试者的心情放松，开始进入第二阶段。这个阶段主要围绕其简历情况提出问题，给应聘者一次真正的发言机会。例如面试官会问类似“请介绍一下你自己”、“在大学期间所学的主要课程有哪些”、“谈谈你在大学期间、工作期间最大的收获是什么”、“工作时间是否存在空档期”、“离职的真正原因”等问题。面试者在面试前就应对类似的问题进行准备，回答时要有针对性。

三、正题阶段

这一阶段是进入面试的实质性正题，主要是从广泛的话题来了解面试者不同侧面的心理特点、行为特征和能力素质等，因此，提问的范围也较广泛，主要是为了针对面试者的特点来获取评价信息，提问的方式也各有不同。对于职位要求的提问，是面试中的重点。对于职位要求的提问，要满足STAR原则，即每个问题都要涵盖情形(Situation)、任务(Task)、行动(Action)和结果(Result)。例如,面试官会首先了解面试者是在一个什么样的情形(Situation)之下取得工作成绩的;接着了解他为了完成工作,上级赋予了哪些工作任务(Task);再次,了解他为了完成这些任务采取了哪些行动(Action);最后,面试官会来关注结果(Result)。

四、结束阶段

这一阶段面试官会简单介绍一下公司和招聘职位的情况、薪资福利待遇等。面试官在该问的问题都问完后,会问类似"我们的问题都问完了,请问您对我们有没有什么问题要问"这样的话题来结束面试。这时面试者可以提出一些问题,可以就如果被公司录用可能会接受的培训、工作的主要职责等问题进行相关提问。

至此,全部面试结束,上述面试过程中,准备阶段占5分钟,引入阶段占10分钟,正题阶段占20分钟,结束阶段占10分钟,总共面试时间约45分钟。视具体情况,面试时间有长有短,甚至可以紧接安排下一轮面试。

丁香园-丁香人才招聘版精华帖

【求助】 某医科大学总医院面试流程

2013-01-26 17:44 tjlw2005

求助某医科大学总医院面试流程,这周六面试,不知流程如何?请各位大侠指教,不胜感激!

2013-01-26 18:06 violetwyhly

今天刚刚面试完,大约120个人,现在还在进行中。

流程分两部分:

第一部分:院专家组面试,每人5分钟,10个专家,先用英文自我介绍,然后专家用英文和中文提问,最后翻译一段书面专业英文。

第二部分:科室专业技能考查。两三个教授问一些关于临床和论文方面的问题,还有求学经历、个人特长等,没有英文提问。

建议:英文自我介绍很重要,大家一定要准备充分,今天多数人没有准备,分数上一定打折扣了。一定一定要准备,包括内容、语调、发音,尽善尽美吧。

祝大家成功!

HR 有话说：面试环节的大同小异？

很多求职者会觉得面试环节都大同小异，无非就是笔试/机试、部门经理一对一或者团体面试、HR 面试这几个步骤。事实上是这样的，笔试/机试主要是考察候选人的基础知识技能，通过部门经理的面试，可以让真正的用人部门考察候选人的过往经验、应变能力、工作能力是否符合岗位要求，而 HR 主要考察候选人的稳定性、来公司工作的意愿，以及与候选人沟通薪酬。因此，这几个步骤都是非常必要的。当然，每个企业根据自身的情况以及岗位的要求，都会设计不同的面试方法，而求职者到每一家新公司求职前都要做充足的准备。有些求职者因为熟悉了所谓的面试套路，习惯于“一份简历、一段自我介绍”走天下，这是不恰当的。求职者要根据不同的企业情况，筛选出过往的工作经验或学习内容中最符合该公司和岗位要求的信息，重点准备，才能引起面试官的关注，赢得最后的机会。

面试时需要注意哪些事项?

面试需要训练，就像参加高考答题需要技巧一样。细节决定成败，面试技巧非常重要。如果面试成绩总分为100分，那么运气占10分，应聘者表现出来的气质风格、硬件能力和面试技巧各占30分。在实力相当的情况下，面试技巧可以决定应聘者的成败；实力悬殊不大时，面试技巧可以拉近和对手的距离让人反败为胜。

面试过程中需要注意哪些事项，今天我们就来进行一些探讨。

一、基本注意事项

首先要谦虚谨慎。面试和面谈的区别之一就是面试时对方往往是多数人，其中不乏专家、学者，求职者在回答一些比较有深度的问题时，切不可不懂装懂，不明白的地方就要虚心请教或坦白说不懂，这样才会给用人单位留下诚实的好印象。其次要机智应变。要注意分析面试类型，如果是主导式，你就应该把目标集中投向主考官，认真礼貌地回答问题；如果是答辩式，你则应把目光投向提问者，切不可只关注甲方而冷待乙方；如果是集体式面试，分配给每个求职者的时间很短，事先准备的材料可能用不上，这时最好的方法是根据考官的提问在脑海里重新组合材料，言简意赅地作答，切忌长篇大论。还要扬长避短，必要时可以婉转地说明自己的长处和不足，用其他方法加以弥补。面试的时间通常很短，求职者不可能把自己的全部才华都展示出来，因此要抓住一切时机，巧妙地显示潜能。

二、面试时如何消除紧张感

由于面试成功与否关系到求职者的前途，所以大学生面试时往往容易产生紧张情绪，有的大学生可能还由于过度紧张导致面试失败。所以紧张感在面试中是常见的。紧张是应考者在考官面前精神过度集中的一种心理状态，初次参加面试的人都会有紧张感觉，慌慌张张、粗心大意、说东忘西、词不达意的情况是常见的。那么怎样才能在面试时克服、消除紧张呢?

(1)保持“平常心”。在竞争面前，人人都会紧张，这是一个普遍的规律，要接受这一客观事实。这时你不妨坦率地承认自己紧张，也许会求得理解。同时要进行自我暗示，提醒自己镇静下来，常用的方法是大声讲话，把面对的考官当熟人对待；或掌握讲话的节奏“慢慢道来”；或握紧双拳、闭目片刻，先听后讲；或调侃两三句等，都有助于消除紧张。

（2）不要把成败看得太重。“胜败乃兵家常事”，要这样提醒自己。如果这次不成，还有下一次机会；这个单位不聘用，还有下一个单位面试的机会等着自己。即使求职不成，也不是说你一无所获，你可以在分析这次面试过程中的失败，总结经验，得出宝贵的面试经验，以新的姿态迎接下一次的面试。

（3）不要把考官看得过于神秘。并非所有的考官都是经验丰富的专业人才，可能在陌生人面前也会紧张，认识到这一点就用不着对考官过于畏惧，精神也会自然放松下来。

（4）要准备充分。实践证明，面试时准备得越充分，紧张程度就越小。考官提出的问题你都会，还紧张什么？“知识就是力量”，知识也会增加胆量。面试前除了进行道德、知识、技能、心理准备外，还要了解和熟悉求职的常识、技巧、基本礼节，必要时同学之间可模拟考场，事先多次演练，互相指出不足，相互帮助、相互模仿。

三、面试时应注意的礼仪

面试时的礼仪在很多时候都主宰着面试结果，很多求职者面试不过关都败在礼仪这一关。礼仪不单是简单的礼貌问题，还体现着一个人的素养。

（1）面试时的礼仪第一个要点就是要有较强的时间观念，提前到达面试地点，既表示了诚意，又可调整自己的心态。

（2）出入场合要有礼貌，应试者应先敲门，在得到允许后才可以进入面试现场。应向用人单位问好致意，并做自我介绍，此时可以顺手递一份自荐材料，然后在用人单位许可后可入座。坐姿要端正，不要有小动作，离去时应说“再见”，这些都是面试时的基本礼仪要求。

（3）在交谈过程中要认真聆听，不要左顾右盼，不要随意走动，不要未经允许便翻阅用人单位的资料，手机要关机或调成振动模式，不要因为自己的不注意而影响面试时间和效果。举止要文雅大方，谈吐谦虚谨慎，态度积极热情。既能体现出你的个人修养，也会因为这些面试时的礼仪而加分。

（4）面试时的礼仪一个方面就是要求求职者装扮要大方得体，运动装、冰鞋、背囊之类的都绝不适宜。勿穿新衣，勿浓妆艳抹，不要标奇立异。整洁最重要，头发和指甲要干净、衣服要整齐、皮鞋要干净。

(5)握手应有技巧：注意姿势、伸手的顺序、握手的力度。

(6)恰当运用肢体语言，一颦一笑，一举手一投足，这就是你的肢体语言。在面试时的礼仪中，用词内容占7%，肢体语言占55%，剩下的38%来自语音语调。因此，在面试中谨记以下这些小细节：与面试官对视时，切忌目光躲闪、仔细聆听、面带微笑、措辞严谨、回答简洁明了、精神风貌乐观积极。这些丰富的肢体语言和恰当的语音语调，势必会使你的面试锦上添花、事半功倍！

(7)讲诚信，很多求职者为了能得到工作机会，在面试中采取撒谎策略，这是最失礼仪之表现。面试者不能急功近利，其实成败在细节，有经验的面试官会很快区分出谎话与真话。因此，在这个诚信的时代，千万不要在面试时说谎，这样一定会浪费掉自己的机会。

面试时的礼仪，说大不算大事、说小又关乎面试结果，每一个面试者都应该时刻提醒自己注意面试时的礼仪。

四、面试九忌

一忌握手无力，离主试者过近。中国人见面问候的方式是握手，面试时与主试者应恰如其分地轻轻一握，不要有气无力地被动握手，给对方一种精力不足，身体虚弱之感。落座后应与对方保持合适的距离，不能过分靠近对方，逼视对方。更不能以姓名称呼主试者，而应时时表现出你对他们的尊敬。

二忌坐立不安，举止失当。面试时决不能做小动作，如摇头晃脑、频频改变坐姿，更不能嚼口香糖、抽烟。在整个面试过程中，注意不要让自己的小毛病浮出水面。

三忌言语离题。有的求职者讲话不分场合，不看对象，让主试者听得莫名其妙。例如说些俗不可耐的笑话，谈及家庭和经济方面的问题，讲些涉及个人生活的小道消息，或任意对面试房间的家具和装修评头论足。主试者可没有时间猜测你想真正表达的是什么。

四忌说得太急。言谈中迫不及待想得到这个工作，急着回答自己没听清或没有理解透彻的问题，而不是有礼貌地请对方再说一遍或再说明；不加解释就自称掌握某种技术，而何处培训、何时参加、何人教授一律避而不答，令人生疑。所谓“欲速则不达”。

五忌提问幼稚。在想考官提问时要考虑自己提的问题是否有价值或者主考官已经回答过或解释过。千万别提一些很幼稚的问题，如：“办公室有空调吗?”“你知道某某主任在哪里吗?”

六忌言语粗俗。粗俗的语言，毫不修饰语言习惯并不代表你男子汉的气概或不拘小节，反倒令人难堪、生厌。

七忌反应迟钝。聆听主考官讲话并非单纯用耳朵，还包括所有的器官；不仅用头脑，还得用心灵。如果对方说话时你双眼无神、反应迟钝，这足以让考官对你失去信心，不论你将来如何推销自己，基本上都是徒劳，败局已定。

八忌做鬼脸。顽童做鬼脸，人们往往觉得其天真可爱，而且在平时人们的表达中也经常用到。但是，在面试中，夸张的鬼脸会使主试者认为你过于造作、善于伪装、会演戏。另外，表达恶意的鬼脸更容易令对方觉得你是没有礼貌、无教养的。

九忌像个嫌疑犯一般。应当意识到面试是一种机会平等的面谈，不是公安机关审讯嫌疑犯。不要过多理会主试者的态度。一开始就与你谈笑风生的主试者几乎是没有的，多数人的表情是正儿八经的。但应聘者还是应该把自己解放出来，不要担当被审察的角色，这样才利于自己正常的发挥。

只要谨记以上的面试注意事项，相信你就能够有更好的面试表现！

丁香园－丁香人才招聘版精华帖

【面试】面试时应该注意哪些问题

2013－08－21 14:26 jession1989

面试者要想在面试答辩中获得成功，必须注意以下几个问题：

1. 淡化面试的成败意识

一位面试者在面试前自认为各方面都比别人优秀，因此，他认为自己可以高枕无忧了。谁知主考官在面试中出其不意，提了一个他前所未闻的问题。顿时，他像失了魂似的，情绪十分低落。等到主考官再提些简单的问题时，他仍无法从刚才的失败中走出来，最终名落孙山。应试者对于面试的成败，首先在思想上应注意淡化，要有一种“不以物喜，不以己悲”的超然态度。如果在面试中有这样的心态，才会处变不惊。如果只想到成功，不想到失败，那么在面试中一遇到意外情况，就会惊慌失措，一败涂地。

2. 保持自信

应试者在面试前树立了自信，在面试中也要始终保持自信，只有保持了自信，才能够在面试中始终保持高度的注意力、缜密的思维力、敏锐的判断力、充沛的精力，夺取答辩的胜利。

3. 保持愉悦的精神状态

愉悦的精神状态，能充分地反映出人的精神风貌。所以，作为应试者来说，保持了愉快的精神状态，面部表情就会自然和谐，语言也会得体流畅。反之，就会给人一种低沉、缺乏朝气和活力的感觉，那么首先就会给主考官或者主持人一种精神状态不佳的印象。由此可见，面试中一定要注意保持一种愉悦的精神状态。

4. 树立对方意识

应试者始终处于被动地位，考官或主考官始终处于主动地位。他问你答，一问一答，正因为如此，应试者要注意树立对方意识。首先，要尊重对方，对考官要有礼貌，尤其是考官提出一些难以回答的问题时，应试者脸上不要露出难看的表情，甚至抱怨考官或主持人。当然，尊重对方并不是要一味地迎合对方，看对方的脸色行事，对考官的尊重是对他人格上的尊重。其次，在面试中不要一味地提到“我”的水平、“我”的学识、“我”的文凭、“我”的抱负、“我”的要求等。“我”字太多，会给考官目中无人的感觉。因此，要尽量减少“我”字，要尽可能地把对方单位摆进去，“贵单位向来重视人才，这一点大家都是清楚的，这次这么多人来竞争就说明了这一点。”这种话既得体，又确立了强烈的对方意识，考官们是很欢迎的。再次，考官提问完你才回答，不要考官没有提问，你就先谈开了，弄得考官或主持人要等你停下来才提问，既耽误了时间，同时也会给考官或主持人带来不愉快。另外，面试完后，千万不要忘记向考官或主持人道声“谢谢”和“再见”。

5. 面试语言要简洁流畅

面试有着严格的时间限制。因此，面试语言要做到要言不烦、一语中的。同时，语言要有条理性、逻辑性，讲究节奏感，保证语言的流畅性。切忌含含糊糊，吞吞吐吐，这会给考官或主持人留下坏的印象，从而导致面试的失败。因此，应试者一定要注意面试语言的简洁性和流畅性。

6. 不要紧张

有些应试者尽管在面试前已做好了充分的心理准备，但是一进面试室就紧张起来；有些应试者在答辩中遇到“卡壳”时，心情也立刻变得紧张起来。怎样缓解在这两种情况下出现的心理紧张呢？我们要分析紧张的原因。这种极度的紧张是由于应试者的卑怯心理和求胜心切造成的。因此，应试者一进面试室，应该去掉“自愧不如人”的意识，确立“大家都差不多，我的水平与其他人一样”的意识，有了这种意识，紧张的情绪就会减少一大半。随着面试的开始，紧张情绪就有可能完全消失。对于遇到“卡壳”而紧张的问题，如果抱着“能取胜则最好，不能胜也无妨”的态度，紧张就会即刻消失，很快就进入正常的面试状态，还有可能出现“柳暗花明又一村”的境界。所以，应试者在面试中一定要注意不要紧张。

7. 仪态大方，举止得体

大胆前卫、浓妆艳抹的装扮，尤其是男士戴戒指、留长头发等标新立异的装扮不太合适，会给考官留下很坏的印象。应试者入座以后，尽量不要出现晃腿、玩笔、摸头、伸舌头等小动作，这很容易给考官一种幼稚、轻佻的感觉。一般说来，穿着打扮应力求端庄大方，可以稍作修饰，男士可以把头发吹得整齐一点，皮鞋擦得干净一些，女士可以化个淡雅的职业妆。总之，应给考官自然、大方、干练的印象。

8. 平视考官，不卑不亢

考场上，相当一部分应试者不能很好地控制自己的情绪，容易走向两个极端：一是妄自菲薄，觉得坐在对面的那几个考官都博学多才、身居要职，回答错了会被笑话。导致畏首畏尾，欲言又止，肚里有货却“倒”不出来。二是有些应试者在大学里担任过学生会干部，组织过很多活动，社会实践能力很强，或是在企业里担任经理等领导职务，也统率过一帮子人，所以很自信。进入考场，如入无人之境，对考官们嗤之以鼻。这两种表现都不可取，都会影响到应试者的面试得分。最好的表现应是：平视考官，彬彬有礼，不卑不亢。应树立三种心态：

第一，双方是合作不是比试。考官对应试者的态度一般是比较友好的，他肩负的任务是把优秀的人才挑选到企业，而不是想和应试者一比高低，所以应试者在心理上不要定位谁强谁弱的问题，那不是面试的目的。

第二，应试者是在通过竞争谋求职业，而不是向考官乞求工作，考中与否的关键在于自己的才能以及临场发挥情况，这不是由考官主观决定的。

第三，考官来自不同的行业，一般都具有较高的学历和多年的工作经验，理论水平较高，工作经验也比较丰富。但他们毕竟是人，不是神，有其所长，也有其短，说不定你所掌握的一些东西，他们不一定了解。

9. 辩证分析，多维答题

辩证法是哲学的基本原理和方法。应试者应具备一定的哲学知识和头脑。回答问题不要陷入绝对的肯定和否定，应多方面进行正反两面的考虑。从以往面试所出的一些题目来看，测评的重点往往不在于应试者答案的是与非，或是观点的赞同与反对，而在于分析说理让人信服的程度。听者要辩证地分析问题，解决问题，而不要简单地乱下结论，有时还要从多个角度去思考，具体情况具体分析。

10. 冷静思考，理清思路

一般说来，考官提出问题后，应试者应稍作思考，不必急于回答。即便是考官所提问题与你事前准备的题目有相似性，也不要在考官话音一落，立即答题，那给考官的感觉可能是你不是在用脑答题，而是在背事先准备好的答案。如果是以前完全没有接触过的题目，则更要冷静思考。磨刀不误砍柴工，匆忙答题可能是东拉西扯或是眉毛胡子一把抓。经过思考，理清思路后抓住要点、层次分明地答题，效果要好一些。

注意事项

保持良好的精神状态，从日常生活中的小细节做起，培养自己的气质。

HR 有话说：面试，没有你想象中的严肃！

提到面试，大家都会觉得是一场“短兵相接战”，需要认真严肃对待，因为企业需要通过面试挑选适合的、优秀的人才，但其实它的过程绝对没有你想象的那么严肃。面试的根本目的是了解应聘者的实际工作能力，而过于严肃的环境会给应聘者带来巨大的思想负担，从而影响专业能力的正常发挥。因此专业的面试官认为给应聘者一个轻松、愉悦的面试环境是非常重要的。一般面试都会从一些很简单或者易于准备的问题开始，如自我介绍、谈谈之前的工作经验等，甚至天南海北地聊天，让面试者得以放松。当然工作也是充满压力和挑战的，所以也会适当地做一些压力性测试，以考察员工的抗压能力、应变能力等。求职者不要担心面试场面过于严肃，而怕自己发挥不好，只要你自己充满自信、面带微笑地进入面试房间，无论里面营造的氛围是怎么样的都直接忽略，展示自我就可以了。

什么是压力面试，应如何应对?

在很多医药毕业生的心目中外企是个大舞台，因为外企在企业机制、培训机会、薪资待遇等方面拥有许多内资企业不具备的优势。不过想顺利进入外企也非易事，在外企面试中经常会遇到的面试类型就是群面和压力面试。但是现在除了外企之外，国内越来越多的优秀的企业也开始使用这两种方式去面试求职者。而很多求职者却对压力面试有些招架不住，到底什么是压力面试，怎么才能顺利通过压力面试呢?

一、什么是压力面试

压力面试是指有意制造紧张，以了解求职者将如何面对工作压力。面试人通过提出生硬的、不礼貌的问题故意使候选人感到不舒服，针对某一事项或问题做一连串的发问，打破砂锅问到底，直至无法回答。其目的是确定求职者对压力的承受能力、在压力前的应变能力和人际关系能力。

当人处于一种常态或顺境时，其表现出来的自我形象往往只是一小部分甚至是失真的，而某些冰山下的素质却往往处于深埋状态，只有遇到非常规的考验才能真正体现出来。而压力面试的出发点就是有意制造出矛盾和障碍，观察应聘者的反应，从而探测其真实能力和个性。所以，压力面试堪称检验人才优秀还是平庸的试金石。

二、压力面试有哪些形式

1. 面试言行的压力

比如：面试官表情严肃冷峻，或不理不睬，或睥睨你，或瞪着眼问你问题，或直接给你来个下马威。总之，通过简单的行为语言让你产生压力，或正当和风细雨地与你沟通时，突然转换一种行为、语言风格来测试你应对压力的能力。

2. 面试环境的压力

通过对面试现场的场景布置来达到压力测试的目的，如色彩、灯光、被面试者和面试官座位反差设置，及面试官阵容、面试官气势、特殊道具等，让应聘者一进来就感到巨大的心理压力。

3. 提问方式的压力

面试官一开始就直截了当提问，口气故意搞得跟审犯人似的，让人不舒服，这会造成压力。

4. 转换面试形式的压力

比如：正和你面对面沟通，突然转入笔试；或者让你看一段视频情景剧或PPT，让你回答问题。这种转换思维空间的方式也会给应聘者产生压力。

5. 提问内容的压力

一是问刺激性话题、隐私性话题，让人不舒服，从而产生压力感。二是问两难问题，使得无论如何回答都会入套，不回答也不行，这也会让应聘者产生巨大的心理压力。

6. 制造僵局的压力

当应聘者回答完问题后，面试官陡然不问了，故意盯着你，四目相对，让面试陷入僵局，来观察应聘者反应。

7. 提问节奏的压力

步步紧逼，容不得你过多思考，问题一个接着一个，甚至一个问题还没有回答完，另一个问题接着跟上来了。

三、压力面试常问问题

1. 告诉我，你最大的弱点是什么？

回答这种问题的秘诀在于不接受这种否定暗示。不要否认你有缺点，没人会相信世界上有完人；相反，你应该承认一个微不足道的弱点或一个小小的缺点，然后再说那都已经成为过去了，表明自己是怎样克服这个缺点的。

2. 你认为自己的哪项技能需要加强？

你不可能宣称自己无所不能，但如果你简单地承认自己在哪方面需要改进，高压面试主考就会像嗜血的鲨鱼一样一口咬住你。你该重新定义一下这个问题以便躲开这一点："既然谈到这儿，我想说我已具备了这份工作所需的所有技能。这也是我所以对这个职位感兴趣的原因。"你可以借机再把自己简历中的闪光之处再炫耀一番。

3. 你认为什么样的决定尤为难做？

如果你用他问题中的这些词来回答，就只能对自己不利了。主考会立刻猛扑上来。那回答的秘诀是什么呢？要摒弃那些否定性的词汇："我没发现有什么决定特别‘难’做，但确实有时做一些决定要比做其他的决定要多费一些脑筋，多做些分析。也许你把这叫做‘难’，但我认为我拿工资就是做这些事情的。”

4. 你靠那点微薄的薪水是怎么过活的？

这个问题的目的是引你说出一些个人生活上存在的问题和财政危机。当然，也许主考所说的不错，然而你一定要回避这个问题：“你见过哪个我这个岁数的人对工资已经很满意呢？当然，我想得到更高的薪水，这也是我到这来参加面试的原因。至于现在嘛！我还可以付账并保持收支平衡的。”

5. 你与现老板相处很久了，为什么不继续干下去了呢？

假设说主考已经击中了你的要害，他说的完全是事实，但这并不意味着你就非得同意他问题中对你不利的因素。“我喜欢现在这份工作是因为它既稳定又有挑战性。而在那里我已经不可能有更大的发展了，因此我到此来应聘。我希望换一家公司以便更好地发挥自己的才能”。

6. 你不认为自己的年龄应该早就升到更高的位置了吗？

这是个刺激人的问题。但也可以不那么看，而把它当成是对你的能力和成绩的一种赞美。“我干这份工作只为了长远打算，要收获就必须付出，这正是我所做的。在这份工作中我已经获得了很多经验，打下了坚实的基础。现在我来此应聘正是为了把学来的这些有益的东西派上用场”。

7. 你为什么要辞掉现今的工作？

这是在高压面试中极为常见的问题，但比别的高压问题更为难答。值得庆幸的是，求职顾问已经总结出了应付这个问题的一条妙语，很容易记住，即使紧张也不会忘记，它就是“CLAMPS”，意思是挑战（Challenge）、地位（Locus Standi）、进取（Aggressive）、金钱（Money）、声望（Prestige）及安全（Security）。你既可以单独拿出一个作为原因，也可以都拿出来以便使对方相信你离开现岗位是合情合理的，是经过深思熟虑的明智之举。

8. 现在这份工作你最不喜欢的是哪一点？

这又是典型的用否定词表述的高压问题。但即使这样，也要避免其中的否定因素。考官可不管是不是他促使你如此挑剔的，他只能记住你是一个爱抱怨的人。更糟的是，他对这次面试的印象也会是否定的。再说，你对现今工作的不满确实说明了你另换工作的原因，但却没有满足现今老板的需要。你应该时刻把握老板的需要：“我觉得现在的工作各方面都不错，但是我正准备迎接新的挑战，等待肩负起更重的担子，取得更大的成就。希望把自己所学运用到更富挑战性、更能发挥自己才能的岗位上。”

9. 你认为在工作中曾遇到过的最艰难时刻是什么时候?

不要搜肠刮肚地找出这个问题的答案。你最不能做的就是道出以个人失败和集体受难而告终的经历。即使参加的不是高压面试,你首先也应该料到会问这个问题,然后带着一个对你和你的公司来说结局皆大欢喜的故事去参加面试。给你一些忠告:不要谈及个人和家庭的困难,不要谈及与上司和同事的摩擦,你可以讲一次与下属产生的矛盾,并且说明自己是如何创造性地解决了矛盾,最后做到皆大欢喜的。你也可以讲一次对你来说极富挑战性的经历。

10. 你觉得什么人在工作中难以相处?

你现在已经学会了千方百计避免作否定回答的技巧,那么你很可能简单地回答:"我觉得没什么人在工作中难相处。"或:"我跟大家都合得来。"这两种答案都不算坏,但却都不十分可信。你应该利用这个机会表明你是个有集体协作精神的人,"在工作中唯一不容易相处的是那些没有集体协作精神的人,他们不肯干却常抱怨,无论怎样激发他们的工作热情,他们都无动于衷"。

四、如何应对压力面试

1. 一定要自信

如果你先前了解考官和与其相关的人,话题涉及他们时,尽可能以自然流畅的语调来赞美对方,让人感觉你是从心里发出的,而不是过分奉承和吹捧。

2. 尊重对方

无论面试官抛出了什么样的问题,或者态度如何。求职者都需要给予足够的尊重。

3. 避免情绪化

在压力状态下,求职者往往容易情绪化,甚至是抵触面试官的问题。所有问题的答案并不重要,关键是回答问题的态度往往更被 HR 看重。

4. 诚实回答

如果遇到确实非常难以回答的问题,不要规避,也不要撒谎,诚实告之,态度仍然是最为重要的。

5. 有一定身体语言

不管内容如何精彩绝伦,若没有美丽的包装,还是不成的。所以在自我介绍中,必须留意自己在各方面的表现,尤其是声线。切忌以背诵朗读的口吻介绍自己。身体语言也是重要的一环,尤其是眼神接触。这不但能吸引 HR 的关注,也可以表现自信。

五、易遭遇压力面试的岗位

第一类是中高级的管理岗位，他要面临上下左右、内外的沟通压力，随时随地来自各方面的压力。第二类是销售和客服人员，尤其是大客户销售，要直接与客户进行深度沟通，而客户的需求都是变化的。第三类是特殊专业技术岗位，所面对环境瞬间变化，会产生压力。这三类岗位的应聘者都有可能会遇到压力面试。

压力面试会让很多求职者感到恐慌，但是只要我们了解用人单位为什么问这个问题，他想要得到什么答案，多熟悉压力面试会遇到的问题以及该注意的事项，从点滴做起，提高自己各方面的素质，在面试中流露出平日里的自然状态，那么再难的面试问题我们都能很好地应对。

丁香园－丁香人才招聘版精华帖

【面试】：拜耳(上海)面试之旅

2012－02－10 17:43 474073075

在拜耳的面试，整个面试基本是“压力面试”阶段。首先抛了一个问题给我，你希望自己的上司是个怎样的人？我回答，希望他不要太严肃，能够和蔼一些，作为一个职场新人的我希望他能够多带带我，使我更快地熟悉自己的业务。

她们又问，如果偏偏相反你的上司是个严厉的人呢，你是选择离职，还是改变他？我回答，离职肯定是不可能的，那是逃避的表现，不能解决根本问题；改变上司也是不现实的，唯有做的就是改变自己，使自己在平时过程中更努力地去学习，更快地去完全融入企业中去。这还算好，我还能接招。

随后她们又抛出一个难题，如果你在A部门工作，B部门有事情让你帮忙，你会去吗？我回答，我在做完A部门本职工作的基础上，我会去B部门帮忙。她们又问：“如果你在B部门审核凭证的过程中，遗失了一张50万的凭证，可能不是你弄丢的，但就是在你的手下发现丢失的，你怎么办？我回答，这有一部分是我的责任，刚想继续说下去，就被其中一个HR打断：“一部分？那其余的责任谁承担？”我忙说，刚才说得太顺了，我应该承担全部责任……又说了一些理由。之后又抛出一个问题，如果你的客户无理由来找你差错，其实你根本没错，你会怎样处理？会向他说对不起么？随后她又和我模拟了客户和我争辩的情景，我说，我想和你好好地沟通一下，把事情的来龙去脉分析清楚。那个HR扮演的顾客好不讲理啊，都不等我把话说完，最后啪地掐了我的电话，我也就被搞得很郁闷。之后的难题一个比一个棘手。

总之，这次面试我觉得是带有“压迫”色彩的。她们只会问我受到的挫折有哪些，认为自己的缺点有哪些？在我考虑该怎样回答自己的缺点时，她们立即反驳，你难道认为你是一个没有缺点的人么？在向我抛完一大串难题后，其中一个HR说，如果有客户向你投诉，你怎么和他沟通，你是不是能够站得稳自己的立场。

快结束时，她们让我用英文回答一些问题，并做下自我介绍，由于受到了前面的情绪影响，我没有说很多英语，个人的自我介绍也是草草收场。面完之后，她们突然变得亲切起来，“安慰”我其实那些题也是她们专门买来考核我们这些面试者的，主要看看你们个人的反应是怎样的，她们让我在10日之内等电话通知，但个人感觉希望不是很大。这次面试经历并不是在愉快轻松的环境下完成的，但毕竟是我的第一面，我的第一面能够首先体验到“压力面试”这种少有的形式，我也挺幸运的。总之有了第一次的经历，希望之后的路能够顺畅多一点。

如何从群面中脱颖而出？

招聘方，不论是医药企业还是医院，现在越来越多喜欢通过群体面试来选拔合适的人才。面对几十个竞争对手，求职者该如何应对，如何脱颖而出。笔者结合丁香园 BBS 中搜索的关于群面的分享，为大家整理了一些关于群面的知识以及一些小技巧，希望能够对各位求职者有所帮助。

一、什么是群面

"群面"是指用人单位采用情景模拟的方式对一组求职者进行集体面试，应聘者们须在规定的时间内围绕同一个主题进行讨论并得出自己的结论。这种从外企引进的一种面试方式，正在被越来越多的企事业单位所青睐。群面的方式，一般是若干应聘者组成一个小组，共同面对一个或若干个需要解决的问题，小组成员以讨论的方式，经过汇集各种观点，共同找出一个最合适的答案。

二、群面的流程

群面的程序一般是小组成员每人 1 ~ 3 分钟自我介绍，5 ~ 10 分钟看案例或了解问题，20 ~ 30 分钟小组讨论，最后派代表做 5 分钟的结论陈述。约 45 分钟的面试中，面试官什么也不用做，就是旁听跟观察。组员的名单跟评估表，简介摆在面前，最后，挑出我们认为有潜质的评分及写评语。

比如"礼来"的群面：它通常会准备一个 Case（营销案例），然后就是根据这个 Case 展开讨论，首先是 10 分钟熟悉 Case，思考出自己的解决方案，然后是举手每个人 2 分钟发言，说明自己的方案。接着是 10 分钟的小组讨论，大家拿出一个最好的方案，选出 1 个代表出来表达。

三、群面的具体形式

1. 小组讨论式或互辩式

这种形式指多位应聘者同时面对面试考官的情况。面试时间一般为 30 分钟左右。要求应聘者做小组讨论，相互协作解决或讨论某一问题，或者让应聘者轮流担任领导主持会议、发表演说或进行商辩等。这种面试方法主要用于考察应聘者的人际沟通能力、洞察与把握环境的能力、领导能力等。小组讨论中，众考官坐于离应聘者一定距离的地方，不参加提问或讨论，通过观察、倾听为应聘者进行评分。

2. 无领导小组面试

它通过给一组应聘者(一般是5~8人)一个与工作相关的问题，让应聘者们进行一定时间(一般是1小时左右)的讨论。主要来检测应聘者的组织协调能力、口头表达能力、辩论能力、说服能力、情绪稳定性、处理人际关系的技巧、非言语沟通能力(如面部表情、身体姿势、语调、语速和手势等)等各个方面的能力和素质。由此来看应聘者是否达到拟任领导岗位的用人要求以及其自信程度、进取心、责任心和灵活性等个性特点和行为风格是否符合拟任领导岗位的团体气氛，从而综合评价应聘者之间的优劣。

四、群面会问到的经典问题

1. 开放式问题

所谓开放式问题，是其答案的范围可以很广，主要考察应试者思考问题时是否全面，是否有针对性，思路是否清晰，是否有新的观点和见解，例如辉瑞曾经的考题：一个优秀的辉瑞医学信息沟通专员应该具备哪些素质？关于此问题，应试者可以从很多方面如专业背景、沟通能力、抗压能力等方面来回答。开放式问题对于评价者来说，容易出题，但是不容易对应试者进行评价，因为此类问题不太容易引起应试者之间的争辩，所考察应试者的能力范围较为有限。

2. 两难问题

所谓两难问题，是让应试者在两种互有利弊的答案中选择其中的一种。主要考察应试者分析能力、语言表达能力以及说服力等。例如：你认为医生是在体制内好，还是体制外好？一方面此类问题对于应试者而言，不但通俗易懂，而且能够引起充分的辩论；另一方面对于评价者而言，不但在编制题目方面比较方便，而且在评价应试者方面也比较有效。但是，此种类型的题目需要注意的是两种备选答案一定要有同等程度的利弊，不能是其中一个答案比另一个答案有很明显的选择性优势。

3. 多项选择问题

此类问题是让应试者在多种备选答案中选择其中有效的几种或对备选答案的重要性进行排序，主要考察应试者分析问题实质，抓住问题本质方面的能力。此类问题对于评价者来说，比较难于出题目，但对于评价应试者各个方面的能力和人格特点则比较有利。

4. 操作性问题

操作性问题，是给应试者一些材料、工具或者道具，让他们利用所给的这些材料，设计出一个或一些由考官指定的物体来，主要考察应试者的主动性、合作能力以及在一实际操作任务中所充当的角色。如给应试者一些材料，要求他们相互配合，构建一座铁塔或者一座楼房的模型。此类问题，在考察应试者的操作行为方面要比其他方面多一些，同时情景模拟的程度要大一些，但考察言语方面的能力则较少，同时考官必须很好地准备所能用到的一切材料，对考官的要求和题目的要求都比较高。

5. 资源争夺问题

此类问题适用于指定角色的无领导小组讨论，是让处于同等地位的应试者就有限的资源进行分配，从而考察应试者的语言表达能力、分析问题能力、概括或总结能力、发言的积极性和反应的灵敏性等。一般在外企医药公司他会让应聘者担当各个分部门的经理，并就有限数量的资金进行分配，因为要想获得更多的资源，自己必须要有理有据，必须能说服他人，所以此类问题可以引起应试者的充分辩论，也有利于考官对应试者的评价，但是对讨论题的要求较高，即讨论题本身必须具有角色地位的平等性和准备材料的充分性。

五、群面应注意的事项

1. 积极全面地做好各项准备工作

一般企业会提前通知面试形式，如果被告知即将参加一场群面，则可以做好充足的准备。比如了解该单位的情况、背景、历史、主要产品、岗位职责与要求，并对自身条件再做一轮深思，总结自身优势。另外也可以从网上搜寻一些关于群面中常见的问题，并模拟回答，力争自己提前进入并熟悉群面状态。

2. 在现场沉着冷静、大方示人，积极争取发言机会

企业之所以会选择群面，一方面是时间效率上的考虑，但更多的是想通过一个模拟的充满竞争与合作机会的环境，来考察候选人的能力、素质是否能满足岗位需求。所以这就要求在群面现场，候选人需要积极为自己创造出彩的机会，比如，每一次的发言力求有理有据，发言过程中不卑不亢，甚至是主动争取团队leader 的角色，由自己来组织小组讨论。

3. 切忌在群面环节中一声不吭，或是与别人据理力争

在一个群体中如果没有发出自己的声音，显然 HR 不会重点考虑你，但是不

是声音越多越好，甚至是越响越好呢？肯定不是，特别是如果由于观点不同，一定需要避免与团队成员发生争吵，常言道：你赢得了争论，却输了结果。

丁香园－丁香人才招聘版精华帖

【经验】讲讲自己经历的外企面试（转载）

2013－05－08 15:01 url

时间过得好快，转眼大四过去一半时间了，马上要离开校园了。大四的上半年过得很充实也很"坎坷"，一路上经历了大大小小的面试很多次，每一次面试完都在不断总结，现在写下来希望能对师弟师妹们在将来找工作的路途中有点帮助。

这里只跟大家讲一些外企的面试经验和经历，给大家借鉴一下，应该每年的校园招聘面试环节都差不多，如有不同，实属巧合。

礼来（Eli Lilly and Company）

美国礼来打响了药企校园招聘的第一炮，招聘是9月下旬开始的，也就是大四刚开学一段时间。宣讲会是9月28日在山大西校（原来的山东医科大学）做的，由于是晚上6点多才开始，考虑到晚上回不了学校，所以我没去现场。本来以为没机会参加面试了，结果在宣讲会当晚将近11点我还在玩游戏的时候接到电话，让第二天上午8点30去山大西校面试去。当时很兴奋也很紧张，因为这辈子的第一次面试就要开始啦！

第一轮：一共通知了四十来个人参加第一轮，我们被随机分了好几组，我们这一组是10个人。两个面试官，一个人力资源的，一个地区经理。每人发一份材料，材料内容大致是：有三家不同的医药超市，超市的规模和所处的地域都不一样。然后有三种作用差不多的药，一种市场上做得很成功，并且做这个药的医药代表现在正在度假；第二种药市场还可以，不过公司对这种药的市场投入减少了；第三种就是你要做的药，刚打入市场。问题是：做一个这个药的市场推广策划。第一环节是10分钟的思考时间，然后把自己的推广策划陈述出来，每人2分钟时间。第二环节是10个人一个大组，共同讨论出一个最佳的市场推广策划，10分钟时间。第三环节是找一个代表出来陈述，2分钟时间。

总结：第一环节自我陈述时一定要有条理，让面试官感觉你思路很清晰，很重要的是要把握住时间，不能超时，超时的话面试官是不会让你再继续说下去的。这一环节我感觉考察的是你的语言表达能力、看问题的角度还有就是解决问题的能力。还有就是尽量不要第一个起来发言，不能给面试官一种很张扬很强势的感觉，否则会把你 pass 掉，但是也不能太靠后，越靠后发言越没说的了，因为之前的同学把该说的差不多都说过了。我是第四个起来陈述的。第二环节小组讨论时也不能表现太强势，否则很有可能被刷。这一环节可能考察的是你的团队协作精神。我觉得在礼来面试中整体表现要稍微低调一些比较好，因为比较强势的都被 pass 掉了。第三环节找个代表陈述时可以选择一个人说大概的方面，其他的人可以起来做一些补充的方式，因为这样每个人都能有表现的机会。

葛兰素史克(GSK)

GSK 的宣讲会是 10 月 30 日晚上在山大西校综合楼三楼报告厅做的。我当时正好回家了，所以也没有去参加。过了老长一段时间，到 11 月中旬才通知第一轮面试。

我是 11 月 13 日上午 9 点 50 开始面试的。地点是山大东校就业指导中心报告厅。鸿仁学堂的人负责 GSK 的招聘，鸿仁学堂是国内比较知名的人力资源培训的公司，有很多家世界 500 强的企业都请他们负责招聘。大家可以去鸿仁的网站(www.5imeet.com)看一下。之前听师姐说鸿仁的选人标准和问题都很特殊，不太好应对，所以也没怎么准备，发挥自然点就行。

第一轮：群面。我们组 19 人一起群面，很专业的会议桌，围一圈坐满。先自我介绍，2 分钟。天南海北、各种专业、各个学校的都有，福建都有过来参加面试的，真不容易呀！接着是材料题，又是大组讨论，30 分钟时间，时间结束时必须达到小组统一意见，并找一个人起来陈述，不准有人补充，如果意见没有达到统一的话全组都要被淘汰。我们组的题目大致是：由于生产力和时间的限制，我们无法满足合作很久的老客户的订单需求，但是能满足一些有合作潜力的新客户的需求，在这种情况下怎么解决问题。19 人的大组真不好讨论，想法太多了，想插话都插不上。好不容易统一意见了，马上到时间了，山大一个哥们又提出反对意见了，结果被我们集体讨伐，他才不敢说话了。后来找了一个学国际贸易的女生起来陈述，因为她写得比较有条理，而且把讨论到的点都记下来了。最后一个环节让每人选组里面的另外两人作为自己团队的成员并说出为什么要选他。这是第一轮的面试经过。不过需要大家注意的是，最后又加了一个问题，鸿仁的老师说有没有不是医药相关专业的同学，有几个举手了，那老师又问你没有专业知识背景怎么去弥补跟医药专业那些同学之间的差距？举手的同学都说自己有很强的学习能力，能在最短的时间内弥补上去，不过鸿仁的老师说你可能得花比别人多 10 倍甚至 20 倍的时间和精力在专业知识上还不一定能赶上人家大学四年学的专业知识。最后的结果是举手的都被刷了，看来鸿仁学堂和GSK都不太喜欢没有医药专业背景的人。

总结：自我介绍不要烦琐，简单明了比较好，主要抓住自己的特点去说就行，还有就是不要超时。小组讨论时虽然人多，但是有间歇时间，插不上话时可以在间歇时陈述自己的观点，你的观点一定要与别人不同，否则会没意义。在你陈述时可能别人会打断你，我建议一定要把自己的观点陈述完，可以跟打断你的人客气地说“请不要打断我”之类的话，还有就是尽量不要打断别人的话，这也是对别人的尊重。还有在讨论时一定要统一意见，否则都要被淘汰。在最后陈述小组意见时可以挑选思路较清晰的同学陈述，因为他/她的陈述可能会影响到全组的人。

默沙东(MSD)

MSD的宣讲会是11月4日在山大西校主楼报告厅做的，也是晚上，所以我没去。宣讲会上说是11月30号之前要结束第一轮面试，本来都觉得MSD是不是把我们忽略了，结果到12月8号才接到通知要第二天去山大西校就业指导中心报告厅参加第一轮面试。

第一轮：第一环节是模拟拜访医生，5人一组，每人发一份MSD的产品材料，熟悉10分钟后一个一个进面试室扮演医药代表向面试官介绍产品，在拜访过程中面试官会不停地刁难你，让你无法正常拜访，每人拜访时间是2分钟。我们组的产品是MSD治疗哮喘的药“顺尔宁”。第二环节是5人讨论最佳拜访方案，并选一人作为代表再次拜访，讨论时间是10分钟，拜访时间仍然是2分钟。

总结：模拟拜访时，面试官会百般刁难，例如：我很忙，没时间；你的药太贵了；我们现在的药效果不错，没必要换你的药；你的药还没有进医院，你先去找药剂科吧等问题。这里主要考察你的随机应变能力和表达沟通能力。建议从专业角度切入拜访主题，比如发病机理，药物的药理作用等。小组讨论时就是针对医生可能刁难的问题方面一一找出应对措施，总之我的感觉是不太好应付医生的刁难，呵呵。第二轮我们组的5个人都没有进，估计是最后表述得相当不好而影响了整个组的人。

因为分享的内容比较多，大家要是比较感兴趣的话可以直接上丁香园BBS上搜索一下“我所经历的外企面试总结”。

面试结尾如何和HR谈薪酬？

很多求职者在面试过程中能够侃侃而谈之前的工作业绩和项目情况，却在讨论薪酬的最后环节败下阵来。谈低了，对不住自己；谈高了，会拔高老板对自己的期望值；谈早了，会让人觉得太过于高傲；谈晚了，可能浪费双方的精力。讨论薪酬是非常重要的环节，如果沟通不当，就有可能错失良机。

一、失败案例

1. 狮子大开口

面试不同于一般的"谈判"，因为面试结束后，你可能会和你面试时的"假想敌"一起共事。所以首先你要明确一点，它不是一次性交易，你不能像买车买房一样只盯着money。更为重要的是，你的事业成功可能就建立在这次面谈上，而有些求职者没有意识到这一点，从此破坏了你在对方心目中的形象。

2. 盲目悲观

有时候你也许具备公司非常需要的技能或经验，是通过面试的唯一人选，而且公司正急于雇人。若能适当推迟谈判的时间，直至公司最后决定你是最佳人选时，你讨价还价的优势就非常明显了。但是有些求职者把姿态摆得太低，对自己不够自信，也不敢开口谈薪资，自然薪酬就被公司压到了最低。

3. 过早泄底

如果面试官不确定什么价钱能让你接受，同时你自信他对你感觉还不错，他的最初报价往往接近他的最高报价。但有些求职者过于真诚，一直在强调自己想要获得这份工作的迫切心情，甚至将之前过低的薪资水平或期望值全盘托出，结果面试官心中窃喜，给出了一个与之前差不多的低薪，而此时再谈涨薪，就会乏力回天了。

二、华丽转身，成为谈薪高手妙招

1. 充分准备，总结薪酬约数

在面试前期要掌握公司的基本情况，比如应聘职位所处的行业、企业的规模、分析自身资历包括文化水平、工作年限、技能程度等，分析目前市场的薪酬水平，总结出自己的预期薪酬范围。

2. 寻找时机，委婉咨询

一般正规公司在面试后都会主动和求职者进行薪酬谈判，如果没有谈，可以在最后一轮面试时委婉咨询。

企业在面试结束前都会问面试者想了解哪些问题，此时不提，更待何时？但不妨说得委婉些："我想了解一下企业的薪酬体系，可以简单介绍一下吗？"面试官明知你的小算盘，也会整体介绍。如果依然不清楚，还可再问："公司除了工资还有哪些奖金、福利？"从对方的回答中，再对照自己的期望薪酬，最终提出合理的薪酬。

3. 察言观色，适可而止

在面试中提及薪酬问题时要察言观色，坚持适可而止的原则。比如：当问到薪酬、福利等敏感话题时，当发现招聘人员皱了皱眉，表示不方便透露时，你可以说"简单介绍一下公司的薪酬体系也方便我的选择"。对于自己意向很强的企业，对方要求提供期望薪酬，也可补充一句："我相信公司肯定有完善的薪酬体系，会根据我的资历给予合理的薪酬。"

特别提醒，作为新人，理智地降低薪资标准、放低姿态对找一份好工作来说是个不错的调整方法，但"倒贴"就太过头了，这会滋长一些不规范的企业的"邪念"，不停地用刚毕业的学生换血以减少成本，扰乱人才市场的正常秩序。有时候妥协是为了生存，有时候妥协却离自己的目标愈加遥远，选与不选，看的是个人内心底线。要谨记薪水是对个人价值的一种反映，应该合理体现自身的真正价值。

另外，谈薪时不能只着眼于薪水，还要谈些别的东西，如果公司在落户、公积金、购房补贴、股权激励、晋升通道等方面有较多的保障，那平时的薪水稍微下降一点也不是不可以。

丁香园 - 丁香人才招聘版精华帖

【交流】跟主管怎样谈涨薪？

2010 - 12 - 05 23:34 conscience

总的感觉，还是会哭的鸟儿才有虫吃！

以前一直都是勤勤恳恳努力工作，不计回报，总以为付出的多，收获自然多！后来发现收入这块要去大力争取才会提升！收入，老板是不会主动给你提升的！

常规来看，每年年中和年末两次回顾都是谈薪的好时机，就目前的情况，我手里正在策划一项新产品的组织开发，老板也不愿意我把手里的东东停下来；另外，趁着现在市场部的新生力量还没有成长起来的时候去争取一下利益，要错过机会了，连谈判的砝码都没有呢！

具体地谈，不要一开始就进入两难境地，非 A 则 B 那种，领导这边要慢慢磨，但要态度坚决！另外，产品经理虽然手里权限不小，但都是光杆司令一个，下面没有人，更多工作依靠个人能力和组织协调能力来完成，因此平时很累，这也是比较郁闷的地方！

2010－12－06 09:27 riboenzyme

谈薪一个重点是让老板觉得你值这个薪水，而不是要挟老板给你加薪，老板都不怕要挟，也很反感要挟。

首先梳理你进公司开始做的工作分类及占比，以及对应薪水变化，让老板觉得你这几年工作的增加量与薪酬变化不成正比。尽量不要涉及你负责产品利润占公司的比例，因为你说的70%是个很恐怖的数字，你不说老板也知道，你说了，老板会觉得这是要挟。其次推理你现在的实际情况，养家，供房，通胀等。时机选择评定时比较好，每个公司都有固定和不固定的调薪周期，如果和老大关系不错，单独谈话时可以谈。调薪比例你要心中有数，通常提出比预期高5%～10%的，给老板还价的余地。

HR 有话说：谈薪资不是件很丢脸的事儿！

有很多求职的人会感觉主动向招聘方咨询薪资水平是件不太好的事情，其实HR都是非常理解求职者心情的。正规的公司，正规的面试，即使求职者不问，HR也会主动告知薪资与福利水平。不过有一个前提是，HR初步认可你在面试中的表现。真正让HR不喜欢甚至是反感的，往往是到了求职者主动提问的环节，应聘者最开始问的就是工资待遇，而对于公司和岗位的发展机会，培训过程则没有丝毫的兴趣和问题，这样的表现确实才是很丢脸的事情。

医院单位面试和企业面试有什么不同?

对于医药专业的毕业生来说，毕业后的就业方向可以是医院，也可以是企业。医院属于事业单位，而企业不是，两者对于用人的要求也不同。所以两种单位的面试也略有不同。

1. 对面试者素质及基本情况的考查侧重点不同

医院一般比较注重面试者是否名牌大学毕业、专业对口、学历学位较高、师从名师、政治面貌、家庭情况以及专业技能等方面，而企业面试则比较看重创新精神、团队协作精神、工作经验等综合素质方面。

2. 面试形式的不同

与医院相比，企业的面试形式更加灵活、多样和随意，例如叫你即兴演讲，或给你分派任务。而医院希望应届生的面试形式多为问答，而且所问的问题也相对比较固定；而且面试之后一般来说医院还需要再参加当地卫生系统组织的统一考试，而企业面试一般不会有这样的情况。

3. 提问的方法不同

企业面试官一般会采用比较间接和委婉的语气向你提问，因此你在回答的时候要注意琢磨其真正的用意。而严肃的医院面试官一般是不会捉弄你的，在大多数的时候，只需要实事求是回答即可。

4. 面试的难度不同

企业的薪资、先进的管理理念与发展空间吸引着越来越多的年轻人。为了挑选人才，企业的面试题目比较难，尤其是一些知名央企、国企，其笔试和面试的难度系数都很高，最后录取的都是佼佼者。医院职位的竞争一般没有企业激烈，因此题目也相对比较简单，但会更侧重于临床技术。

5. 给予反馈的时间不同

一般来说，处于体制外的企业会在一周以内给予候选人是否录用的回复，但医院往往需要更长的时间。

丁香园－丁香人才招聘版精华帖

【面试】 某市儿童医院面试

2013－01－15 17:23 baorong27

今天参加某市儿童医院外科面试，小儿外科一共招聘14个人，共有20个人参加面试，其中有一个博士(不知道这位博士大哥为什么要来儿童医院)，还有一位是非医学专业的兄弟。某市儿童医院全国排名前10名，想不到出现这种情况，当然与其工作辛苦、待遇差不无关系。面试很简单，除了博士大哥自己单独进去面试，其他硕士都是2人一组，先是自我介绍2分钟，然后抽一道小儿外科的题来回答，我的题是“试述微创手术在小儿外科的应用”，本人心脏外科专业，懂得先心病的一些知识，想以先心病为例讲述微创外科在先天性心脏病中的应用，被打断，让我叙述在小儿外科的应用，本人没有接触过小儿普通外科，不会作答。和我进去的哥们题是“什么是肠套叠”，还有抽到“空气灌肠治疗肠套叠的禁忌证”好像大部分都没有回答上来自己抽的题。就这些。

【经验】近期的一次面试——医药行业世界500强(转载)

2013－03－24 21:37 url

近来越发发现医药行业的外企招聘一般不太发布招聘信息，都是圈内介绍为主。网上发布招聘的大部分也都是无法投递到的，或者已经老板内定，或者公司内部调整。大约两周以前，前同事告知有一外企在招聘一个职位。医药行业世界前50名的企业。辗转要到了负责招聘的地区经理的电子邮箱，发了一封简历过去尝试了一下。一天后，接到电话所问问题：简单地做了自我介绍，之前的工作职责，目前的工作职责，拜耳的离职原因，现在为什么想要换工作，对新工作的期望，在拜耳的薪水，目前的薪水，对新工作薪水的期望。我回答完毕后，详细询问了职位的考核方法？待遇？补贴？目前的市场份额？其他区域的完成情况？一周后，总监电话面试。所问问题：自我介绍，拜耳时的工作内容，职业规划，原来薪水情况，期望薪水，离职原因，目前的工作情况。为什么想离职？你有什么希望知道的？一一回答，最后询问了对方考核的组成，奖金分配，所能给到的薪水范围。第二天，地区经理赶到嘉兴约谈。在米萝咖啡谈了一个半小时。重复了之前的问题。同时告知，总监觉得我期望的薪水过高，加上补贴最多只能给到15000元的样子，如果可以接受才有进一步谈的希望。

今年已经谈过的公司有诺华、GSK，种种原因未能成行。就薪水而言，15000元不具有吸引力，但是外企的工作氛围我非常喜欢，而且福利是比较好的。简而言之，今年的形势不是很好，不过就现在的工作而言，生活无忧，所以心态较好，去亦可，不去亦可。现在还在考虑该怎么答复。

如何顺利通过外企面试?

许多医药专业的毕业生如果选择去企业发展，会优先考虑进外企。因为外企在企业机制、培训机会、薪资待遇、专业水平方面拥有许多内资企业不具备的优势。不过想顺利进入外企也非易事，在丁香园 BBS 中搜索与外企面试有关的内容，有超过5000条以上的讨论帖，其中也有不少经典的外企面试经验分享内容。笔者接下来就以如果我们想成功进入外企工作，我们需要做哪些准备以及面试过程中如何能够表现出色为主题来进行一些探讨。

一、医药知名的外企

制药领域：辉瑞、罗氏、赛诺菲、雅培、安斯泰来、阿斯利康、百特、拜耳、施贵宝、勃林格殷格翰、百健艾迪、塞法隆、新基、杰特、第一三共、卫材、礼来、费森尤斯卡比、葛兰素史克、吉瑞、益普生、灵北、默克、默沙东、萌蒂、诺华、奈科明、诺和诺德、参天、施维雅、苏威、住友、武田、优时比、西安扬森、强生、香港澳美。

医疗器械领域：强生、通用、西门子、卡地纳、美敦力、百特、飞利浦、泰科、波士顿、雅培、贝迪、史塞克、贝朗、圣犹达、3M、齐默尔、东芝、施乐辉、郝士瑞、丹纳赫。

生物技术领域：罗氏诊断、GE 生命科学、安捷伦、默克密理博、艾本德、贝克曼、凯杰。

技术服务类领域：PPD、Excel、药明康德、MDS Pharma Service、凯维斯、EPS 株式会社、昆泰、爱思唯尔(Elsevier)。

二、外企面试前需要做好充足的准备工作

充分了解要应聘的企业：知彼知己，百战不殆。可以通过互联网搜索或向熟悉的人进行了解。除了了解企业详情之外，也需要了解企业的面试环节一般都由哪些构成，如面试、笔试环节等。

充分了解要应聘的岗位：对岗位有十足了解，既能明确自己对于该岗位是否有把握，也能在面试中的回答与自主提问环节中拥有谈资，而且也能表示自己的

求职意愿。可以向有同等工作岗位经验的人进行了解，或者通过网络搜索。

模拟回答面试问题：准备常见问题，并演练这些问题的回答。回答问题时的状态是否自信，语言组织是否合理，往往都可以通锻炼来获得。很多外企有安排笔试环节，如果能提前通过各种渠道对于笔试类型加以了解，则现场可以更为正常发挥了。

三、外企考官最爱问的问题以及回答策略

1. 请介绍一下自己

这是所有面试常问的问题。外企面试，他们最希望在这个环节中知道求职者能否胜任工作，包括：最强的技能、最深入研究的知识领域、个性中最积极的部分、做过的最成功的事，主要的成就等，这些都可以和学习无关，也可以和学习有关，但要突出积极的个性和做事的能力。

2. 在学校你最不喜欢的课程是什么？为什么？

这个问题外企招聘者最想从求职者口里听到：我可能对个别科目不是特别感兴趣，但是正因为这样，我会花更多的时间去学习这门课程，通过学习对原本不感兴趣的科目也开始有了兴趣，对于本来就有兴趣的科目我自然学习得更认真，所以各门课的成绩较为平衡。通过这样的问题，外企可以找到对任何事情都很感兴趣的求职者。

3. 说说你最大的优缺点

这个问题外企问的概率很大，通常不希望听到直接回答的缺点是什么，如果求职者说自己小心眼、爱忌妒人、非常懒、脾气大、工作效率低，外企肯定不会录用你。外企喜欢求职者从自己的优点说起，中间加一些小缺点，最后再把问题转回到优点上，突出优点的部分。

4. 说说你的家庭

外企希望听到的重点在于家庭对求职者的积极影响。比如，“我很爱我的家庭！虽然我的父母都是普通人，但是从小，我就看到我父亲起早贪黑，每天工作特别勤劳，他的行动无形中培养了我认真负责的态度和勤劳的精神。我母亲为人善良，对人热情，特别乐于助人，所以在单位人缘很好，她的一言一行也一直在教导我做人的道理”。外企相信，和睦的家庭关系对一个人的成长有潜移默化的影响。

5. 说说你对行业、技术发展趋势的看法

外企对这个问题很感兴趣，只有有备而来的求职者能够过关。求职者可以直接在网上查找对你所申请的行业部门的信息，只有深入了解才能产生独特的见

解。外企认为最聪明的求职者是对所面试的公司预先了解很多，包括公司各个部门以及发展情况，在面试回答问题的时候可以提到所了解的情况，外企欢迎进入企业的人是“知己”，而不是“盲人”。

6. 就你申请的这个职位，你认为你还欠缺什么

外企喜欢问求职者弱点，但精明的求职者一般不直接回答。他们希望看到这样的求职者——继续重复自己的优势，然后说：“对于这个职位和我的能力来说，我相信自己是可以胜任的，只是缺乏经验，这个问题我想我可以进入公司以后以最短的时间来解决，我的学习能力很强，我相信可以很快融入公司的企业文化，进入工作状态。”外企喜欢能够巧妙地躲过难题的求职者。

7. 你期望的工资是多少

外企的工资水平是很灵活的，何种能力拿何种工资。外企喜欢直率的人，但这个问题却不能正面回答，外企希望听到：“以我的能力和我的优势，我完全可以胜任这个职位，我相信我可以做得很好。但是贵公司对这个职位的描述不是很具体，我想还可以延后再讨论。”外企欢迎求职者给其定薪的自由度，而不是咬准个价码。

8. 你能给公司带来什么

外企很想知道未来的员工能为企业做什么，求职者应再次重复自己的优势，然后说：“就我的能力，我可以做一个优秀的员工在组织中发挥能力，给组织带来高效率和更多的收益。”外企喜欢求职者就申请的职位表明自己的能力，比如申请营销之类的职位，可以说“我可以开发大量的新客户，同时，对老客户做更全面周到的服务，开发老客户的新需求和消费”，等等。

9. 你还有什么问题吗

这个问题很关键，外企不喜欢说“没有问题”的人，因为外企很注重员工的个性和创新能力。外企不喜欢求职者问个人福利之类的问题，如果有人这样问：贵公司对新入公司的员工有没有什么培训项目，我可以参加吗？或者说贵公司的晋升机制是什么样的？外企将很欢迎，因为体现出你对学习的热情和对公司的忠诚度以及你的上进心。

三、外企面试常见误区

1. 不善于打破沉默

无论是面试前或面试中，面试者主动致意与面试官交谈，会留给面试官热情和善于与人交谈的良好印象。

2. 与面试官“套近乎”

具备一定专业素养的面试官是忌讳与应试者“套近乎“的，聪明的应试者可以列举一至两件有根有据的事情来赞扬招聘单位，从而表现出自己对这家公司的兴趣。

3. 为偏见或成见所左右

应试者应该以归零心态接受面试，摒弃成见，以客观公正的态度坦然应试。在面试结束之后，应试者可以进行自我总结，对面试过程与面试官进行客观评价，从而帮助到自己接下来的面试或入职。

4. 慷慨陈词，却举不出例子

事实胜于雄辩。在面试中，应试者要想以其所谓的沟通能力、解决问题的能力、团队合作能力，领导能力等取信于人，唯有举出实例可以证明。在举例过程中，面试官会非常注重案例细节，以判断案例的真实性，所以笔者也在此特别建议应试者，不要虚构案例，有经验的面试官很容易识别，一旦发现虚构则会影响个人诚信值。

5. 缺乏积极态势

面试过程中总会遇到一些不利于自己的问题，这种问题的答案是什么并不重要，重要的是回答过程中能否体现出应试者的问题判断能力以及积极主动的一面，外企更欣赏价值观清晰和有责任心的应试者。

6. 语言表达丧失专业风采

在回答问题的语言方面，切忌过于口语化、俚语化，众多国际化的大企业，或是具备专业素养的面试官是不喜欢这种表达方式的，在沟通中如果遇到需要面试者评价某件事或某个人的环节，特别要避免以带有强烈个人感情色彩的方式进行不公正描述。

7. 对个人职业发展计划模糊

当面试官问及“你未来 5 年事业发展计划如何?”时，很多人都会回答说“我希望 5 年之内做到全国销售总监一职”。如果接着问“为什么?”应试者常常会模糊回答。任何一个具体的职业发展目标都离不开你对个人目前技能的评估以及你为胜任职业目标所需拟定的粗线条的技能发展计划。

8. 假扮完美

面试官常常会问：你性格上有什么弱点？你在事业上受过挫折吗？有人会毫不犹豫地回答：没有。其实这种回答常常是对自己不负责任的。没有人没有弱点，没有人没有受过挫折。只有充分地认识到自己的弱点，也只有正确地认识自己所受的挫折，才能造就真正成熟的人格。

9. 被“引君入瓮”

面试官有时会考核应试者的商业判断能力及商业道德方面的素养。比如：面试官在介绍公司诚实守信的企业文化之后或索性什么也不介绍，问：“你作为财务经理，如果我(总经理)要求你1年之内逃税1000万元，那你会怎么做?”如果你当场抓耳搔腮地思考逃税计谋，或文思泉涌，立即列举出一大堆方案，都证明你上了他们的圈套。实际上，在几乎所有的国际化大企业中，遵纪守法是员工行为的最基本要求。

10. 主动打探薪酬福利

不建议应试者在面试过程未接尾声时主动打听该职位的薪酬福利等情况，具备人力资源专业素养的面试官是忌讳这种行为的。如果招聘单位对某一位应试者感兴趣的话，自然会问及其薪酬情况。

总而言之，进入外企并一定都是牛人中的牛人，但一定都是会讲究方法的人。外企面试中，如果你足够诚实，同时又足够灵活，顺利获得offer的可能性会增加很多。当然，前提是你必须符合最基本的岗位要求。

丁香园－丁香人才招聘版精华帖

【经验】我所经历的外企面试总结(转载)

2012－04－24 21:07 xihuanyhb

上周接到了offer，约定了入职的时间以及一些注意事项，历时n个月的外企求职终于算是告一段落了。最近两天家里事情太多，今天才静下心来写点什么，算是给各位想转行的站友们提供或多或少的经验吧。

本人是一名2011年毕业小硕，准备转行不当医生了。虽然放弃了自己所学8年的专业有点可惜，但是萝卜白菜各有所爱，本人不太喜欢过于固定的工作，所以就把简历发到了网上，当时也没有什么引路党什么的，完全是自己瞎投。过了几周，居然接到了猎头的电话，在这里提醒一下各位站友，如果想自己的求职路更加顺利，猎头是十分重要的一环，通过他你可以了解公司的基本状况，你所从事职位的具体工作内容，以及你最关心的福利待遇及晋升机制。在层层面试的过程中，他会根据你的进度来教你面试技巧，总之一句话，你如果有任何问题，他基本上都可以给你提供咨询。一开始猎头会跟你在电话上做一个初步的交流，也算是一个小的面试吧。问得最多的问题当然就是为什么要从医院转到外企啦，对外企有什么看法啦。在这里呢，把自己的真实想法表达出来就可以了，但是也别说得太实在了。不要抱怨，不要说自己的医院多差，科室多差，医疗环境等，虽然这可能是我们改行的主要因素。这样会显得你这个人抗压能力差，对企业的忠诚度不够。要是嘴快说了也没有太大的问题，猎头会引导你，他会帮你理清一个思路。具体呢这里就不多说了。

经过几次的电话约谈之后，就是正式的面试了，我面试的这家公司一共是分三次面试。一面是在咖啡厅进行的，一位非常年轻的小伙接待了我。问题主要是为什么要去外企？为什么不当医生？对自己的职业规划是什么，以及一些专业问题，还有一个角色扮演。小伙扮演我的一个客户，让我说服他。一面的时间约半个小时。我当场就被通知可以参加二面了，时间地点另行通知。

二面有三个人，一个是区域经理，这个经理就是你未来的直接领导啦。其余两个也是区域的高管。二面就有所谓的压力面试了，问题问得比较尖锐，给你的思考时间不多，经常让你举例子，比如说举一个最近干的成功的一件事，在这里提醒一下站友们，如果不是自己亲身经历的，千万别瞎编，他会根据你说的这个事情问很多的问题。相对于一面，二面的专业问题就比较少了，主要考察你的随机应变，以及处理事情的能力。三天以后接到小伙的通知，去总部参加三面。

三面在公司北京总部面试。也是三个人，一个二面的区域经理，一个是北方大区经理，一个是中国区经理，我比较幸运，正好他们公司有一个季度会议，三个经理凑在一块，要不然会有四面。三面比二面更加详细，问的问题也比较随意，没有压力面试了，这可能与个人的风格有关吧，问题都是信手拈来的，这样更需要你提高警惕了，也需要举几个自己的事例，也需要角色扮演，基本没有专业方面的问题，但是要翻译一篇本专业的英文文献，很简单。三面大约两个小时左右。

总之，进外企跟进医院的面试差不太多，首先都要对自己未来的工作单位做一个大致的了解，上网搜搜自己要面试的公司信息不是什么难事。其次呢，面试的时候要自信，再怎么说这仅仅是一场面试，其实有的时候老板心里已经认同你的观点了，但是他会故意否定，来看一下你的反应，要对自己有信心，我在面试之前都在心里默念“他们都是大白菜”，效果不错哦。第三，要诚实，遇上自己不会的问题，大方地告诉对方，对不起我对这方面的了解不是太多，不要耍小聪明。交流的时候呢，要看对方的眼睛，让他感觉到你在用心回答这个问题。还有就是一般外企面试的住宿费和车票都是给报销的，这个不用操心。

面试后自我感觉不太好，该怎么办?

面试是最好的学习机会，用正确的心态去看待面试，才能从面试中总结经验以获得进步。面试后自我感觉不太好，该怎么办呢？以下几点可以供您参考：

1. 每次面试后，需要认真地回顾整个面试的场景

有许多人面试后，就像考完一场试一样，把一切都抛到脑后。此刻，我们需要你认真地回顾整个面试的场景：检查有没有什么问题是面试官提问，你回答起来不太好的或者直接是自己完全没有准备的；最后回顾自己是否在面试中太过于夸夸其谈或者太过于不自信。上述情况，都会对面试结果产生影响。检查出的问题，有必要记录总结，并根据自身情况准备好下一次面试中应对的方法。

2. 调整心态，相信每次面试都是积累经验的过程

心态在面试中是最重要的。一个良好的面试状态，可能在面试开场的前 5 秒就能让你赢得面试官的信任。面试后无回音，总会让人胡思乱想，而且这种负面思绪会影响到之后求职面试的各个环节。其实用人单位决定是否录用一个人，是有很多因素要考虑的，这是一个综合的结果，而不是对你能力的否定。我们需要把每一次面试都当做对职场、对工作的了解过程，用积极的心态去面对，不自负也不气馁，把握好面试状态，这样，离面试成功也不会太远。

3. 在面试中要学会提问

经验不足的职场人士，面试的时候只是等着面试官来考察自己，而没有利用这个面试的机会获取更多的信息。如果面试失败，那么起码也能在面试中获取一些相关信息以帮助自己对这个行业和岗位有了更进一步的了解。当面试官问你是否有问题要问时，你可以提出以下问题：某岗位的工作内容和职责是什么？公司是如何考核这个岗位的绩效？公司对这个岗位有何期待？这个岗位的发展空间如何？经验不足的职场人士需要逐步培养自己主动了解工作信息的习惯，长期积累下去，会有很大的收获。

别想太多了！你需要把简历拿出来再做仔细的完善，认真回想、思考自己在面试中不足的地方，再调整好心态，无论最后的面试结果如何，只要你把自己的优势展示出来，积极面对每一次面试，相信你一定会面试成功的！加油吧！

丁香园－丁香人才招聘版精华帖

【原创】 面试后郁闷了

2012－08－26 15:50 abigale100

2个名额，20多人面试，本院老师至少5个，大家站在门外等叫号，忽然有一位幽默了一句：我们都是虎视眈眈的敌人，恨不能一个吃了一个！大家都笑了，气氛好像活跃了一点，又有人说某某专业报了22个，考完专业就下了一半，怎么我们专业的人这么变态，没有一个放弃的。听得心里很难受，人类的阴暗心理总希望不战而胜或总能以别人的不幸换取自己心理的平衡，其实别人的不幸跟自己一点关系都没有的！我是面试了，但对自己的表现很遗憾，甚至后悔自己的报考了，有一种在错误的时刻做了错误的选择还选择了坚持的感觉。

2012－08－27 20:42 ejdwwb

一份经历就是一份收获，不管成功与否，你自己经历过的事，你获得的经验，会让你日后的路走得更顺！

不要因这一次的失败而惋惜悔恨，要知道，更多希望在前方等待着你！

坚强地坚持下去，你会发现，总会有所收获！

HR有话说：面试结束后只要等通知就可以了吗？

很多面试者在听到HR说“回家等通知”，就会很被动地回家等待，甚至觉得已经被淘汰了。其实同一岗位往往有很多竞争者，可能有很多人在面试中的表现都体现了符合岗位要求的特质，但是在很多一对一的面试过程中，面试官并没有办法将候选人做横向比较。所以企业要在面试结束后将较优秀的候选人再综合比较，选出最适合的人选，这需要一些时间。但这段时间并不需要很久，一般大型企业需要一周左右，之后会电话或邮件给候选人反馈面试结果。候选人如果觉得自己的面试过程还是比较顺畅的话，不妨趁这段时间再去多了解一下所应聘的企业和岗位，这样一旦成功应聘，可以更快、更好地融入工作。如果没有被录取，或者没有收到任何反馈，也可以跟之前联系面试的HR邮件或电话沟通一下面试结果或者未被录取的原因，以便提高自己的面试能力。

怎么通过面试环节考察企业正规与否?

在广大求职者看来，面试就是被用人单位选择，所以求职者常常在面试中紧张，甚至有一点被审的感觉。这种心态会使求职者陷入被动，从而忽视了你也有选择企业的权利。那么，如何通过面试环节来考察企业是否正规呢?下面几点是面试企业的方法，你不妨一试。

在参加面试之前，你除了要做好被面试的各项准备外，同时应该做好面试招聘单位的准备。

(1)在面试之前，先确定与自己意向相符可能性最大的几家企业，认真筛选，设计好自己面试时可以向面试官咨询的问题。

(2)仔细听取企业对自己的宣传、介绍，从面试官对自己企业的宣传、介绍中大致勾画出企业在行业中的地位，以及未来几年企业可能的发展前景。

(3)利用一切机会到企业去参观，以证实企业的实际情况与面试官的宣传、介绍是否一致。在参观过程中，要特别留意企业人与人之间关系是否融洽。

(4)如有可能，以非面试者的身份在面试前后向企业的一般工作人员了解本公司的真实情况，比如你最关心的几个问题，待遇、福利以及个人发展空间等。

通过面试环节考察企业正规与否可以从以下几个方面展开：你在这个企业能否展现你的能力，它能够提供的个人发展空间，以及如何保障你的能力得以发挥，它所承诺的条件如待遇、职位、工作条件和与其相关的各种保障，如何兑现，它能够提供哪些旨在提高员工能力和素质的培训机会，以及你何时能享有这项权利，特别要注意面试官的素质情况以及提问水平，如果面试官职业化程度较低，那你就要考虑这家企业是否适合你来工作了。

丁香园 – 丁香人才招聘版精华帖

【面试】 面试经验

2012 – 12 – 11 21∶10 piziqingwa

工作并没有那么难找，关键看你自己怎么想！到现在我还只投出去一份纸质版简历，大部分是发邮件。我一般都是首先看是否符合招聘单位的条件，第二就是看自己的意向，然后再去实地先看看相关科室病源、条件、医院位置、规模等情况，最后才决定是否去人事科投上自己的纸质版简历。如果有熟人就可以提前问问待遇及有无内定，其实刚进入都不要指望有很高的待遇，不用太过于看重开始的待遇，主要看自己以后如果在这里生活怎么样！前两天就有个四川某市的三甲医院打我电话，还要将我(小硕)作为人才引进，待遇条件不错，当时都有点惊讶，不过自己对去那个地方没什么意向，且在丁香园里搜索了关于那个单位的评价，一般，所以就回绝了！所以找工作也不一定要很急，适时的时候再下手，不要太担心找不到工作！

医院试工需要注意哪些事项?

有不少医院在正式录用员工之前，会安排一个试工环节，有很多求职者对于试工心存疑惑，会担心试工是否纯粹是为医院提供免费劳动力，又担心试工之后不能如愿进医院怎么办。到底医院为什么需要试工，求职者怎样抓住试工的机会给院方留下好印象呢？结合丁香园站友的分享，笔者特别整理了以下相关材料，供求职者参考。

一、为什么要试工，与试用有何不同

试工是一项聘前考核工作，即用人单位给求职者一定周期的试工时间，以考核求职者是否具备工作岗位所需的基本技能，一般在 3 ~ 7 天左右。也有的医院会要求 1 个月左右的试工期。试工与试用不同，一般在与医院签订合同协议前进行，部分医院会提供食宿条件甚至待遇补贴。

试用是针对劳动合同而言的，包含在劳动合同期内，劳动合同内约定的试用期最长不能超过 6 个月。试用期将享受医院的工作待遇。

二、医院试工到底考察什么

1. 基本工作技能的考察

试工从考察的意义来说等同于试用，只是比试用时间更短。在试工期间，医院会重点考察一些最为基本的医疗技能是否具备，比如询问病史、做些什么检查，怎么治疗以及收治病人，还有如何值夜班，写病历等。

2. 沟通能力与环境融入的考察

医院工作人员众多，医生的工作也需要和患者与医疗人员之间进行多方配合，这个时候人际沟通能力如何就显得很重要。

3. 工作态度的考察

无论什么样的单位，对于勤快、低调、谦虚、好学的求职者都会青睐有加。

三、试工期需要特别注意些什么吗

1. 判断试工的真假性

一般正常的试工都在 3 ~ 7 天左右，时间太长则需要加以多面了解，以判断是否是正常招工前的试用，还是仅仅为了占有免费劳动力。

2. 少说点话，多做点事

少说多做，特别是在查房时，若有什么疑问，或发现上级的处理可能不对时，最好查完房在办公室再跟上级医生请教，谦虚而委婉地说出你的想法。多做些力所能及或有把握的事。即是表现得忙碌一些，总比主任看到你闲着好。

3. 把握机会，发挥出你的优势

特别是需要和其他试用者进行 PK 时，你的综合能力和特长就显得尤为重要。比如你的专业基础不错，参加科内病例讨论时，能说得头头是道、有条有理，就是优势。没有什么优势，那你也不要表现出太平庸。

4. 空闲时间多翻书

临时抱佛脚总比坐以待毙好！像内科专业，专科知识和诊断学很重要。往往会问到一些比较细的问题，要不就会是大问题需要综合分析能力。很少医院在试工时问你发了什么 SCI 文章。

5. 与该科的年轻医生搞好关系

每个医院一般都会有住院医，大的医院还有进修的。他们对医院和科室的情况比较了解，你可以从他们那里得到很多信息，包括城市、住房等情况。

其实不论是试工、试用，还是正式上班，任何一个应聘者都要学会做人做事。只有这样，不论你是试工成功，还是失败，对于自己最终都会是一个很好的经历。

丁香园－丁香人才招聘版精华帖

【求助】医院试工

2013－03－26 16:19 0 莞尔一笑 0

自己是一个本科的医学影像专业的应届毕业生，刚刚接到一家医院的试工通知，要 1 个月，医院是一个省会的一家三甲医院。据说这家医院试工的非常多，留的人很少很少。看到有的网友说 30 个试工的只留 3 个，总感觉不靠谱。自己这会儿很纠结，离我实习的城市很远，来回很折腾，但离家近。前辈们可不可以聊聊自己的试工经验？

2013－03－27 09:51 url

试工一个月其实是件很危险的事，毕业季一年，一试一月的话，也就只有几个单位好找了。如果已经耳闻试工者并无多大胜算，不去冒险也罢。

签约篇

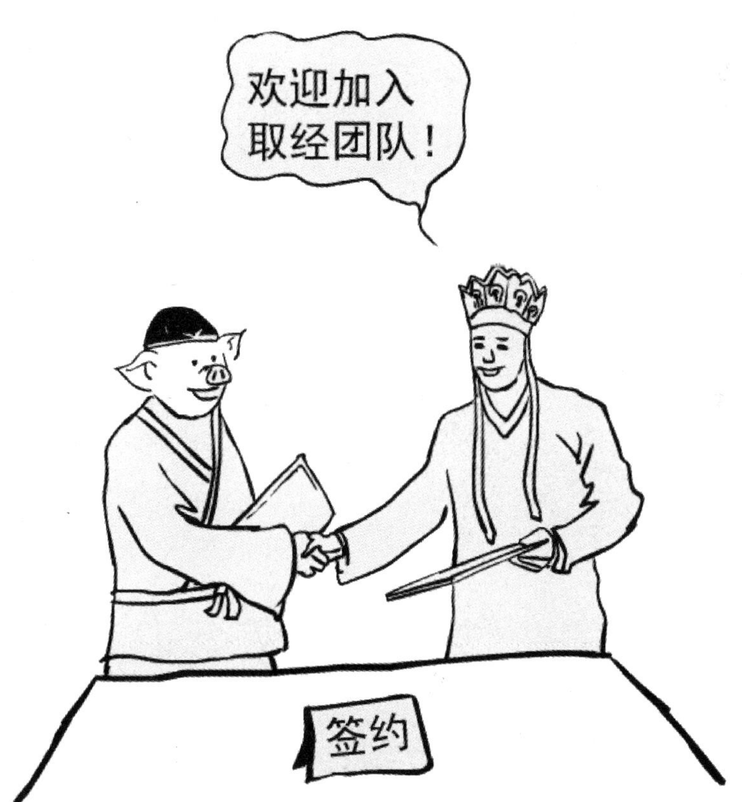

手握两个 OFFER，我该如何选择？

当你走过了求职过程的风风雨雨，历经了各种困难与挫折，靠着自己的能力与努力拿到期望的 OFFER 之后，你终于可以享受收获的喜悦了。但是，当你拿到的 OFFER 不止一个时，选择的烦恼就又来了。你应该综合各种因素，如个人职业生涯规划、公司发展潜力、工作地点、父母意愿、个人未来发展机会等，慎重考虑，作出最适合自己的选择。

选择 OFFER 时可以考虑下面几个问题：

(1)通过这份工作你能看到自己未来的成长和发展吗？

(2)办公具体地点在哪儿？

(3)公司福利如何？有没有健康保险、失业保险、养老保险、医疗保险、财产保险或者其他保险金？有没有住房公积金？有多少休假时间？

(4)如果从事这份工作，你实际的工作职责将是什么？不要被工作头衔所迷惑，要搞清楚你实际做什么工作，拥有哪些权限和责任。

人力资源专家认为，衡量一份工作，要结合自己的长远职业规划和职业目标，并通过职场五要素进行综合评判——"职位"、"薪水"、"公司背景"、"发展空间"、"幸福感"。对于职场新人而言，一般发展空间和公司背景是比较重要的，但是也有些新人更看重工作地点或者父母意愿。

选择 OFFER 时，关键是看自己最缺的是什么，最看重的是什么，然后再结合其他相关因素作出最后的选择。

如果你决定要拒绝一份 OFFER，那你要知道，有人可能为了给你争取这份工作而作出了担保，花费了时间，所以不要再去指责工作不好或者工资不高这些问题了，而是应该说明自己不适合这份工作。这样做，至少还能给自己留一条后路。记住，在面试过程中遇到的所有人都构成了你人际网络中那些潜在的"关系"。

只要你把目光放长远些，综合考虑这个职位的工作状况，公司的具体环境，未来的发展等，同时结合工作的地点、待遇、风险等问题，从自身出发对职位作出全面的评估，相信你就会作出最正确的选择、拥有自己真正喜欢的工作岗位。

丁香园－丁香人才招聘版精华帖

【求助】请各位同道指点选择哪个医院就业好？

2013－01－21 21:19 National-sky

(1)首都儿科研究所附属儿童医院，优势：导师所在地，人际关系广，首都发展潜力大。缺点：工资低，轮转三年，三年内的工资每月3000元左右，无编制，无北京户口，明年可能有户口编制。

(2)天津市儿童医院，优势：老公所在地，可以受照顾，有编制，有户口，在本院轮转，每月8000元左右。缺点：没有北京发展潜力大。

本人女，年龄27岁，四川人，已婚，目前无车无房无子……老公山东人，天津某三甲医院工作，月入五位，请各位前辈指点选择哪个医院好？非常感谢。

2013－01－21 23:18 07310713027

首先作为已婚女子，家庭要首先考虑，所以优先考虑天津。再者，天津儿童医院的儿科在天津无人能比，而北京其实还有很多竞争对手，当然这样的话去天津儿童医院也会很累。

北京儿研所的科研负担也很重，当然看你喜好咯，喜欢科研就重点考虑，不喜欢的话绝对天津了。天津的儿童医院从医疗上绝对不会让你后悔的。

至于以后的发展问题，其实天津离北京那么近，还是很方便的。

2013－01－23 00:04 chenpipipipi

当然是天津，双城生活早晚你会受不了的，而且双城生活时间久了十之八九会影响夫妻感情(这种例子数不胜数)，生活成本也会因为双城生活而增加。既然老公都在天津稳定下来了，收入也不错，个人觉得还是天津稳妥些。而且从事业发展角度考虑，天津也是不错的。建议多看看园子(丁香园)里有关在北京工作和生活的帖子，了解了解过来人的感受，看看所谓的“发展”较之家庭、夫妻感情哪个更重要。而且过个十年二十年，基本上十个人里有九个都是以家庭为重的，即便是男性，也会非常看重和妻儿在一起的时光。毕竟临床大夫的时间有很多都花在医院了，更何况楼主是个女子，已为人妻，楼主要想想十年二十年后你更看重什么，爱人、孩子？如果生活不能在一起，事业发展得再好，个人觉得也没什么意思。当然，一切还是要看楼主自己怎么决定。

HR 有话说：企业怎样挽留手握多个 OFFER 的人才

一般来说，HR 会先了解候选人接到哪些公司的 OFFER 及这些公司提供的岗位；同时还要了解候选人自己对于新公司有哪些期许，以及分析竞争公司及本公司的优势和劣势；之后再结合候选人的期许与本公司的优势，有的放矢地与候选人沟通。

负责任的 HR 挽留优秀的候选人并不会夸大公司实际情况，单纯地给求职者画大饼，甚至对求职者提出的要求，不论是否合适，都作出承诺。HR 需要做的是了解候选人的真实想法，比如候选人目前较为满意的 OFFER、满意的原因、对本单位有所犹豫的原因，针对这些与候选者做耐心的沟通，把公司优势真实的分析给候选人，并一定保证是把真实情况反馈给候选人，尽力打消他的疑问。

签约需要注意哪些事?

又到了临近毕业的大学生陆续奔波各种招聘会的季节，不论是用人单位录用新员工，还是大学毕业生等其他求职者成功进入新单位，都不可避免地会涉及劳动合同的签订问题。如何签订以及如何签好劳动合同，为以后劳动争议的发生减少隐患呢？重要的就是你能否运用法律的武器来保护好自己。

一、劳动合同的签订流程

(1)双方协商要约和承诺，也就是合同的条款。

(2)达成一致后双方签字或盖章。用人单位盖法人的章，必要时可书面委托所属的有关部门代为盖章，或由法定代表人签字或受委托人代为签字；劳动者应自己签字或盖章，遇有极特殊的情况，如本人因故出远门而合同又须及时订立，也可书面委托他人代签。

(3)为保证合同的有效性，可以送劳动保障行政部门进行审核、鉴证。

(4)劳动合同一般应一式两份，用人单位与劳动者各持一份，若合同鉴证部门需要，也可一式三份。

二、签约时需要特别注意的问题

1.劳动合同的内容要齐全

劳动合同的必备内容包括：劳动合同期限、工作内容、劳动保护和劳动条件；劳动报酬、社会保险和福利、劳动纪律、劳动合同终止的条件；违反劳动合同的责任等。其中劳动报酬方面要详细问清楚，比如基本工资、津贴、奖金等，在合同中要着重写明工资标准，因为有的单位发给劳动者的实际工资可能与承诺的不一样。另外关于法定社会保险，一般来说正规的用人单位都会给劳动者购买医疗保险、养老保险、工伤保险、失业保险和生育保险这五种社会保险，简称“五险”。如果碰到不缴纳或少缴纳社会保险的单位，就要特别注意了。

2.要签书面合同，并且要求保留一份合同

现在有些单位用人很不规范，不愿意与职工签订书面劳动合同，想以此逃避一些责任，或为了省事。这是对劳动者极不负责的行为。劳动者有权要求与用人

单位订立书面合同。这样，如果发生劳动纠纷，就有了必要的法律依据。而且根据《劳动合同法》规定，用工之日起1个月内必须签订劳动合同。如果没签，从第2个月—12个月工资双倍；1年以后(此时无2倍工资)，自动转为无固定期限劳动合同。

3. 试用期内也要签合同

特别要强调的是，应聘人与用人单位签劳动合同的时间应在求职者试用前，而不是试用合格后。有些单位为了逃避责任，在试用期内，往往不与职工签订劳动合同，一旦试用期满，就找种种借口辞退员工。这种方法对用工单位来说，省事儿又省钱，可以不对劳动者负任何责任。这一点往往被劳动者所忽略，毕业生在求职的过程中需要保持警惕。

因此，在签订劳动合同时，要多听、多想、多看(参看别人的合同)，避免签“口头合同”、“不全合同”、“模糊合同”、“单方合同”以及一些危险性行业用人单位与员工签订的“工伤概不负责”的生死合同。

三、如果要毁约怎么办

(1)经劳动合同当事人协商一致，劳动合同可以解除。

(2)劳动者主动解除劳动合同，应当提前三十日以书面形式通知用人单位。

(3)如果有下列情形之一的，劳动者可以随时通知用人单位解除劳动合同。

①在试用期内的；

②用人单位以暴力、威胁或者非法限制人身自由的手段强迫劳动的；

③用人单位未按照劳动合同约定支付劳动报酬或者提供劳动条件的。

(4)如果有下列情形之一的，用人单位可以解除劳动合同，但是应当提前三十日以书面形式通知劳动者本人：

①劳动者患病或者非因工负伤，医疗期满后，不能从事原工作也不能从事由用人单位另行安排的工作的；

②劳动者不能胜任工作，经过培训或者调整工作岗位仍不能胜任工作的；

③劳动合同订立时所依据的客观情况发生重大变化，致使原劳动合同无法履行，经当事人协商不能就变更劳动合同达成协议的。

(5)劳动者有下列情形之一的，用人单位可以随时解除劳动合同：

①在试用期间被证明不符合录用条件的；

②严重违反劳动纪律或者用人单位规章制度的；

③严重失职，营私舞弊，对用人单位利益造成重大损害的；

④被依法追究刑事责任的;

⑤法律、法规规定的其他情形。

(6)劳动者有下列情形之一的,用人单位不得解除劳动合同:

①患职业病或者因工负伤并被确认丧失或者部分丧失劳动能力的;

②患病或者负伤,在规定的医疗期内的;

③女职工在孕期、产期、哺乳期内的;

④法律、法规规定的其他情形。

(7)用人单位确需依法裁减人员的,应当向工会或者全体职工说明情况,听取意见。用人单位的裁员方案应当在与工会或者职工代表协商采取补救措施的基础上确定,并向劳动保障行政部门报告,且应当提前三十日通知工会和劳动者本人。

在签订或解除劳动合同的时候,我们都应该多查询劳动合同法,听取亲朋好友的经验教训,有必要时一定要寻求律师的援助,捍卫自己的正当权益。

丁香园 - 丁香人才招聘版精华帖

【经验】我的签约感观![精华]

2009 - 03 - 09 21:48 zhaoquan007

年前签约了!但还是习惯性地来园子招聘版逛逛,不为别的,就为了解下同龄人的心声。我们的疾苦只有我们莘莘学子自己体会,我们的心声只能引起同境地的人共鸣。无意间见到了司马版主的谈签约的帖子,结合个人及同学的签约经验,也来谈谈签约的情况,是指签约前后一段时间的情况。

1. 准确的定位是成功的一半

今年的就业情况一如既往的严峻,但我想常规的就业渠道还是占主导地位的。学校的招聘会很多人说是鸡肋,但我个人觉得也没那么绝对。一如有人说的小马过河的故事,众说纷纭,主要看你个人怎么决断。犹如临床症状的繁杂,如何迅速准确的诊断,如何抓住问题的主要矛盾决定了你的成败。

以我们中医小硕一族为例,我们是一个普通的中医院校应届硕士毕业生,面临就业寒冬,学校也做了相当大的努力,不遗余力推销自己的学生。所以今年的招聘会规模及影响力多大过以前,效果也是可观的。我了解的10多个签约的同学中,至少是8~9个在学校的招聘会投简历,以后面试录取的。我也参加了2家医院的面试,过程相当简单,因为2家医院都为发展中的地级市中医院,规模待扩，广招人才，对于研究生自然没有初试、笔试，最后院长面试这样大型三甲医院惯有的大工程。都是直接跟院长面试，也就聊天式地谈医院的发展，以后来院的前景什么的。给人感觉尽管医院目前规模及技术力量都薄弱，几个院长对医院的远景规划却很合理到位，听了叫人有种心潮澎湃之感，也许是年轻人的热情高昂所致吧！又以我为例，农民的儿子，家境普通，在外亦无人际关系，所以我当时的定位是市级的医院，省内中医三甲为理想，二甲最为现实，我没想过一级医院（因为考研前是在广东一粤西镇级医院，过的世外桃源般的“无欲无求”的日子，不堪回首）。所以三甲的中西医院我都投了，一顿海投，结果竟然没有一个成功的面试回报，叫我相当郁闷！最后还是在学校的招聘会给了我机会。北部湾的一个地级市中医院通知我去面试了，其实当时我知道我的同门有可能会去那里的（注：他有关系在那家医院，不知道为什么没通知他去面试）。有个以前本科的带教同学8月签约在那里，也是他的家乡，跟他了解了医院的情况及实地看了医院后，觉得医院的规模还可以，住院病人也不少，更加重要的是我的专业这里还是空白，以后的发展前景可观（当时院长助理说，你的专业我们要建设成市级重点，你要搞得起来以后你是主任不二的人选，可以算作玩笑，呵呵！但乐观点讲是我发展的动力之一吧），跟家里商议，权衡再三后决定签约这家医院。其实在签约这家医院的同时，我导师也给我联系了一家广东省粤西三甲中医院，年后面试，但我想以后世事多变，我当抓住当前机遇，否则没后悔药吃！大不了毁约重签嘛！就这样我签约了这家单位，应该是我们年级最早签约的几个人之一吧！

2. 关系的重要性

我们生活的社会是怎样的社会？我想是一个关系如麻的社会，准确来说是关系主导型社会，如果你不会使用关系的话，那么就是火星人，欢迎来地球周游。可能部分人不同意我的看法，那么我们且来看看我们的社会百态。小孩子上学读书，为找个好学校，你得托关系，找朋友给他联络，或者缴纳赞助费才可以如愿。看病买药，你得找个医院熟人，才可以找个叫你放心的医生给你看病，哪怕是个小感冒，也得求三找四，不为别的，就图个安心放心！有时候，买个电脑手机，你也得找个亲朋好友，为什么？怕自己不会选啊！怕上当受骗买到水货啊！所以说关系至关重要这句话适合用在生活，更加适合用在找工作。

我身边就有几个鲜活的例子，一外科同学，老板是医院挖过来的专家，医院领导特别重视，在医院说话也相当有分量，所以他的几届研究生的就业从来没担心过，直接安排附院里就业。他的一个弟子也是我的本科同学，在我前两届读研，现在留附院工作了！到现在还揶揄我说当时叫我报名他的导师就好了，虽然辈分是他师弟，但可以工作无忧啊！说实话，我现在肠子都悔青了！为了工作，面子算什么？都不知道几钱几两一斤了。我现在就只有羡慕的份了！另外的一个同学，导师虽然没给他留院，但是也动用关系给他找了一个省会三甲西医院骨科，实现了他留大城市的梦想！他也心存感激，说："学习成绩怎么好，不如有个好牛导啊！"另外，我签约医院的外科主任向我透露，我的一个内科的同学也签约了他们单位，其实那人并不是他们的理想人选，原因仅是他的亲戚是市里的一个局长，官大一级压死人啊！

3. 成功亦需耐心

有时候成功仅仅需要的是一点耐心！尽管现在3月份了，大部分医院招聘什么的都过了，没签约试工的自然是心急如焚，夜不能寐。但我想还没到悲观绝望的时候，毕竟我们是7月份毕业啊！还有4个月呢！而且我了解到一些医院是分批次招聘的。第一批招不满的还可二次招聘，所以面试什么的会晚点。再有一些医院本来就是3—4月份才开始招聘的，我了解到的有几家医院就是3月才出计划，4月面试。还有部分学校6月份还有一次招聘会，也不失为一次就业机会，所以忠告大家担忧是有，但无须过虑！

总结下，说了这么多，我的愿望跟大家一样，父母几十年含辛茹苦地养育我们，而我们自己也寒窗苦读不是十年，是十几年！天道酬勤，我们应该得到回报，我们的要求是什么？仅是一份工作，可以给予我们一个孝敬父母师长的机会而已。我们的要求过分吗？我想相比我们的付出，一点也不！站友们！努力吧！加油吧！尽管前路漫漫，但我们拥有年轻的不屈意志，相信可以披荆斩棘，开创我们自己的新天地！

与单位毁约的问题如何处理?

据统计，每年企业在高校招募的应届毕业生，在签了就业协议后的半年内，毁约率达1/3。这几年，高校毕业生毁约率一直居高不下，究竟是什么原因导致的？毁约会对个人和用人单位造成的影响有哪些呢？

一、毁约率高居不下的四大原因

据调查显示，在众多毁约学生当中，为了获得更好发展而毁约的学生占到调查学生的43%；由于公司招聘之初所做承诺没兑现，而毁约的占到20%；因为家庭、恋人关系不愿两地分隔的占到12%。另外，因为专业不对口毁约的占10%，签约时间太长约占4%，自身能力有限的占4%，其他的占到7%。

原因1：为了更好的发展

为了更好地发展是学生毁约的一个重要原因，占到调查学生的43%。他们表示：未进入社会前，如果能在第一个职位上有个好的起点，会减少自己接下来的跳槽频率。如果毁约是建立在工作的兴趣与合适的角度来看，他们没有错。另据了解，在部分重点大学，因为考上公务员而毁约的将近占总数的1/3。

原因2：单位承诺没有兑现

因为签约的时候自己没有慎重考虑，进入公司后发现公司所承诺的内容也没有实现，导致最后提出解约要求。这一类学生大多因为缺乏工作经验，盲目相信用人单位所作出的承诺，最后发现与单位实际情况有所出入，甚至大相径庭，最后也只能“适者生存，不适者毁约”。

理由3：不得不离开这个城市

由于家庭要求、恋人分隔两地等因素而毁约的学生也屡见不鲜，占到调查人数中的12%。据在高校从事就业指导工作的李老师讲：“这些学生毁约，一半是父母不同意去异地工作，也有相当一部分因为彼此的恋人要去异地工作，就跟着要过去。”像这种情况，人之常情，一般也很难做思想工作，只有同意让他们毁约。

原因4：就业选择偏盲目

很多高校都鼓励学生先就业再择业，而学生在毕业前也期待自己能尽快先找到一份工作，但对于自身的兴趣爱好、工作方向都缺乏清晰的规划，选择比较盲目。等签约之后，有遇到更多的选择就容易产生动摇。

二、毁约带来的影响

毁约可能会对用人单位带来一定的经济损失，对于个人而言，不仅仅是个人信誉的影响，还会产生经济影响，可能需要支付违约金。

对于进入到医院的医学生而言，由于体制内外的差异导致的就业流程不同于一般的进入企业的就业流程。如果与企业毁约，一般与应届生签订的合同中约定违约金的情况相对较少，所以流程比较简单，与企业方协商沟通，只要在不影响企业方工作开展的情况下，一般企业方都会坦然放行。但医院不同，一般都有关于违约金的约定，而且还涉及需要医院同意才能重新改派，再加上行政体制的复杂性，光办手续也许就需要一段时间的周期来办理。

违约金是指按照当事人的约定或者法律直接规定，一方当事人违约的，应向另一方支付的金钱。违约金的标准是金钱，但当事人也可以约定违约金的标的物为金钱以外的其他财产。违约金具有担保债务履行的功效，又具有惩罚违约人和补偿无过错一方当事人所受损失的效果，因此有的国家将其作为合同担保的措施之一，有的国家将其作为违反合同的责任承担方式。

三、没有约定违约金是否意味着违约不用赔钱

是否采用违约金这一补救办法，必须是由合同当事人事先在合同中明文约定，否则，当事人一方无权要求违约方支付违约金。同时还规定，违约金视为违反合同的损失补偿，是一种补偿性的经济制裁措施。违约方支付违约金后，另一方不得再要求赔偿损失(赔偿需有证据，违约金不需举证)。

如果合同中没有明确约定违约金，而且你的辞职未对公司造成经济损失，那么，你就完全有理由拒绝承担违约金的责任。

但是，专家不建议违约，尤其频繁违约，不仅仅会对你个人信誉造成影响，还会给用人单位带来一定的影响。

四、如何避免发生毁约现象

高校就业办的一位老师说，大学生签三方协议前，要认真查看用人单位的隶属，国家机关、事业单位、国有企业一般都有人事接收权。民营企业、外资企业则需要经过人事局或人才交流中心的审批才能招收职工，协议书上要签署他们的

意见才能有效。应届毕业生还要对不同地方人事主管部门的特殊规定有所了解。另外签三方协议要注意六个细节：

（1）要看填写的用人单位名称是否与单位的有效印鉴名称一致，如不一致，协议无效；填写自己的专业名称时，要与学校教务处的专业名称一致，不能简写。

（2）外企、合资企业、私企一般采用试用期，根据合同期的长度，可以从1～3个月不等，通常试用期为3个月，不得超过6个月。国家机关、高校、研究所一般采用见习期，通常为一年。在试用期内，通过全面的接触工作，深入思考自己是否适合目前这份工作，合适则继续，不合适则早作打算，在试用期结束之前就向企业提出离职。

（3）不少单位为了留住学生，以高额违约金约束学生。学生在协商中要力争将违约金降到最低，通常违约金不得超过5000元。但是，劳动法规定，“对负有保密义务的劳动者，用人单位可以在劳动合同或者保密协议中与劳动者约定竞业限制条款，并约定在解除或者终止劳动合同后，在竞业限制期限内按月给予劳动者经济补偿。劳动者违反竞业限制约定的，应当按照约定向用人单位支付违约金。除上述两种法律规定的情形外，用人单位不得与劳动者约定由劳动者承担违约金。”所以学生要力争取消违约金这一条规定。

（4）现行的毕业生就业协议属“格式合同”，但“备注”部分允许三方另行约定各自的权利义务。为了防止用人单位承诺一套、做一套，毕业生可将签约前达成的休假、住房、保险等福利待遇在备注栏中说明，如发生纠纷，可以此维护自己的合法权利。

（5）当下许多高校为了提高自身就业率，就强迫学生找熟人亲属签订“虚假”协议，这对于毕业生来说是不利的，毕业生不应当屈服。

（6）学生在签订协议时，要严格按照规定的步骤进行。等用人单位填写完毕、盖章后再到学校就业指导中心签字盖章。切忌自己填写完毕后就直接到学校毕业生就业指导中心要求盖章。这样带来的后果是，单位在填写时，工资待遇等与过去承诺的大相径庭。学生却因为自己和学校都已经签字盖章，回天乏力，最后或者逆来顺受，或者就被迫违约赔偿用人单位。

总的来说，应届毕业生需要根据实际情况来判断是否需要毁约，因为一旦毁约，对企业和个人都会造成一定的影响。如果签约内容含违约金，求职者还需要支付招聘方规定金额的违约金。所以，签约时需要谨慎，毁约同样也需要谨慎。

丁香园－丁香人才招聘版精华帖

【求助】请教如何拿到新的就业协议？急!!!

2013－04－02 16:19 huang718

我之前签了××医院，现在有了更好的选择。今天去该医院毁约，但该医院的人事处是这么说的："你之前签的就业协议书我们不会退，交的保证金也不会退。如果你能想办法弄到新的就业协议跟其他医院签，到时你不来上班，我们也保证绝对不会去追查。"

请问，现在有什么办法能弄到一份新的协议书？请大侠指教!!!

2013－04－02 17:16 leolizhicheng

挂失呀，找导师签字，科主任签字，然后找医院里管研究生的科长签字，最后到研究生院换一份新的，这是我们这里的流程。

HR 有话说：HR 怎么看求职者毁约？

遇到求职者毁约，HR 最希望了解的是真实的毁约原因。如果是因为企业自身原因，如薪资、制度、氛围让员工感觉到了被欺骗或者被不公平地对待，HR 在搜集原因后，能够结合企业已出现的问题提出今后需要改善的方向。如果是求职者因为个人原因提出毁约，那分为两种情况。一种是不可抗力原因，如家中突然出现情况，这种求职者不可预估的原因，HR 通常会宽容对待。并且，今后如果还有适合该求职者的岗位，HR 也会继续向其推荐。但如果是因个人考虑不成熟，入职后才觉得无法接受入职前已经知晓的信息，如薪资、加班、工作地点等情况，或者是"吃着碗里的，看着锅里的"，因为别的公司更高的 OFFER 而毁约的，HR 会觉得求职者对企业失去了基本的尊重，直接划入黑名单。如果求职者之后觉得别的地方不好，想再回来，也再没有机会了。因此，求职者对毁约一定要思虑周全。

就业协议与合同的区别是什么？签协议应该注意什么？

毕业季，很多应届生加入到找工作的大军。在找到一份比较满意的工作后，毕业生需要与用人单位签订一份就业协议书，确定工作意向。而一旦进入到用人单位，一般又需要签订一份劳动合同，很多同学不禁会迷茫起来，这两份工作的协议有什么区别，为什么要签订两份？下面我们就详细介绍就业协议与劳动合同的区别。

一、两者的区别和联系

就业协议是明确毕业生、用人单位和学校在毕业生就业工作中权利和义务的书面表现形式。就业协议一般由国家教育部或各省、市、自治区就业主管部门统一制表。

劳动合同是劳动者与用人单位确立劳动关系、明确双方权利义务的协议。就此而言，就业协议与劳动合同之间存在以下不同点：

（1）主体不同。就业协议的主体是毕业生、用人单位和学校，其中毕业生与用人单位的主体作用不言而喻，学校作为一个主体，其作用是维护毕业生就业工作的良好秩序，保障毕业生和用人单位的合法权益，并兼有学生毕业信息真实性佐证之功效；而劳动合同是劳动者与用人单位之间在遵循平等自愿的原则下依法签订的，只有劳动者和用人单位两个主体。

（2）依据不同。就业协议依据的是教育部颁发的部门规章；劳动合同依据的是《劳动法》和《合同法》。

（3）内容差异。就业协议可规定毕业生自身情况、就业意向、用人单位同意接收、学校审议派遣等；而在劳动合同中，依法必须明确劳动合同期限、工作内容、劳动保护和劳动条件、劳动报酬和劳动纪律、合同终止条件，以及违反合同的责任等必备条款。除此之外，双方还可以协商约定其他内容，在具体涉及某项时还可以优先适用本地地方法规和规章。

（4）签订时期不同。就业协议一般在学生毕业前签订，正式签订劳动合同只有等到毕业后方可。

(5)效力不同。就业协议只是毕业生在“择业”过程中签订的协议，其效力始于签订之日，终于毕业生到用人单位工作岗位报到之时。劳动合同的有效期，是劳动者与用人单位以合同方式确定的，除法律规定的情形外，双方不得随意变更、终止。对毕业生来说，到用人单位报到后，在双方签订劳动合同之后，原就业协议随之失效。从这点来看，就业协议不能替代劳动合同。

综上所述，就业协议与劳动合同是用人单位聘用毕业生所订立的两种书面协议，二者分处两个相互联系的不同阶段，并发挥不同的作用。其区别是明显的。

二、各自签订流程

就业协议签订流程：

(1)毕业生和用人单位达成协议并在协议书上签名盖章，用人单位应在协议书上注明可以接收毕业生档案的名称和地址。

(2)用人单位上级主管部门批准盖章。

(3)用人单位必须在与毕业生签订协议书起的十个工作日内将协议书送至学校毕业生就业的工作部门。

(4)学校同意盖章，并及时将协议书反馈用人单位。

合同签订流程：

(1)用人单位到劳动局领取劳动合同书，根据双方谈定的内容添加需要补充的内容。

(2)填写合同中双方名称、合同执行时间、岗位名称等详细信息，双方填写好日期后签字盖章。

(3)劳动合同需要报劳动局仲裁处备案，一式三份，劳动局留一份、单位留一份、给个人一份。

三、注意事项

签订就业协议书是毕业生求职择业过程中必不可少的一环。毕业生与用人单位签订就业协议书，就在双方之间确立了一种意向，即毕业生愿意在毕业后到该单位工作，而用人单位也愿意在该学生毕业后接受其作为单位的员工。就业协议书是毕业生报到前，表明毕业生和用人单位双方之间存在就业和录用意向的明确，也是唯一的凭证。协议一旦签订，基本上就意味着你的第一份工作就确定了，因此，要特别注意签约的有关事项。该就业协议书是在毕业生与用人单位签订劳动合同之前签订。高校使用的就业协议书是由教育部高校学生司统一制定的或由省教育主管部门统一制定的，由学校、毕业生、用人单位三方共同签署后生效。它具有一定的广泛性和权威性，是学校制订就业方案、用人单位申请用人指标的主要依据，对签约三方都有约束力。应该注意的是，协议虽然不是劳动合同，但也是一个法律行为，所以在签订协议之前也要三思而后行。在此，特向毕业生提几点建议以供参考。

第一，签协议前，毕业生一定要全方位地了解用人单位的相关情况。例如用人单位的发展趋势、招聘的岗位性质、员工的培养制度、待遇状况、福利项目等系列内容，不但要掌握资料，更要实地考察。并且还需要重点了解单位的人事状况，了解用人单位是否具有应届毕业生的接收权。

第二，毕业生在签约时要按照正常程序进行。毕业生与用人单位达成就业意向后，先由毕业生、所在系在协议书上签署意见后交用人单位，由用人单位签署意见后再交给学院，学院签字盖章后纳入就业计划，协议书生效。有的毕业生为省事，要求学院先签署意见（盖章），但这样做使学院无法起到监督、公正的作用，不便于维护毕业生的合法权益，最可能受害的将是毕业生本人。

第三，签署协议书时，一定要认真、真实地填写协议书内容。如果准备专升本，应事先向用人单位说明，并在协议书中注明。以往有毕业生向用人单位隐瞒这些情况，而后遭到违约处理。

第四，毕业生在签约时也要考虑对自身权益的保护。协议具有双向约定的作用，如果有双方需要相互承诺的部分，一定要在协议书或补充协议上加以说明。就业协议中可以规定违约金的数额，根据现行劳动法规中规定的上限是 12 个月的工资总和。

第五，毕业生在签约中，一定要注意条款的合理性。我国劳动法明确规定，用人单位不得以任何理由，向毕业生收取报名费、培训费、押金、保证金等，并以此作为是否录用的决定条件。

第六，毕业生、用人单位双方都不得单方面拖延签约周期。毕业生遇到问题而犹豫不决时，最好能够及时咨询学院毕业生就业指导中心的老师，征求相关的意见和指导。

第七，签订就业协议书后，一定要签署劳动合同。正式的劳动合同可能是学生毕业前签订、毕业后生效的，也可能是毕业后签订、立即生效的。一般就业协议书也会在劳动合同生效时而终止其效力。

所以说，看上去内容差不多的就业协议和劳动合同，其实有着本质上的区别，大家在签订的时候一定要认真阅读每一条款，合理衔接好就业协议与劳动合同的内容和时间，以将自己的风险降到最低。

丁香园－丁香人才招聘版精华帖

【经验】签协议前你对就业协议书知多少?

2007－01－14 14:52 pizijyn

我是2005年7月毕业的，工作1年半，把我的经历跟大家分享一下，可能对这个问题了解得更深入一点。

2005年1月我通过医院的面试，1月底跟医院签的就业协议(教育部制定的，每个毕业生一式四份)，当时的协议只有几个内容：(1)我愿意到医院工作；(2)医院愿意接受我；(3)如果我违反协议不来医院工作要交2000元违约金(医院违反协议怎么办没有写，不过大多数是毕业生找到更好的工作违约，没有听说过医院签了协议又违约的，除非你没有拿到毕业证)。医院人事处、学校就业办、系就业办盖章，自己签字就生效了。医院留一份，自己留一份，学校留一份，教育主管部门留一份。当时人事处说从2005年起所有员工都是聘用制，待遇跟正式职工一样，对于待遇问题都是口头承诺，大概是3000元/月(后来证实，口头承诺根本无效)。

2005年8月底我带着学校发的毕业生派遣证、毕业证书、学位证书到医院报到。当天报到时签的劳动合同，内容主要有几点：(1)医院为员工购买"三险一金"(医疗保险、养老保险、失业保险、住房公积金)；(2)如果违反工作纪律，出现医疗事故等等，医院可以终止合同；(3)每年可以申请一个长假，15～20天；(4)待遇问题非常含糊：医院根据相关规定发给工资和劳务费(奖金)；(5)合同有效期3年，3年后医院可以终止合同或者续签合同。

接下来的几天就是入院教育，一些医院的管理规定等等。人事处对于工资待遇的解释就很令人生气了，签协议的时候说待遇跟正式职工一样，但是现在他们不再提这句话了，各种福利和奖金都打折扣。这个时候真的感觉自己是弱势群体了，都已经8月份了，再找工作也没有机会了，待遇问题是医院怎么说怎么执行。

医疗行业有它的特殊性，员工收入主要靠奖金，大家都关心奖金分配，但是就是大家最关心的东西，在就业协议和劳动合同里都没有具体规定，医院自己制定奖金分配制度。

我自己的经历，与大家分享，希望对今年毕业的兄弟姐妹有点帮助。

HR 有话说：对于不一定正式录用的员工，企业也会和他签署就业协议吗?

就业协议是指在校学生毕业前与学校、用人单位三方签订的协议，目的在于约束学生和用人单位在毕业后建立劳动关系。就业协议书一经毕业生、用人单位签署即具有法律效力，任何一方不得擅自解除，否则违约方应向权利受损方支付协议条款所规定的违约金。因此，若是企业不一定正式录用该员工，或者该员工毕业后不一定在该企业工作，双方都不应贸然签署就业协议，否则一旦违约，将承担一定的违约后果。如用人单位根本无录用计划而与毕业生签订就业协议，该协议属于无效协议，并且用人单位还需承担法律责任。因此，对于不一定正式录用的员工，企业不应该和他签署就业协议。这里也给应届毕业生提一个醒，如果用人单位并不打算正式录用你，或者说你还想观望下其他好的单位的，不要贸然签订就业协议。

国家关于试用期的规定如何?

试用期是每一位求职者都会经历的一个过程，大家对试用期也或多或少有一些了解，本章将对试用期的概念、相关规定及期间的权利义务做一个系统的整理，以帮助大家顺利度过试用期。

一、实习与试用的区别

实习是指学生在校期间，到单位的具体岗位上参与实践工作的过程，其目的是为达到理论联系实际和更好地学习理解科学文化知识。实习只涉及在校学生。

医学生的实习也是学习。相对其他行业来说，医学生的实习更为重要。医学生实习将要面对的对象是患者，关系到人的健康乃至人的性命。医学生虽然在院期间具备了一定的理论知识，但医学是一门实践性很强的科学，必须长时间接触临床，其理论知识方能得以运用。而接触临床首先得有医疗机构给予机会，同时有带教老师言传身教，还需要有病人愿意被实习生问诊，很多时候还要使用医疗器械；这样医疗机构就必须承担医学生在实习过程中所出的差错责任以及病人对实习生的生硬操作不满的投诉，等等。

而试用期是用人单位和劳动者建立劳动关系后为相互了解、选择而约定的不超过六个月的考察期，适用于初次就业或再次就业时改变劳动岗位或工种的劳动者，在试用期内，劳动者可随时通知用人单位解除劳动合同，而劳动者在试用期内被证明不符合录用条件的，用人单位也可以解除劳动合同。

1. 试用期限问题

劳动法规定：劳动合同期限三个月以上不满一年的，试用期不得超过一个月；劳动合同期限一年以上不满三年的，试用期不得超过二个月；三年以上固定期限和无固定期限的劳动合同，试用期不得超过六个月。

同一用人单位与同一劳动者只能约定一次试用期。以完成一定工作任务为期限的劳动合同或者劳动合同期限不满三个月的，不得约定试用期。试用期包含在劳动合同期限内。劳动合同仅约定试用期的，试用期不成立，该期限为劳动合同期限。

2. 试用期待遇

《劳动合同法》第二十条规定：劳动者在试用期的工资不得低于本单位相同岗位最低档工资或者劳动合同约定工资的百分之八十，并不得低于用人单位所在地的最低工资标准。劳动合同法规定了两个“不低于”原则，首先不得低于用人单位所在地的最低工资标准，这是试用期工资的最底线；其次，不得低于本单位相同岗位最低档工资或者劳动合同约定工资的百分之八十，即如果本单位相同岗位最低档工资或者劳动合同约定工资的百分之八十高于用人单位所在地的最低工资标准的，则二者取其高。

3. 试用期的权利和义务

《劳动法》第二十一条规定："劳动合同可以约定试用期。试用期最长不得超过六个月。"试用期是用人单位和劳动者为相互了解、选择而约定的考察期。劳动者在试用期应当享有的权利，概括起来主要有以下几个方面：第一，劳动者有享受保险待遇的权利。用人单位与劳动者建立了劳动关系以后，即应按月为劳动者缴纳养老、失业等社会保险费用。第二，劳动者除获得劳动报酬外，还应享受与其他职工相同的保险福利待遇。第三，用人单位一方如有违反法律法规及合同约定的行为并对劳动者造成损害的，劳动者有权获得赔偿。第四，劳动者可以随时提出解除劳动合同终止劳动关系。

与此同时，劳动者还应履行以下义务：第一，应严格遵守法律法规的规定，遵守单位规章，并完成合同约定的工作任务。第二，劳动者必须遵守劳动合同中的约定，如果违反约定并给用人单位造成损失的，应依法赔偿。第三，用人单位如发现劳动者不能胜任或者不适合工作以及有其他违纪行为的，也可以随时提出解除劳动合同，劳动者应当接受。

当前有一些用人单位借试用期为名，把求职者当做廉价劳动力，侵犯劳动者的合法权益。因此在签订劳动合同时一定要了解其内容。如能得到劳动和社会保障部门的鉴证最好。

4. 试用期应注意的问题

试用期是用工单位考察择业者是否称职的时段，也是择业者了解用工单位的工作条件、管理水平和工资福利待遇是否合意的时段。因此，试用期对于用工单位是必要的，而对于择业者则是重要的。因为能否顺利通过试用期，决定着你是在此岗位上就业还是改行再择业的大问题。那么，择业者到底该如何做好呢？

首先，要尽量缩短试用期。对于用工单位来说，试用期内和试用期外的工资福利待遇是有差别的，因此，它们往往倾向于延长试用期；而择业者，特别是那些高素质的择业者并不需要那么长的试用期就能掌握本职的职业技能，因而希望缩短试用期。如果择业者发现试用期过长对自己不利时，可以事先向用工单位提出异议，并在用工合同上写清楚：你将在试用期内尽快掌握有关工作技能，如达到某种量化的指标，用工单位则应提前结束试用期。

其次，不要轻言“离开”。对于择业者来说，试用期内无论有何挫折，只要还没有充分的理由可以放弃这个单位或工作，就必须努力巩固自己在目前已经获得的岗位的立足地。如果通过一段时间的上岗实践，你发现自己确实不适合从事某一职业，那你就应该果断地转换工作或单位。

最后，在试用期里还要注意：一要尊重领导、师傅，团结同事；二要少说多做，乐于接受领导和师傅的批评和指导，切忌不懂装懂、胆大妄为；三要遵纪守法，在试用期内因违章违纪而被辞退将会影响自己的前途。

丁香园－丁香人才招聘版精华帖

【求职】毕业生怎样度过试用期?

2013－03－13 16:31 pcwang123

毕业生求职进入一个岗位，必须经历试用期，那么对于初入职场的新人来说，面对陌生的环境，以及充满敌意的眼神，试用期该如何度过?

一、进入工作

工作环境内的打杂、任务、挑战、意外、甚至是别人推过来的杂事等，都是有益的机会，能为你带来操作经验和小小的成功体验，甚至会带来表现的机会。不要思考哪些是分内，哪些是分外，力求干好任何一件小事，哪怕是打杂。因为任何一件事都有人在冷眼旁观，暗自评价。因此，这个要点贯穿整个试用期。

二、去与留

单位按时发放了承诺工资及相关待遇，就踏踏实实地工作下去。如果不能按规则行事，要警惕，最多再看一个月，再不行就果断下决心离开，一个缺少信用的组织绝非职业成长的健康环境，对职场新人来说也不例外。

三、恰当表现

职场新人的最佳形象就是勤快、踏实、好学。勤快就是有求必应，行动及时。

先完成上级医师交代自己的任务，时间不够就加班干。踏实则表现在不挑拣、干活有始有终，圆满完成。

好学很重要。作为刚毕业的医学生，一个就是问，问专业、问要求、问不足，记住要过了脑子再问，重复请教简单常识问题会让人质疑你的努力和智力。多向上级请教，你不去问，没有人主动告诉你该做什么，怎么做，毕业了，就是社会人了，已经和在学校完全不一样了。另一个就是对专业资料的研究学习，医学发展日新月异，只有不断学习才能跟得上发展。

四、建立人和，熟悉环境

自进入工作环境之后，应在10天内认识你科室的所有人，第一个月内认识与你工作有关的绝大多数兄弟科室的人，不仅仅是你认识他们，更重要的是让他们认识你，当医师经常需要请会诊，这个需要有协调合作能力。

五、人际是非

医院如同一个小社会，是非多，你很快会听到和看到一些人际是非，利益之争，多看、多想、多做、少说等是我的忠告。要记住，卷入是非的新人，是最容易受伤的。

人才派遣是怎么回事？

生物医药专业的毕业生尤其是医学生，在选择进入医院工作的时候，经常会听到“编制”、“人事代理”、“人才派遣”等一系列名词，这些都是医院人力资源管理的专用术语，也是目前医院人事管理比较常见的模式。本文将就“人才派遣”的相关内容作一些阐述。

一、人才派遣的概念

人才派遣，也称人才派送、人才租赁，是指用人单位通过人才中介服务机构选聘人才，并由该机构分别与用人单位和派遣人员签订人才派遣合同和派遣员工聘用合同，以规定三方在派遣期间的权利与义务，同时通过该机构为所聘人才发放薪酬、代办社会保险、管理档案等一种新型的用人方式。特征是用人单位与劳动者个人不存在直接的劳动关系，单位用人不养人，用人单位与派遣机构共同对派遣人员实行双轨制的考核管理。

人才派遣是现代人力资源管理的一种新型机制和模式，起源于美国，成长于欧洲、日本，是人才市场化的产物。它通过构建社会人才资源共享平台，将人才产权从单位所有制中剥离出来，使人才资源在社会上得到有效配置。

20 世纪 80 年代初，人才派遣开始在中国出现，近 30 年来，在经历了外资企业、合资企业、国有企事业单位等不同性质、不同管理模式的实践，正日臻成熟。就卫生行业而言，2000 年年初，全国各省市卫生领域陆续开始实行人才派遣这种用人方式。

从全国卫生领域实行人才派遣的用人单位看，派遣员工形成了以初、中级专业技术人员和普通工勤人员为主要力量的结构。一个鲜明的发展趋势是，如今派遣员工的层次明显提高，其所从事的岗位也越来越多，主要涉及医生、护士等专业技术岗位、管理岗位以及工勤、保安、洗刷工等服务岗位。

从卫生领域人才派遣的扩展地区来看，大城市人才派遣发展较快、规模较大，但一些中小城市还未开展人才派遣业务，全国呈现遍地开花但发展不均衡的特点。目前卫生领域已经开展人才派遣的地区有北京、天津、上海、广东、江苏、浙江、福建、广西、黑龙江、辽宁、吉林、江西、湖南、山东等地，其他省市也将开展。

实践证明，人才派遣的管理模式较之以往的人才单位所有制的管理模式有较大的优势，体现人才派遣模式在医院人力资源管理中的应用价值。

二、人才派遣与人事代理的区别

与人才派遣类似的还有一种方式就是人事代理，它是指政府人事部门所属的人才流动管理事业组织，接受单位或个人的委托，依据法律法规，按照一定的人事管理规范，运用社会化服务的方式，对用人单位和人才人事事务实行代理。两者的主要区别如下：

(1)隶属关系不同：人才派遣由人才中介服务机构与派遣人员订立劳动合同，员工与派遣单位有隶属关系。人事代理不签劳动合同，而是代理协议，和人才不存在劳动关系。

(2)劳资关系不同：人才派遣的中介服务机构将人才派到用工单位工作，由用工单位将工资、社保及公积金转入派遣机构，再由派遣机构扣除个人交纳部分发给员工。人事代理因不存在劳动关系，所以和员工没有劳资问题。

(3)灵活度不同：人才派遣，由于个人与派遣机构存在劳动关系，所以换工作、调档案等相对受到约束。人事代理则更灵活机动，如需换工作，只需将社保费用、档案及户口交由代理服务单位，一切人事方面的问题就全解决了。

三、人才派遣的流程

作为人才派遣的求职者，在前期与医院的接触过程中都是一样，主要体现在上岗和离职手续的办理。

上岗手续办理：如果确认作为人才派遣性质加入医院工作，上岗前必须携本人身份证复印件一份到医院人事科办理登记，凭人事科开具的介绍信到医院指定的人才中介服务机构签订劳动合同。

离职手续办理：如有意向离职，须提前15~30天向医院人事科书面报告，在离院前必须到财务部结清所有代扣代缴款项，凭财务部的证明到医院指定人才中介服务机构办理辞职手续。

四、人才派遣的注意事项

目前国内越来越多的医院实行人才派遣管理，作为求职者，在确定是否作为人才派遣之前，应了解派遣单位是根据哪个地区来缴纳社保，一般有三种情况：

派遣单位工作地、派遣机构所在地、你的户口所在地，因为各地社保缴纳基数不一样，单位给你出的钱和扣你的钱也就不一样了。要考虑将来想在哪里退休养老的问题，毕竟实现全国统筹尚需时日，跨省接转操作起来不太方便。

随着新医改对医院人事体制改革的要求，人才派遣越来越多，大多都对这种编制外的人事制度很不看好，但对于那些筛选极为严格、通常无门可进的知名三级甲等医院，想要成为其编制内员工十分困难，而借助人才派遣这一通道则不失为一良策。

丁香园－丁香人才招聘版精华帖

【信息】原来人才派遣是这么回事

2007－04－22 14:28 zzzy07

人才派遣是指人才派遣单位根据被派遣单位的需要，选择合适的人才，并和人才采用平等自愿的原则签订劳动合同，把人才派遣到被派遣单位工作的一种新型用人方式。被派遣单位和人才派遣单位签订劳务合同，而和派遣人员仅仅是使用关系，只用人，不养人，合同期满后，则和派遣人员不存在任何关系。

随着我国社会主义市场经济建设的不断发展，特别是加入WTO以后，在人才的使用与管理上客观地需要一些与国际接轨程度较高的手段，来革新和加强人才的资源开发，人才派遣在中国也越来越显示出有其强大的生命力与广阔的市场。这种人才使用方式是根据用人单位的实际工作需要，由派遣公司通过一系列科学手段录取合格人员，派遣到用人单位工作的全新用工方式。简单地说派遣公司与用人单位是一种劳务关系，派遣公司与被派遣人员是一种劳动关系。当然，如果用人单位认为人才派遣是一种非常科学的用人方式，那么对现有的工作人员，也可以实行人才派遣。因此，它是一种非常机动灵活、合理有效的用人机制，它做到了人得其所、才尽其用，人由派遣公司管理，才由用人单位所用。档案接转、人事调动、社会保障、户口职称、婚姻生育、劳动纠纷、保密赔偿等各种日常烦琐的人事管理都由人才派遣公司来负责处理，从而促进“单位人”完成了向“社会人”的转变，每个派遣员工应得的自身利益又可以由人才派遣公司出面维护，更主要的是使用人单位能够更专心于自身事业的发展，解除束缚，在市场经济浪潮中自由搏击。人才派遣面向国有企事业单位、“三资”企业、股份制企业、集体企业、民营企业、外国驻华办事机构等各类用人单位，它拥有一个广阔的市场。

入职体检会不会检查乙肝？

我国乙肝表面抗原阳性的人群占比高达10.34%，也就是说，约有1.3亿人为乙肝病毒携带者，当这些人群开始求职时都会有一些担心——入职体检会检查哪些项目？会不会查乙肝？会不会因此让辛苦求来的工作立即化为泡影？

一、入职体检项目包含哪些内容

1. 一般检查

此项包括身高、体重、体脂肪率、血压、肺活量。

2. 血常规

此项包括18个检查项目，能对全身健康情况作出分析，能筛查是否有贫血，血小板、白细胞、红细胞、血红蛋白等是否正常，对血液疾病以及肝脏病变能及时作出判断。

3. 肝功能

此项主要检查谷丙转氨酶、总胆红素、直接胆红素、间接胆红素这四项，对肝脏健康进行系统检查，如各种肝炎、肿瘤等。

4. 心电图

这是对心脏功能进行检查的有效方法，可以筛选心律不齐、心肌缺血等疾病。

5. 胸部透视

此项也就是常说的X光检查，主要是肺部健康状况进行检查。这里要提醒那些计划怀孕或已经怀孕的人群，不要做胸透，这对孩子的健康有副作用。

6. 内科检查

此项主要是医生进行按压、听诊以对心、肝、肺、脾、肾、胆囊进行系统检查。

7. 外科检查

医生通过看、触摸检查皮肤、脊椎等是否有病变。

以上都是一般入职体检常规项目，当然不同企业可能要求员工检查项目不一样，具体情况具体对待。

如果入职体检不合格，一般都是按照企业规定来进行后续事宜，比如可以通过医生的指导和治疗，改善自己的身体状况，提高自己的健康水平，待疾病痊愈后，再到指定体检机构进行复查，没有问题后再进入企业。当然也有可能由于时间原因而无法被企业正式录用。

二、入职体检应注意哪些事项

(1)体检当天需空腹验血，不要吃早餐也不能喝水，体检前一小时避免剧烈运动，以免影响心电图等检查结果的准确性。

(2)体检前几天请注意休息，不喝酒，不熬夜，确保充足的睡眠。

(3)体检前一天不要饮酒，晚八点后不要进食，保持心情舒畅，不要紧张。

(4)体检前三天注意清淡饮食，避免房事。

以上是入职体检前的注意事项，根据医院给出的入职体检不合格反馈单上面的没通过事项进行改善自身的情况。

三、用人单位检查乙肝是否构成侵权

1. 劳动部：用人单位不得强行检查乙肝

劳动保障部和卫生部联合发出《关于维护乙肝表面抗原携带者就业权利的意见》中指出，乙肝表面抗原携带者虽被乙肝病毒感染，也具有传染性，但肝功能在正常范围，在日常工作、社会活动中不会对周围人群构成威胁。乙肝病毒主要有血液、母婴垂直(分娩和围产期)和性接触三种传播途径，不会通过呼吸道和消化道传染。

《意见》规定，除国家法律、行政法规和卫生部规定禁止从事的易使乙肝扩散的工作外，用人单位不得以劳动者携带乙肝表面抗原为理由拒绝招用或者辞退乙肝表面抗原携带者。用人单位在招、用工过程中，可以根据实际需要将肝功能检查项目作为体检标准，但除国家法律、行政法规和卫生部规定禁止从事的工作外，不得强行将乙肝病毒血清学指标作为体检标准。各级各类医疗机构在对劳动者开展体检过程中要注意保护乙肝表面抗原携带者的隐私权。

2. 劳动部：用人单位不得拒收乙肝携带者

劳动和保障部共同发出的《关于维护乙肝表面抗原携带者就业权利的意见》中指出：国内用人单位不能以劳动者携带乙肝表面抗原为理由，拒绝招用或者辞退他们。要维护乙肝表面抗原携带者合法就业权利。

我国是乙肝高流行地区，每年报告乙肝新发病例近100万，全国约有1.3亿人是乙肝表面抗原携带者。

即使你是乙肝携带者，只要注意生活方式，一般不会传染给其他同事，也不用担心企业在入职检查的时候查验乙肝项目，根据目前有些健康体检机构的操作形式，一般体检报告关于乙肝检查的结果都交由体检者本人接收与查阅，也就意味着企业无权查看求职者的乙肝检查报告。

丁香园—丁香人才招聘版精华帖

【讨论】乙肝表阳的话题

2012－12－14 08:43 如来的观音

请教各位前辈，乙肝表面抗原阳性和第五项阳性，但肝功能正常的医学生，能进三甲医院从事外科医生工作吗?

2012－12－14 09:17 url

网上搜索了下，各种说法都有，暂未找到明确说明不允许从事外科工作的证据，但建议不将其作为首选就业目标，以避免后期不必要的麻烦。

目前我国乙肝病毒携带者是一个很大的群体，他们同样能够跟正常人一样的学习工作和生活。我国有关法律规定对乙肝病毒携带者就业限制的行业只有饮食、食品、供水、宾馆、托幼机构等，根据上述相关行政法规规定，国家限制的职业范围是：

(1)首先，只有从事饮水、饮食、整容、保育等易使传染病扩散工作的从业人员，才需要取得健康合格证。

(2)担任国家公务员不需要健康合格证。

(3)乙肝病毒携带者若e抗原阳性，行政法规只是禁止从事理发美容业、公共浴室业直接为顾客服务的工作，允许从事其他任何行业的工作。

(4)乙肝病毒携带者不能从事的工作有医疗(特别是接触血液的工种)、军人和献血者。

注：该说法未找到官方依据。

就业问题

目前，经卫生部核准的乙肝表面抗原携带者不得从事的职业和可以开展相关检测的行业有：

(1)根据人力资源和社会保障部发布的《公务员体检特殊标准(试行)》："乙

肝病原携带者，特警职位，不合格。”

(2)根据《卫生部关于民航空勤人员体检鉴定乙肝检测调整意见的复函》要求，民航招收飞行学生体检鉴定乙肝项目检测，可以保留体检鉴定乙肝项目检测。

(3)血站从事采血、血液成分制备、供血等业务工作的员工。根据《卫生部关于修订〈血站质量管理规范〉“8·4”条的通知》(卫医政发〔2010〕69号)要求，血站应“建立员工健康档案。对从事采血、血液成分制备、供血等业务工作的员工，应当每年进行一次经血传播病原体感染情况的检测。对乙型肝炎病毒表面抗体阴性者，征求本人意见后，应当免费进行乙型肝炎病毒疫苗接种。”(卫生部政务公开办公室2011年2月17日发布)

(4)卫生部22日发布《托儿所幼儿园卫生保健工作规范》修订说明，新《规范》要求幼托工作人员“不留长指甲”，并取消体检中原“乙型肝炎表面抗原阳性应调离工作”的规定，意味着乙肝携带者将不再被拒之门外。

什么是五险一金？

在我们求职过程中，求职者除了关注应聘单位的规模、性质和待遇外，越来越多的人会关注福利问题，就丁香园论坛上搜索“福利”二字，就有9000多条的内容，不乏对于企业或医院的福利做探讨和比较。其实，在所有的福利里面，五险一金是最基本的福利，那么什么是五险一金，它对于我们来说有什么意义呢？

一、五险一金包括哪些项目

五险一金，是指用人单位给予劳动者的几种保障性待遇的合称，“五险”包括养老保险、医疗保险、失业保险、工伤保险和生育保险；“一金”指的是住房公积金。其中养老保险、医疗保险和失业保险，这三种险是由单位和个人共同缴纳的保费，工伤保险和生育保险完全是由单位承担的，个人不需要缴纳。尽管劳动合同法中没有涉及住房公积金的条款，但根据国务院《住房公积金管理条例》，录用单位应自录用之日起30日内为职工办理住房公积金缴存登记。

二、五险一金具体内容及作用阐述

养老保险，又称老年保险，是指国家立法强制征集社会保险费(税)，并形成养老基金，当劳动者退休后支付退休金，以保证其基本生活需要的社会保障制度，它是社会保障制度的最重要内容之一。

医疗保险，是指为被保险人治疗疾病时发生的医疗费用提供保险保障的保险，用于职工因疾病、负伤时，由社会或企业提供必要的医疗服务或物质帮助的社会保险。

失业保险，是指劳动者由于非本人原因暂时失去工作，致使工资收入中断而失去维持生计来源，并在重新寻找新的就业机会时，从国家或社会获得物质帮助以保障其基本生活的一种社会保险制度。

工伤保险，是指劳动者在工作中或在规定的特殊情况下，遭受意外伤害或患职业病导致暂时或永久丧失劳动能力以及死亡时，劳动者或其遗属从国家和社会获得物质帮助的一种社会保险制度。工伤保险是通过社会统筹的办法，集中用人单位缴纳的工伤保险费，建立工作保险基金，对劳动者在生产经营活动中遭受意外伤害或职业病，并由此造成死亡、暂时或永久丧失劳动能力时，给予劳动者及其实用性法定的医疗救治以及必要的经济补偿的一种社会保障制度。这种补偿既包括医疗、康复所需费用，也包括保障基本生活的费用。

生育保险，是国家通过社会保险立法，对生育职工给予经济、物质等方面帮助的一项社会政策。其宗旨在于通过向生育女职工提供生育津贴、产假以及医疗服务等方面的待遇，保障她们因生育而暂时丧失劳动能力时的基本经济收入和医疗保健，帮助生育女职工恢复劳动能力，重返工作岗位，从而体现国家和社会对妇女在这一特殊时期给予的支持和爱护。

住房公积金，是单位及其在职职工缴存的长期住房储金，是住房分配货币化、社会化和法制化的主要形式。住房公积金主要用于公积金贷款，可以享受低于商业贷款的利率。

三、个人与单位的支付比例规定

五险一金的缴纳有基数要求，各个省市每年都会在 7 月初发布一个“社会保险最低缴纳基数”，这个基数是根据上一年度职工的平均工资 + 福利 + 各种补贴等费用经过统计和计算以后确定的(各地标准不同)。缴纳基数与个人工资挂钩，但不一定等于工资，现在很多单位以当地政府规定的最低基数来缴纳。以杭州为例，每个险种的缴费比例主要如下：

养老保险缴费比例：单位 14%（全部划入统筹基金），个人 8%（全部划入个人账户）；

医疗保险缴费比例：单位 11.5%，个人 2% +4 元；

失业保险缴费比例：单位 2%，个人 1%（农民户口不缴）；

工伤保险缴费比例：单位每个月缴纳 0.8%，个人不用缴；

生育保险缴费比例：单位每个月缴纳 1.2%，个人不用缴；

公积金缴费比例：根据企业的实际情况，选择住房公积金缴费比例。

2010 年下半年起，全国统一规定所有用人单位按工资的 12% 办理缴纳住房公积金。单位和个人都是工资的 12%。

四、如何享用

（一）养老保险

职工按月领取基本养老金必须具备三个条件：

(1)达到法定退休年龄（目前我国法定退休年龄男性为 60 周岁，女性为 55

周岁），并已办理退休手续；

（2）所在单位和个人依法参加养老保险并履行了养老保险缴费义务；

（3）个人缴费至少满 15 年（过渡期内缴费年限包括视同缴费年限），但是可以中断，最后是累计年限的，不过交得越多，当然养老金也越多。

养老金按月发放，直至死亡，发放金额计算如下：

（1）基础养老金 = 全省上年度在岗职工月平均工资（1 + 本人平均缴费指数）÷2 × 缴费年限 ×1%（基本养老金每年 7 月根据全省统一公布的方案实施年度调整）

（2）个人账户养老金 = 个人账户储存额 ÷ 个人账户养老金计发月数

以上两项（1）+（2）之和为每月领取额。

（二）医疗保险

医疗保险：医疗保险的享用各省市有不同的规定，一般要求连续缴 6 个月以上才可以享用，包括门诊、住院费用的报销。

1. 门诊费用

（1）报销范围：参保人员在个人选择的医疗保险定点医院或专科医院、中医医院和 A 类医院发生的普通门诊、急诊费用。

（2）报销比例：以北京为例，一个自然年度内发生的普通门诊急诊费用在职人员累计超过 2000 元，2000 元以上的部分大额医疗互助基金支付 50%，个人自付 50%。退休人员累计超过 1300 元，1300 元以上的部分不满 70 周岁的大额医疗互助基金支付 70%，个人自付 30%；70 周岁以上的大额医疗互助基金支付 80%，个人自付 20%。一个自然年度内最高支付限额 2 万元。

（3）就医管理：普通门诊，急诊费用个人现金支付，发生的医疗费用要符合医疗保险三大目录库的范围，外购药品时要先在定点医院开具专用处方并加盖医疗保险外购专用章，再到定点药店购药。

（4）报销流程：一个自然年度内累计超过起付标准，参保人员将单据交到单位或社保所，单位或社保所将单据录入企业版，将电子信息及单据申报到医保中心。医保中心在 15 个工作日内完成审核，结算，支付工作。

（5）申报材料：普通门诊、急诊收据，医疗保险处方（处方双划价），检查治疗的费用明细。

（6）申报日期：每月 1 ~20 日，当月费用次月申报，当年费用需在次年 1 月 20 日前申报。

2. 住院费用

(1)报销范围：参保人员在个人选择的医疗保险定点医院或专科医院、中医医院和A类医院发生的住院费用。

(2)报销比例：一个自然年度内首次住院起付标准为1300元，以后每次650元。支付比例分三个档，以三级医院为例，起付标准:3万元，在职85%，退休91%；3万~4万在职90%，退休94%；4万以上，在职95%，退休97%。普通住院90天为一个结算周期。精神病住院360天为一个结算周期，起付标准减半。一个自然年度内统筹基金支付最高7万元。住院大额最高支付10万元，住院大额的支付比例一律为70%。

(3)就医管理：就医时请使用当地医疗保险手册。如单位足额交费，个人只需交纳部分住院预付金，即可办理住院手续。发生的医疗费用要符合医疗保险三大目录库的范围。

(4)报销流程：出院时医院与个人结算清自费和自负部分金额，统筹基金报销金额由医院与区医保中心结算。

3. 门诊特殊病

(1)报销范围：恶性肿瘤放化疗，肾透析，肾移植术后服用抗排异药的参保人员，在办理了特殊病审批手续后，发生的门诊特殊病用药范围内的门诊医疗费用。

(2)报销比例：报销比例同住院。门诊特殊病的结算周期是360天为一个结算周期。

(3)就医管理：参保人员只能选择一家医院作为特殊病定点医院，就医时请使用当地医疗保险手册。如单位足额交费，个人只需交纳个人自费和自负部分金额，统筹基金报销金额由医院与区医保中心结算。

(4)报销流程：参保人员将单据交到单位或社保所，单位将单据申报到医保中心。医保中心当日完成审核，结算，支付工作。

(三)失业保险

领取失业保险必须符合以下条件：

(1)按照规定参加失业保险，所在单位和本人已按照规定履行缴费义务满一年的；

(2)非因本人意愿中断就业的；

(3)已到户口所在地的街道办事处办理失业登记，并有求职要求的。

失业人员在领取失业保险金期间，按照规定同时享受其他失业保险待遇。

支付范围：失业保险金；领取失业保险金期间的医疗补助金；丧葬补助金、抚恤金；领取失业保险金期间接受职业培训补贴和职业介绍补贴。

失业金的领取金额：失业保险金应低于工资，高于城镇居民最低生活标准，各地金额不同。累计交纳满一年不足两年的时间的，可以领取到三个月的失业金，满两年不足三年的为六个月，以此类推，最长不超过二十四个月即两年时间。失业保险金由社会保险经办机构按月发放。社会保险经办机构为失业人员开具领取失业保险金的单证，失业人员凭单证到指定银行领取失业保险金。

（四）工伤保险

工伤保险是劳动者在遇到意外伤害事故，暂时丧失或永久丧失工作能力导致收入中断时，由国家和社会对其提供经济补偿，帮助其维持基本生活的社会保险项目。

办理工伤保险待遇领取手续：工伤事故发生后，用人单位必须于24小时之内口头、72小时之内书面报告社保局审理部门，另外，在取得劳动局工伤定性的报告结论后，同时交一份给社保局审理部门备案。

职工发生工伤后，所发生医疗费用先由用人单位垫付，职工医疗终结后（最长医疗期为十八个月），用人单位应将工伤职工的工伤医疗费凭证原件、门诊处方、门诊病历、疾病证明书及其他相关医疗档案提交社保局审理部门审理，属社保局支付的医药费，社保局通过银行转账方式划入用人单位保险托收账号。医疗费用由社保局和用人单位共同负担。

（五）生育保险

生育保险金申请领取条件：

参加生育保险的单位和人员按规定不间断、足额缴纳生育保险费满十二个月后，符合当地《人口与计划生育条例》有关规定生育、施行计划生育手术的女职工。

生育保险金发放标准：

女职工

1. 生育津贴

生育津贴 = 当月本单位人均缴费工资 ÷30（天）× 假期天数

假期天数：

（1）正常产假90天（包括产前检查15天）；

（2）独生子女假增加35天；

（3）晚育假增加15天；

(4)难产假：剖腹产、Ⅲ度会阴破裂增加30天；吸引产、钳产、臀位产增加15天；

(5)多胞胎生育假，每多生育一个婴儿增加15天；

(6)流产假：怀孕不满2个月假期15天；怀孕不满4个月30天；满4个月以上(含4个月)至7个月以下42天；7个月以上遇死胎、死产和早产不成活75天。

2. 生育医疗费

(1)确认生育就医身份后就医的医疗费用，由市劳动和社会保障局同医院定额结算(超过1万元以上的部分按核定数结算)。

(2)异地分娩的医疗费用，低于定额标准的按实际报销；高于定额标准的，按定额标准报销。

3. 一次性分娩营养补助费

(1)正常产、满7个月以上流产；上年度市职工月平均工资×25%。

(2)难产、多胞胎：上年度市职工月平均工资×50%。

4. 一次性补贴

在一、二级医院分娩的，每人一次性增加300元补贴。

(六)住房公积金

住房公积金是单位及其在职职工缴存的长期住房储金，是住房分配货币化、社会化和法制化的主要形式。住房公积金制度是国家法律规定的重要的住房社会保障制度，具有强制性、互助性、保障性。单位和职工个人必须依法履行缴存住房公积金的义务。职工个人缴存的住房公积金以及单位为其缴存的住房公积金，实行专户存储，归职工个人所有。

职工缴纳住房公积金后可以享受公积金贷款，比商业利率低很多，一般在购买、建造、翻建、大修自住住房时可以提取职工住房公积金账户内的存储余额，但是一年只能取一次，去当地公积金中心领取，可以自取或委托单位领取。

每个省市关于“五险一金”的缴纳、使用和提取都有相应的比例规定，以上只是大部分地区常规的一些规定。尤其是如果你进入的是编制内事业单位，有些单位有国家财政补贴，缴纳种类和比例可能有所不同，大家在与用人单位签订劳动合同之前，可以对这些细节做具体了解。

丁香园－丁香人才招聘版精华帖

【讨论】没有五险一金，但是医院说有编制，可信吗？

2009－05－25 10∶06 wangquntao

签了一家医院，一直说有编制，协议书盖了三个章：医院，卫生局，还有一个大中专毕业生就业指导小组办公室(在人才交流中心的人事代理科盖的)！

刚打电话问医院人事科说是全市卫生系统都没有保险和养老金!! 迷茫中……但是他们还是说有编制，但是为什么没有五险一金？迷茫中……

我拒绝了3家单位了(他们都有五险一金)，最后选择这个却没有，不知道是怎么回事？

请各位专家会诊一下！谢谢！

2009－05－31 14∶46 野骆驼

呵呵，是有编制的！中国的事业单位正式编制以及公务员编制的工作人员只有公积金及医疗保险，是没有养老保险的！退休后是由财政或是单位发放退休金。其他的国有企业及民营企业都是有五险一金的，退休后从社保领取退休金，所以才会有退休双轨制的说法。

HR有话说：企业一般会从什么时候起开始给员工缴纳五险一金？

五险一金，大家都知道，指养老保险、医疗保险、失业保险、工伤保险、生育保险及住房公积金。每个地区缴纳流程不完全一样，但总体应该差别不大。其中养老保险、医疗保险和失业保险，这三种险是由企业和个人共同缴纳的保费，工伤保险和生育保险完全是由企业承担的，个人不需要缴纳。五险一金应该从员工入职月开始缴纳，如果上一家单位已经替员工缴纳了入职当月的社保及公积金可以从次月开始缴纳。

工作职场篇

师父，每天这样挑担，都有职业倦怠了，什么时候是个头儿呀？
稍安勿躁，等你沙师弟来了，就好了。

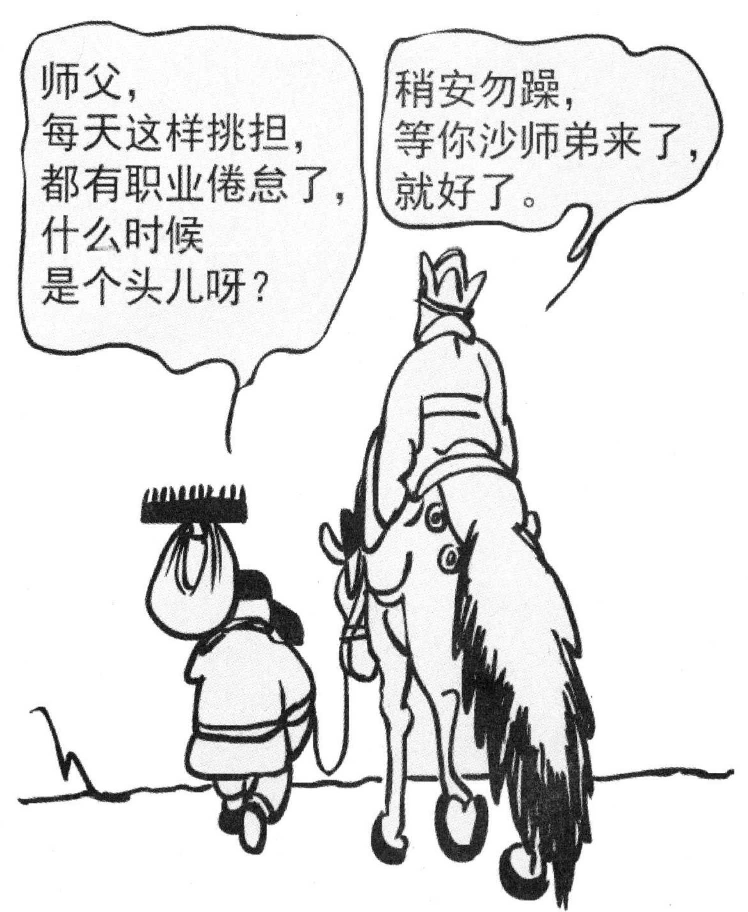

要想在职场顺利发展需要具备哪些技能?

当前企业对于职场人的要求已经远远不是爱岗敬业所能涵盖的，执行力、专业能力、学习力等相关素质职场人都需要具备。下文主要针对职场人要具备的素质做一下总结。

一、积极主动，提升能力

1. 务实素质

保持务实的作风，立足现在。很多大学生在工作中往往存在过多的幻想，总是幻想有更好的工作机会。建议职场新人别仅仅去幻想，要相信概率，而非迷信奇迹。不要过多地去抱怨，抱怨不能解决任何问题。不要沉浸在过去，也不要迷幻于未来，要着眼于今天。一定要学会脚踏实地，注重眼前的行动。

2. 主动素质

主动发现问题，思考问题，主动解决问题，承担责任及“分外之事”。投入比别人多的精力和资源。如果想获得更多，就需要比别人付出更多。

3. 学习素质

不要把改善工作的能力全部寄托在公司培训上，要把更多的心思放在观察和思考上，找出问题的所在，通过观察和实践得到的答案才是真正的知识。在工作实践中不断学习与进步，提高和丰富自己的工作技能。

4. 沟通素质

每个人都习惯以自己的方式与别人沟通。但你需要走出自己的舒适区，多和其他人交流，求同存异。人性有好的一面，也有不好的一面，我们需要了解人性，学习并接受。这不只是适用于工作，也适用于生活。同时，让自己的性格更具有吸引力尤为重要。良好的人际关系能够使你在工作中如鱼得水，走得更远。

5. 心态素质

遇到问题与困难能够积极调整心态，适应各种变化，能坦然面对压力。时刻懂得每一个阶段自己的工作重心，并能坚持努力。心态不够成熟，势必会影响工作效果，当然也会影响自己的前程。

丁香园－丁香人才招聘版精华帖

【经验】九种最受欢迎职场技能

2013－01－23 08∶39 url

一个人掌握何种技能取决于他的兴趣、能力和聪明程度，也取决于他所能支配的资源以及制定的事业目标。但是，由于经济发展前景不确定，掌握对你的事业有所帮助的技能显得尤为重要。以下是最受雇主欢迎的九种技能。

一、专业技能

现在，技术已经进入了人类活动的所有领域。医药、工程、通信、汽车、交通、航空航天领域需要大量能够对医药、电力、电子和机械设备进行研究、安装、调试和修理的专业人员。

二、解决问题的能力

每天，我们都要在生活和工作中解决一些综合性的问题。那些能够发现问题、解决问题并迅速作出有效决断的人的市场行情将持续升温，在商业经营、管理咨询、公共管理、科学、医药和工程领域的需求量将骤增。

三、沟通能力

所有的公司都不可避免地面临内部雇员如何相处的问题。一个公司的成功很多时候取决于全体职员能否团结协作。人力资源经理和管理决策部门对职员的沟通能力要求甚高。

四、计算机编程技能

如果你能够利用计算机编程的方法满足某个公司的特定需要，那么你获得工作的机会将大大增加。即便不掌握具体方法，具备一定编程思想，也将有利于你和技术人员充分沟通，通过计算机技术将一些创新想法快速变成现实。

五、培训技能

现代社会一天产生和搜集到的数据比古代社会一年的还要多。因此，能够在教育、社区服务、管理协调和商业方面进行培训的人才的需求量逐年增加。

六、理财能力

随着平均寿命的延长，每个人都必须仔细审核自己的投资计划以保证舒适的生活以及退休后的生活来源。投资经纪人、证券交易员、退休规划者、会计等职业的需求量也将继续增加。

七、信息管理能力

信息是信息时代经济系统的基础，掌握信息管理能力在绝大多数行业来说都是必需的。系统分析员、信息技术员、数据库管理员以及通信工程师等掌握信息管理能力的人才将会非常吃香。

八、外语交际能力

我们需要从别国进口原材料和商品，我国的商品和服务也要出口到全球市场。掌握一门外语将有助于你得到工作的机会。现在热门的外语是英语、俄语、日语、韩语和德语，等等。

九、商业管理能力

掌握成功运作一个公司的方法对企业至关重要。这方面最核心的技能一方面是人员管理、系统管理、资源管理和融资的能力；另一方面是要了解客户的需要并迅速将这些需要转化为商机。

（备注：不完全适用于医院求职，更适合医药求职，供参考。）

用人单位最喜欢什么样的人才?

都说21世纪最宝贵的资源是人力资源，就是我们俗称的人才，那么什么样的人才最受企业的青睐呢？企业需要的人才所具备的特质不外乎以下几点：

(1)有强烈的进取心和责任感：追求进步，敢于承担责任，能坚韧不拔、独立自主地做好自己的工作；

(2)有较好的组织才能：能领导并激励下属，能与同事之间有良好的工作关系和人际关系，并能帮助别人；

(3)有较强的分析能力：能全面思考问题，准确找出问题的实质，能对纷繁芜杂的事件进行分析并得出合理结论；

(4)有较强的表达和交流能力：能简明而有说服力地表达自己的观点，可对别人产生影响，同时又应有客观、开放的态度吸取别人的建议及反馈；

(5)富有创造性：要有创意，有创造性地发挥，应有发现新的思想方法、工作方法，以及达到、实现某个目标最佳途径的能力；

(6)有很好的团队精神：一个具有领导才能的人才，应能领导一个集体以取得最佳成果，懂得如何激发周围人的热情，令他们团结一心、协调合作，在工作中最好地发挥个人及集体的作用；

(7)具有正直的人格：优秀的人才不贪婪、不狡诈、不存私心，能有为所服务公司或从事工作竭尽全力的思想，在每项工作中都努力遵循诚实和正直的原则；

(8)有善于学习的能力：学习能使人增长知识、才干，以便协助公司达到所期望的目的，只有善于学习、不断学习，才能紧跟社会时代的脚步，才能适应企业不断发展的要求。

没有任何一个单位会拒绝拥有上述品质和能力的人才，很多优秀的职场人士都是通过不断的修炼才成长为众多企业追逐的人才，掌握方法比掌握知识重要，只有掌握了成为优秀人才的方法才可以立于不败之地。

丁香园－丁香人才招聘版精华帖

【原创】医院人才建设探讨(现代医院需要什么样的人才)[精华]

2009－12－20 21:06 mapsycho

现代医院需要什么样的人才?

2009年1月7日教育部关于做好国家中长期教育改革和发展规划纲要公开征求意见工作的通知，涉及了中学阶段文理分科该不该取消，文理分科再次成了人们热议的话题。全国人大常委会委员、民进中央副主席朱永新提出取消高中文理分科。这反映了社会对人才培养的观念分歧。

在生物医学模式下，掌握临床医学专业知识与技能就能很好地为病人治疗，而在生物—心理—社会医学模式下，疾病与生物、心理、社会因素互为因果，医学的任务不仅要治病，还要调整患者的心理，提高患者重归社会的社会适应力，单纯凭医学专业知识与技能无法满足疾病康复的需要。作为医生还需要医学以外的专业和知识。那现代医院需要什么样的人才呢?这得先了解医院人才的现状:

Ⅰ型人才(1门专业):Ⅰ型人才就是受过中专或专科教育的人才，或者是掌握了专门医学知识与技能的人才，如医院刚毕业出来的中专生、大专生，以及某些药剂和检验人员。

T型人才(1门专业加横向知识面):医院是一个紧密协作型经营组织，其服务对象是患者，医患沟通的好坏对疾病的诊疗疗效及其患者满意度有非常重要的作用。Ⅰ型人才认识到仅凭自己的专业知识无法与患者进行有效的沟通，必须有广博的知识、在掌握专业知识与技能的同时，努力扩大横向知识面，将专业知识转化为患者更能理解的方式，同时专业的判断也需要知识面的支撑。

Ⅱ型人才(2门专业加横向知识面):是掌握了两门或以上专业技能的人才，如医院的医生、护士，在医护的相互配合中互相学习，促成彼此的成长。每个医院都会有年轻人通过在职教育与执业考试获得两种以上职业资格的医务人员，成为既有医师资格又有护士或药剂师资格的双料人才。

复合型人才:是没有明显的专业取向，按照生物—心理—社会医学模式培养出来的，但掌握了医学基本知识、基本技能的综合性人才，他们具有系统与整体的思维，能够时刻接受新知识、新技术，并进行创新思维的医学人才。住院医师、学科带头人、医院管理人才由于所承担工作的综合性，最能成就复合型人才。

由于医学模式的发展，Ⅰ型人才已经不能适应现代医院的需要，如果不转变将会被淘汰；T型人才只能担任医院某一普通专业岗位，待遇难以提升，Ⅱ型人才一个顶俩，虽然辛苦，却符合成本节约型医疗模式，而且较能理解配合其他医务人员，有一定的发挥空间。复合型人才，具有快速学习性、创新性，团队意识强，不固执不保守，是引领医院发展的优秀人才，他们的待遇将会越来越高，如果医院没有给他们创造良好的环境，将会使其流失。

如何快速融入新的职场环境?

这是一个人才自由流动的时代，几乎每天都会有人走进一家新公司，不管你是对职业生涯充满了期待的新毕业生，还是想开创一片新天地的空降经理人，都希望能在尽可能短的时间里适应新公司，并有所作为。但遗憾的是，很多人在这个过程中迷失了自己，不但没有很好地适应新公司，反而郁郁不得志或者愤愤不平，亦或是随波逐流。如何尽快地适应新职场环境？是摆在每一个职业人面前不可回避的问题。

我们当然可以用情商、文化冲突、职业生涯等时髦的概念去探讨这个问题，但从细节和实践入手，也许对我们更有实用意义。这里，笔者有一些心得和感悟想和大家一起分享，希望能对大家有所帮助。

一、首先是适应文化，而不是改变文化

其实我们都知道，每一家公司都有其独特的文化，这种文化像空气一样渗入到企业的每一个毛孔，无意识地影响着员工日常的思维和行为，这是由这家企业的历史和背景决定的，短期内不可能从根本上改变。

那么，新员工进入到一家公司，首先要做的就是适应新公司的文化，而不是一进入就想着改变文化。只有你适应了新公司的文化，你才能生存下来，生存下来才谈得上发展，在发展的过程中你才有机会去影响和改变文化。

二、不要抱着改错专家的心态

不管你有多么优秀的毕业成绩，也不管你有多么辉煌的职业生涯，都不要抱着改错专家的心态进入到新公司，不要觉得新公司一无是处：战略不清晰、制度不完善、流程混乱等，好像不挑些毛病就无法显示自己是人才。做一个批评家很简单，但你并不是一个批评家。

实践证明，凡是抱着改错专家心态进入到新公司的员工，基本不能获得成功。

三、用心去体会新公司

了解一家新公司需要时间，为了缩短这个时间，你需要用心去体会。只有你用心了，你才会了解这家公司靠什么取得了今天的成绩，为什么制度中会有那样的规定，为什么员工是那样的思维方式和行为方式。在这个过程中，你才会真正理解新公司的闪光之处，也会真正发现企业问题的症结所在。所有企业都沉淀了太多历史性的文化因素，不了解这些，你永远无法适应新公司，也就无法全面地、历史地、系统地看待新公司的问题，更不可能有的放矢地提出相应的解决方案。

四、不管你能做什么，请先做好你手头上的事

每个人进入新公司，都充满了期待。但事实却往往和你想的不一样，可能你每天做的都是简单的、重复的、事务性的工作，这个时候你会很失落，你觉得埋没了你、委屈了你、没有给你发挥的空间，于是，你会有意无意地怠慢你手头的工作。

抛开企业文化的适应期不谈，就是从专业的角度说，你也需要一段时间的积累，才有可能把所学的专业知识和过去的经验同新公司的现实结合起来，这个过程必不可少。千万不要觉得知道了几个概念，了解了几个模型，就可以立即驾驭一家企业了。因此，不管你将来能做什么，都请做好你手头上的事。

五、不要太过于敏感

由于文化背景不同，人的思维方式和行为方式难免会有所不同，在新公司里面，你可能会和一些老员工在某些问题上产生分歧，甚至会引起一些非议。这个时候，千万不要过于敏感，不要一味地认为是别人针对你，是故意排斥你，是在用放大镜找你的毛病。不可否认，新人的进入，总会引起一些有利益冲突的人的排斥，但是这不是全部，更多的时候，新公司也是对你充满了期待。过度的敏感，容易让你灰心丧气和愤愤不平，反倒会给别有用心之人以口舌。

六、做自己擅长的事，不要迷失了自我

每个人都有自己擅长的领域，同样的，也都会有自己的盲区。到一家新公司，要坚持自我，要充分发挥自己在某个专业领域的长处。不要看到一些人在某个阶段靠某项工作获得了快速提升，就迎合着去做同样的事情，而这项工作可能并不是你擅长的，结果很可能是你什么工作都没有做好。

一个企业的发展，需要多种专业、多种类型的人才，只有做你擅长的工作，你成功的概率才会更高些。

七、靠工作去赢得认可，而不是别的什么

初到一家新公司，你可能一无所有，没有业绩、没有庇护、甚至没有朋友。这个时候，你靠什么去赢得别人的认可和尊重？答案只有一个，那就是工作。

你必须通过你的努力、你的勤奋、你的能力、你的业绩来赢得别人的尊重。想通过拉拢关系或者一味地顺从别人来得到认可，都只是暂时的，而且会让你沦为平庸。

新的公司，新的平台，希望所有人都能找到自己施展的空间，海阔凭鱼跃，天高任鸟飞。在自己成长的同时，为公司贡献自己的价值。

丁香园－丁香人才招聘版精华帖

【经验】 新护士来到工作岗位后如何尽快适应环境(转载)

2013－10－25 16:35 haimihan

又到了一年一度新护士报到的时候，新护士到了一个新的工作岗位后，对护理对象、人际关系、护理环境、各种规章制度及仪器设备均不熟悉，在紧张的工作程序面前会表现得不知所措，心理压力增加，影响护士的个人心理及职业心理。因此，在管理过程中强化护士岗前培训是减轻护士工作压力的重要方面，并采用实地参观、介绍医院环境等方式使她们尽快适应环境，我们还需要做什么呢?

(1)帮助她们建立正确的价值观，增加自身应对工作及生活压力的能力。包括:①明确自身价值、优点及缺点；②不过分苛求自己及别人；③做现实性选择，改变能改变的，接受不能改变的；④改善个人的心理压力反应，如应用加强自我肯定的方法增加个人对心理压力的应对能力。

(2)疏导不良情绪，寻求必要的帮助。如果情绪不佳时，应做到:①学会规划环境，使之适合你的心境，衣着整洁，增加自信；②寻求适当的发泄方式，或找人倾诉烦恼；③寻求必要的帮助，利用各种社会支持系统；④注意适当地休息及放松，参加体育锻炼。

(3)改善人际关系。包括:①灵活处世，以仁待人，必要时可屈从让步；②生活中保持幽默感，以缓解紧张气氛；③审慎择友，以防引起更大的压力；④适当

社交，增加自己的社会交往能力。

(4)合理安排工作及生活，以减少由于时间紧张而产生的压力感。包括：①学会时间管理，制订计划及目标，凡事有准备；②处理事务当机立断；③对预计的压力设立缓冲区；④注意营养及饮食，自我调节，有意识地减轻自己的压力。

最后，祝愿所有新护士能尽快适应新环境，树立客观的职业观，设立现实的期望和目标；想方设法处理好自己的各种工作关系，减少心理压力对健康的危害，以维持更加满意的护理服务质量。

HR有话说：单位最喜欢什么样的新员工?

单位对新员工最大的要求就是尽快融入新的工作岗位。无论新员工之前是否是从事与目前的岗位相关的工作，甚至有非常丰富的经验，但每个企业都有自己不同的制度、流程、规范和工作内容，所以对于新员工而言，企业最希望看到的是积极主动、谦虚谨慎的学习态度。新员工在完成自己的工作任务的同时，还要在最短的时间内熟悉企业的工作流程规范、各项规章制度，以及学习企业相关的行业知识，更好地辅助本职工作。甚至可以主动询问上司是否有其他工作可以让自己参与，以便更快地提高工作能力。其次，企业也希望新员工尽快融入工作团队，与同事建立融洽的关系，并且建立与企业一致的目标和努力的方向，只有团结、和谐的团队才能更高效地完成工作。

应届生怎样才能在新单位出彩出色？

面临新的职场环境，应届生除了尽快适应之外最希望的就是获得认同，希望自己能在工作中脱颖而出。有六种方法可以帮你出彩出色。

一、摆正心态，脚踏实地

有很多毕业生出于自己强大的学校背景和自己丰富的在校履历，容易在入职初期产生高姿态。事实上，对于单位来说，什么样的人都面对过，单位只需要能真正做工作的人，做不出实际的工作成绩，背景或履历再漂亮都没有用。相反，不管是什么背景的新人，如果放低姿态，对自己当前的状态有一个正确的认知，做好每一件小事，和单位的人友好相处，这样的人也会被单位充分认可。

二、工作要有计划与总结

一日之计在于晨，每天早上进入办公室，坐到自己的位置上最初10分钟，我们可以做些什么呢？吃个早餐？跟同事聊会儿天？还是开始迅速浏览你的电子邮件？

刚进入职场的应届生，实际工作经验缺乏是硬伤，短期之内要想干出一件轰动单位的大事看起来不切实际，但我们至少可以确保在小事儿上面做到优秀，比如工作效率高，执行力高，再比如确保不会犯同样的错误。这点就需要从每天的工作规划开始，制定出合适的工作计划，分清工作的重点，依照工作先后顺序开展工作。记录重要工作的开展过程，总结过程得失。长此坚持，一定会在工作中得到双倍收获。

三、勇于挑战更高的目标

如果只是按要求完成任务，无论要求有多高，你都不会脱颖而出，所以要做到高于标准。无论是医院的实习医生，还是企业中的一线员工，不以事小而不为，认真对待每一件工作任务，思考如何可以做得更好，然后行动，以优秀的成绩回报你自己。你的每一份付出都会看在公司同事和领导的眼里。

四、学会承担更多的使命

完成指定的项目是你应该做的，优秀地完成一个项目则能帮你脱颖而出。

例如，几年前我决定创建一份基于网络的员工手册，以便当时的雇主可以将它放在公司内部网上。我在家里利用休息的时间做这件事。手册推出后，有些经理喜欢，但是人力资源经理不喜欢，于是这份手册悲剧地被闲置在了一边，我很失望。不久之后，我却被选为公司整体工作流程改进项目团队的一员，原因是我在组织员工手册过程中体现出的敏锐洞察力让公司领导印象深刻。老话说“多做事，少说话”，对于新人来说，不无道理。

五、比其他人更努力地工作

许多人都抱着这样一种想法，我的老板太苛刻了，根本不值得如此勤奋地为他工作。然而，他们忽略了这样一个道理：工作时虚度光阴会伤害你的雇主，但受伤害更深的是你自己。

付出多少，得到多少，这是一个众所周知的因果法则。也许你的投入无法立刻得到相应的回报，也不要气馁，应该一如既往地多付出一点。回报可能会在不经意间，以出人意料的方式出现。最常见的回报是晋升和加薪，除了老板以外，回报也可能来自他人，以一种间接的方式来实现。

任何一个单位，对于职场新人的一个同样的标准就是期望这个人能够迅速进入工作状态，接手常规工作。在这两个前提下，如果能以最快的速度开始着手工作，并且干得漂亮，都可以为自己在新单位中塑造一张好名片。

丁香园－丁香人才招聘版精华帖

【经验】 大学生毕业后拉开差距的原因——摘自林少波的《毕业5年决定你的一生》

2011－07－23 08:03　丁香招聘

从毕业那天开始，学会把每天都当成一个新的起点，每一次工作都从零开始。如果你懂得把“归零”当成一种生活的常态，当成一种优秀的延续，当成一种时刻要做的事情，那么，经过短短几年，你就可以完成自己职业生涯的正确规划与全面超越。

在职业起步的短短道路上，想要得到更好、更快、更有益的成长，就必须以归零思维来面对这个世界。不要以大学里的清高来标榜自己，不要觉得自己特别优秀，而是要把自己的姿态放下，把自己的身架放低，让自己沉淀下来，抱着学习的态度去适应环境、接受挑战。放下“身段”才能提高身价，暂时的俯低终会促成未来的高就。

年轻人离开校园进入社会或者从一个环境进入一个新环境，就要勇于将原来环境里熟悉、习惯、喜欢的东西放下，然后从零开始。我们想在职场上获得成功，首先就要培养适应力。从自然人转化为单位人是融入职场的基本条件。一个人起点低并不可怕，怕的是境界低。越计较自我，便越没有发展前景；相反，越是主动付出，那么他就越会快速发展。很多今天取得一定成就的人，在职业生涯的初期都是从零开始，把自己沉淀再沉淀、倒空再倒空、归零再归零，正因为这样，他们的人生才一路高歌，一路飞扬。

在毕业这几年里，我们要让过去归零，才不会成为职场上那只背着重壳爬行的蜗牛，才能像天空中的鸟儿那样轻盈地飞翔。请好好品味一下杰克·韦尔奇说过的一句话：“纠正自己的行为，认清自己，从零开始，你将重新走上职场坦途。”吐故才能纳新，心静才能身凉，有舍才能有得，杯空才能水满，放下才能超越。

归零思维五大表现：心中无我，眼中无钱，念中无他，朝中无人，学无止境。

年轻人难免带着几分傲气，认为自己无所不能、所向披靡，其实不然，初入职场的新人还是个“婴儿”，正处在从爬到走的成长阶段。在毕业这几年里，一定要让自己逐步培养起学徒思维、海绵思维、空杯思维，具有这样思维的人心灵总是敞开的，能随时接受启示和一切能激发灵感的东西，他们时刻都能感受到成功女神的召唤。

怎样面对职业倦怠?

一个人的职业生涯往往长达30年之久，在这漫长的职业期内，我们往往会遇到一个或若干个职业倦怠期，处理得好，是对个人的一种提升，能让自己继续享受职场生活；处理不好，则会让人感觉整个工作生活一片灰暗，甚至失去斗志，失去生活的乐趣。那么，我们应该如何看待我们可能出现的职业倦怠期？又该怎么合理地解决呢?

一、什么是职业倦怠？怎么知道自己是否患了职业倦怠症

职业倦怠就是指职业倦怠症，又叫做“职业枯竭症”，它是一种由工作引发的心理枯竭现象，是上班族在工作压力下所体验到的身心疲惫、能量被耗尽的感觉。这种感觉更多的是指心理层面的疲乏。

一般来说，工作2~3年左右会是一个容易出现职业倦怠的高峰期。如果你有以下这些方面的表现或感觉，那就需要留意自己是否得了职业倦怠症。

1. 工作热情度消失

对工作失去了原有的兴趣和热情，按部就班，对于所取得的工作业绩也没有了以往的兴奋感与成就感。

2. 工作态度转变

态度不再积极，不再认同工作给自己带来的意义与价值。与别人谈及工作，表现出了更多的负面思维与想法。出现想换工作环境的想法，甚至不断地想象自己如果到了一个新的环境就会有更好的开始。

二、为什么会出现职业倦怠

1. 兴趣原因

很多应届生对于第一份工作有时并不能出于个人的兴趣爱好，而是本着先就业再择业的想法，以及搞定学校需要的就业协议而先随便找一份工作。如果这份工作本身就不是自己的兴趣所在，那在工作一段时间之后，就非常容易出现职业倦怠。即使是自己的兴趣所在，但在工作过程中，免不了会有很多烦琐、重复的操作，特别是医护工作者的工作内容。有很多职场新人也会对此无法适应，从而

产生职业倦怠。

2. 环境原因

每个人都容易受外在的环境影响。如果所在的组织环境过于高压，领导对于工作缺乏足够的认同，或者个人的发展空间不明确，待遇过低，都容易给工作者带来工作价值度不够的感觉，而这些也容易诱发职业倦怠。

3. 性格原因

有些人由于从小到大所受的教育不同，往往在性格层面就容易产业职业倦怠。比如对什么事儿都不容易有激情的人，自然也不容易在工作中找到乐趣；或者是做事情三分钟热度的人，缺乏坚持度，也容易产生倦怠。还有一种情况是如果对自己缺乏信心，一向对自己评价比较低，这样的人不善于、也很难从自己身上找到闪光点，也容易出现职业倦怠。

三、怎样避免和解决职业倦怠

对于职场人士而言，出现职业倦怠症是非常正常的一件事情，但再正常，一旦发生后还是会对自己产生不小的影响。防患于未然，我们一起看看怎样可以更好地避免出现职业倦怠。

1. 提升自我认知技能

善于肯定自我，同时也能接受不完美的自己。职业倦怠很多时候是自己对于自己无力解决目前状态的一种情绪和行为上的表现。哪些是个人的能力范围内可以解决的，哪些是凭一己之力无法解决的，都需要我们有一个清楚的认知，而这些认知首先源于对自身优劣势的中肯评价。

2. 制定个人发展目标

目标可以约束和规范每个阶段的个人行为。即使当前阶段困难再大，问题再多，只要判断是符合个人发展目标，那就有理由去坚持解决。反之，如果缺乏了目标参照，很容易不停地更换个人发展的起点，从而浪费时间与机会成本。

3. 培养个人良好的心态

心态如何，决定了个人生活品质。好的心态可以助你解决任何困难，不佳的心态则可能给自己制造出更大的问题。心态是否好，虽然跟性格关系比较大，但后天也可以加以修炼。可以从每一个小问题的解决上注重对于个人良好心态的锻炼。

4. 加强个人体能锻炼

锻炼可以强身健体，也可以更让人心胸开阔，还能在锻炼的机会中结交更多的朋友。身体素质好，精力充沛，也可以保障工作任务完成得更为漂亮，而这也是确保个人收获职业肯定的直接方式。

如果一旦发现自己患上了职业倦怠症，那也不用着急，我们完全可以采用比较科学合理的方法来解决它。

(1)端正自己的观念与态度。职业倦怠症就和每个人身体机能患上感冒是一样的，没有什么大不了。从观念和态度上可以淡化处理。

(2)多与年长的人沟通。可以将自己的困惑告之自己信任的亲人与朋友，听一听他们对自己的建议和意见。

(3)保持学习。有句名言："当你觉得悲哀痛苦时，最好是去学点什么东西，学习会使你永远立于不败之地。"越是迷茫困惑的时候，越需要学习。学习能转移个人的注意力，给自己更多的时间与空间来消化和处理倦怠这个问题。

总而言之，职业倦怠是一种常见的职场心理症状，了解它，正视它，才能更好地避免与解决。

丁香园－丁香人才招聘版精华帖

【我的文章】 无名医生的悲催血泪史：我在这一刻觉醒了

2012－03－06 10:27 金鱼0924

我是一个职业医生，大学毕业后，只身闯荡到这座陌生的城市，已有十年余，当初凭着在校时优异的成绩和出色的实习表现留在这所还算不错的市立医院，很多人看来，当时的我算是成功的，可自打工作后不知什么时候起，人就倦怠了，失去了阅读学习的热情，每天都是混日子，混日子，看到别人的成功，自己却一次又一次升职失利，直到今天仍然痛彻心扉。

起初我特不服气，我的学历优秀，别人在救死扶伤的时候我也在，而且我的手术没有一点偏差，为什么别人成功升职，我却没有？平静后想想总算理出一点头绪：没有晋升和临床实践和个人背景都没什么关系，而更多的是与学习能力有关，我少了学习和阅读的进取心，从现在起，我愿意用这些苟活和迷茫的日子去强化阅读，去尝试换取一次成功的机会。

我很想成功，当然我也知道不同的企业有着不同的升迁标准，这是个不争的事实，如果想在医学领域有所建树，事业能爬升的话。一定要活到老学到老，这话说的一点不假，甭管你现在处于一个什么样的位置，普通医生，还是主任医师、甚至一院之长等领导，你都必须要时刻为你将来的成功做准备，通过阅读充实思想，通过实践装点成功。阅读引来的头脑风暴，一定要夜以继日地坚持，或者说，为你想取得的职务铸兵器备粮草，去阅读去学习尽可能全面而专业的医学知识，了解医学领域前沿资讯，与人多沟通学术和实践手术等问题，其实这些都是至关重要的，我想我没有成功，就差在少了学习和潜心阅读的心。

未来的路还很长，有一番成就的人生才是完美的，会成功，会难忘，且有意义！所以要活得灿烂，令世界黯然，既然借用贵方宝地，最后再借用一句经典的话：活得太不严肃了，可长点心吧，赶紧阅读充实去鸟…

2012－03－06 22:02 hangxuqun

的确，人活着的确总有快乐的。生活的追求和目标，是你快乐的保鲜膜。大家一起努力，互相勉励，不要迷茫。

2012－03－08 21:48 qiumwang

曾几何时，我有过放弃的念头，但是看着病人痛苦而又期盼的眼神，我无地自容，我不能忘记我的誓言啊！努力啊！虽然很多东西无法左右，但是学习还是取决于自己的，与楼主共勉……加油！

HR有话说：企业一般怎么面对员工的职业倦怠期?

优秀企业都会非常注重企业员工的培养，企业会给员工提供职业规划相关的培训课程，协助员工做好规划工作。企业HR和员工的直接领导也会及时关注员工的心理状态，如果发现有情绪方面的问题，可以随时与员工保持密切的沟通，疏解心理问题，协助员工找到自己的定位与方向。

当然也有很多普通的企业对于员工的职业倦怠期缺乏统一的预防策略，而仅凭领导个人的行为来辅导员工，这样会容易有疏漏，无法顾及所有员工的需求。

和单位领导同事相处不和睦，怎么办？

无论你是在事业单位还是企业工作，处理好同事之间关系都非常重要。相处得好，皆大欢喜。相处不好，就容易引发各种问题。倘若相处不好的同事还是你的领导，那极有可能导致你最终需要离职或换岗。这种结果是我们不愿看到的，那我们应该怎么做来避免这个情况？

一、掌握职场中与同事相处的五大原则

1. 摆正上下级关系

同在一个办公室，你是下级，要接受上级领导，就要尊重他。不能因为上级平易近人，就可以嘻嘻哈哈。当然有的领导，喜欢嘻嘻哈哈，不喜欢绷着脸干工作，即使如此，作为下级也要有分寸。

2. 摆正同事的距离

有的同事，平时与人为善，对人亲热。有的同事，表面上很好，暗地里喜欢做别人的私活。你不能好人歹人分不清，应该擦亮双眼。对任何同事，都应有原则，不卑不亢大方得体。

3. 摆正对事的处理

任何单位都会出现各种各样奇怪的事情，不能什么事你都要过问。有的事你过问人家会领你的情，对你很感谢。而有的事你就不能过问，你热心过问，有时反而会出现令人尴尬的局面。

4. 摆正好与坏界线

同事接触，说话做事，都有到什么山唱什么歌的区别。有的人敢于说真话，并不问对方能不能接受。有的人就像薛宝钗，见人说人话，见鬼说鬼话。说真话的，当时并不一定好；说鬼话的，也许能得人喜欢。对此，你要有识别能力，分别对待。

5. 摆正态度分场合

不同场合，应有不同的态度。如果你始终用一种态度，去对待不同场合的同一件事，肯定要将事情办糟。也许你还想不通："我并没错啊！怎么会这样呢？"这时，你可以读读辩证法，场合变了，就是条件变了，你还不变，能不糟吗？

二、学习职场中与同事和平相处的技巧

在职场上，很多地方都需要注意，特别是工作团队中同事比较多的情况，更需要学习同事相处的技巧和方法。

(1)工作中遇到问题，我们最好采取请教的态度与口吻与同事说话，虽然他们现在的职位和你同等或者还不如你，但三人行必有我师，或许他们就掌握着很多工作中实用的东西。

(2)找到同事值得肯定的方面进行赞扬，当然了，即使是你的老板也需要你的肯定，因为没有人是不喜欢被人赞美的，但是尽量在私下场合，免得引起同事之间的嫉妒和猜疑，而对于同事之间则可以公开赞扬。

(3)在受到别人的赞扬时，不要表现出理所当然的样子，可以谦虚一些，但不要过于否认，最好的方式是表示感谢，感谢同事们的肯定与支持。

(4)学会使用便条，包括借条、领条、申请条等，不要觉得这样做很麻烦，保存好这些东西，可以在以后更好地与他们打交道，在出现问题时可以拿出凭证，避免同事之间相互推卸责任。

(5)刚进入公司的新人或者职位较低的人，要主动和其他人沟通，询问别人的需要，而不要等领导或者资深的同事找你谈话。

(6)如果同事不在座位，而公司电话想起，可以帮助接听与记录电话内容，把信息转达给同事，但如果是他们的手机响起，请一定不要接听。

(7)现在的公司基本都是用电脑办公，如果需要用同事的电脑，一定要得到同意以后才能使用，否则很容易遭到别人的反感。

(8)同事邀请出席饭局，如果迟到的话要在适当的时间通知主人，避免主人久等，如果带未经邀请的朋友出席，一定要事前和主人打个招呼。

总结：职场相处之道不是上述五大原则和八个技巧就能涵盖完的。处理同事关系，亦不可千人一法、万事一方。定要适时而动，因人而异。当你深谙职场相处之道时，相信你也能很好地化解和单位领导同事相处不和睦的问题了。

丁香园－丁香人才招聘版精华帖

【交流】同事之间有真的友谊吗？

2013－04－12 12:36 小飞侠619

楼主疑问：一个科室的同事之间，虽然都是共同做事，应该互相帮助，但是

人和人之间的关系是微妙的，大家会为了利益或者晋级而激烈竞争，你们说，一个科室的同事之间能无话不谈做好朋友吗？会有真正的友谊吗？

精彩回帖：

(1)没有同事好朋友，只有同事。被同事伤害过，人在江湖飘，哪有不挨刀？没事，只要活着就好，要求不高哈。

(2)最危险的就是你身边的朋友，你的所有秘密都将从他们口中传出去。

(3)有，如果其中有人离职后，跟某些人的关系会更好。

(4)能不能有真正的朋友，关键在于你有没有把他们当成你真正的朋友。

(5)才工作两年不到，暂时没有，不过我相信同事间是有真正的友谊的，难找而已。

(6)第一种，啥都能说的，三五个吧；

第二种，只能说好的，数不过来；

第三种，啥都不说的，同第二种。

HR有话说：企业会看重职场中和同事友好相处的能力吗？

正规的企业会非常看重同事间是否友好相处。

任何一个企业都不希望员工之间产生不和谐的因素，如果员工之间有过多的嫌隙，而管理人员又必须花费大量时间去解决矛盾，不仅会影响工作效率，还会影响企业的吸引力，导致优秀人才流失。职场是充满竞争的，但企业需要的是良性竞争，让大家共同成长，从而更好地为企业、为自己创造价值。HR和团队管理者要引导员工懂得相处之道，一个相处融洽、有高度凝聚力的团队，才能让团队成员更好地理解企业的文化、愿景，并将团队目标转化为其个人的目标，从而实现团队员工“心往一处想，劲往一处使”，既增加了企业的吸引力，更好地留住优秀的员工，又可以更高效地实现企业的目标。

如何学会与同事的相处之道?

在我们的工作环境里，如何处理同事关系已经成为困惑都市人的因素之一。现代人大都在事业上竭尽全力，每天与同事在一起的时间大大超过家人。建立良好的人际关系，得到大家的尊重，无疑对自己的生存和发展有着极大的帮助，而且有一个愉快的工作氛围，可以使我们忘记工作的单调和疲倦，也使我们能保持一个良好的心态。遗憾的是，我们常常听到不少人对怎样处理好办公室里的人际关系抱怨甚多。而对于职场新人这更是一个棘手的问题。笔者今天就来谈一谈应该如何学会更好地跟同事的相处之道，希望能够对读者有一定的帮助作用。

一、哪些事情容易引发同事之间的矛盾

1. 有好事儿不通报

单位里发物品、领奖金等，你先知道了，或者已经领了，一声不响地坐在那里，从不向大家通报一下，有些东西可以代领的，也从不帮人领一下。这样几次下来，别人自然会有想法，觉得你不合群，缺乏共同意识和协作精神。

2. 明知而推说不知

同事出差，或者临时出去，这时正好有人或者正好来电话找他，如果同事走时没告诉你，但你知道，你不妨告诉他人。如果你确实不知，那不妨询问别人，然后再告诉对方，以显示自己的热情。明明知道，却说不知，一旦被人知晓，那彼此的关系就势必会受到影响。

3. 进出不互相告知

你有事要外出，或者请假，虽然批准请假的是领导，但你最好要同办公室里的同事沟通交代一下。这样倘若领导或熟人来找，也可以让同事有个交代。如果你什么也不愿说，有时正好有要紧的事，他人也不知情或者也不愿意沟通，受到影响的恐怕还是自己。

4. 不太愿意与他人沟通

有些私事不能说，但有些私事说说也没有什么坏处。比如你的男朋友或女朋友的工作单位、学历、年龄及性格等；如果你结了婚，有了孩子，就有关于爱人和孩子方面的话题。在工作之余，可以互相沟通增进了解、加深感情。倘若都保

密，从来不肯与别人分享，同事自然会慢慢地与你疏远距离。

5. 不愿意主动寻求他们帮助

轻易不求人，这是对的，因为求人总会给他人带来麻烦。但任何事物都是辩证的，有时求助别人反而能表明你对别人的信赖，能融洽关系，加深感情。比如你身体不好，你同事的爱人是医生，你不认识，但你可以通过同事的介绍去找，以便更好地就医。倘若你偏不肯求助，同事知道了，反而会觉得你不信任他。良好的人际关系是以互相帮助为前提的。

6. 喜欢搞小团队

同办公室人员较多，应对每一个人都尽量保持平衡，尽量始终处于不即不离的状态。在平时，不要老是和同一个人或者几个人沟通、活动。否则就算你跟几个同事关系近了，但可能疏远了更多的同事。

7. 喜欢背后议论、探听他人是非

每个人都会有自己的秘密，或者底线。能够跟同事沟通的事情，有些人自己会说，不愿意沟通的事情不要老是想着去知道他人是非。喜欢探听他人是非，即使没有任何目的，人家也会忌你三分。

二、正确的相处方式

1. 乐于从老同事那里吸取经验

那些比你先来的同事，相对来说会比你积累了更多的经验，有机会时自己不妨聆听他们的见解，从他们的成败得失里寻找可以借鉴的地方，这样不仅可以帮助自己少走弯路，更会让他们感到自己对他们的尊重。尤其是那些资历比你长，但其他方面比你弱一些的同事，会有更多的感动。而那些能力强的同事，则会认为你善于进取，便会乐于关照并提携你。我们也常常会看到这样的反例，有些人能力强，可在单位里，自视甚高，不买那些老同事的账，而这些老同事毕竟根基深厚，单位方方面面都会考虑他们的意见，结果关键时候就会因此受挫。

2. 对新同事提供善意的帮助

新同事对手头的工作还不熟悉，当然很想得到大家的指点，但是心有怯意，不好意思向人请教，这时，我们最好主动去关心帮助他们，在他们需要得到帮助之时，伸出援助之手，往往会让他们铭记终生，打心眼里深深地感激你，并且会在今后的工作中更主动地配合和帮助你，切不可自以为是，不把新同事放在眼里，在工作中不尊重他们的意见，甚至斥责，这些态度都会伤害对方。

3. 用自己的性别优势关心异性同事

人们对任何形式的性骚扰都普遍感到反感，但是如果能利用自己性别上的优势去帮助异性同事，则会得到他们的好感。不能否认，两性各有各的长处，比如男性较有主意，更能承受艰苦劳累的工作，也能更理性地分析并解决问题，等等；而女性则显得比较有耐心，做事细心有条理，善于安慰人，等等。尽管只是同事，并不是在家里，但每个人也渴望得到同事们的关心和理解，若能善于发挥自己的长处，对异性同事多些关心和帮助，如男性多为女同事分担一些她们觉得较为吃力的差事，女性多做些需要细心的工作，这些对我们来说并不难，效果却很好，对方对你所给予的关心与支持会打心眼里感激，也将你视为可以信赖的好同事。

4. 适当“让利”，放眼未来

有些人与同事的关系不好，是因为过于计较自己的利益，老是争求种种的“好处”，时间长了难免引起同事们的反感，无法得到大家的尊重，而且自己总在有意或无意之中伤害了同事，最后使自己变得孤立。而事实上呢，这些东西未必能带给自己多少好处，反而弄得自己身心疲惫，并失去了良好的人际关系，可谓是得不偿失。如果对那些细小的，不大影响自己前程的好处，多一些谦让，比如单位里分东西不够时少分些，一些荣誉称号多让给即将退休的老同事等，这种豁达的处事态度，必定会赢得人们的好感，俗语所说的“吃小亏占大便宜”从一定程度上说明了这个道理。

5. 让乐观和幽默使自己变得可爱

如果我们从事的是单调乏味或是较为艰苦的工作，千万不要让自己变得灰心丧气，更不可与其他同事在一起唉声叹气，而是保持乐观的心境，让自己变得幽默起来，如果是在条件好的单位里，那更应该如此。因为乐观和幽默可以消除彼此之间的敌意，更能营造一种亲近的人际氛围，并且有助于让你自己和他人变得轻松，消除工作中的劳累。那么，在大家的眼里你的形象就会变得可爱，容易让人亲近。

三、与同事相处的几个小技巧

1. 以大局为重，少拆台

对于同事的缺点平日里不当面指出，当与外单位人员接触时，却对同事品头论足、挑毛病，甚至恶意攻击，影响同事的外在形象，长久下去，对自身形象很不利。同事之间由于工作关系而走在一起，就要有集体意识，以大局为重，形成利益共同体。特别是在与外单位人接触时，要有团队意识，多补台少拆台。

2. 对待分歧，求大同存小异

同事之间由于经历、立场等方面的差异，对同一个问题，往往会产生不同的看法，引起一些争论，一不小心就容易伤和气。因此，与同事有意见分歧时，一定不要过分争论。面对问题，特别是在发生分歧时要努力寻找共同点，争取求大同存小异。

3. 对待功利，保持平常心

许多同事平时一团和气，然而遇到利益之争，却当利不让，或在背后互进谗言，或嫉妒心发作，说风凉话。这样既不光明正大，又于己于人都不利，因此对待升迁、功利要时刻保持一颗平常心。

4. 与同事交往保持适当距离

在一个单位，如果几个人交往过于频繁，容易形成表面上的小圈子，容易让别的同事产生猜疑心理，让人产生是不是他们又在谈论别人是非的想法。因此，在与上司、同事交往时，要保持适当距离，避免形成小圈子。

5. 嘴巴要紧，肚量要大

俗话说得好：病从口入，祸从口出。因此，上班时，尽量多做事少说话。这样做既可以让自己多积累工作经验；又可以让繁忙的工作占据大部分时间，避免无聊时闲谈别人的是非。

6. 与人为善，将心比心

在人际关系中，适用作用力与反作用力原理，即你怎样对待别人，别人就怎样对待你。假如我们本着与人为善，将心比心的原则，以诚恳、友善的态度去对待同事，给同事施加正作用力，同事当然也会投桃报李，给予你真诚的回报。一个单位的同事，低头不见抬头见，谁又会选择一条“以怨报德”的道路呢？

丁香园 - 丁香人才招聘版精华帖

【经验】 上班一个半月心得

2009 - 08 - 27 22:31 zhaoquan007

研究生毕业了，才发现我的临床水平还停留在本科水平，好多要学，好多不懂。对于自己的专科稍微熟练点，但遇到稍复杂点的，觉得心中没底，跟病人说话都没底气！大外科的病种好多，除了骨科，什么病都要接触，烧伤甚至皮肤病都要管。所以以前的外科教材又要读 n 遍。那天吃饭，一个副主任无意间聊到研究生时候说：“研究生文凭是高，但很多眼高手低！动手能力太差，别的不说，有时候一个简单的结都打不好!”那时候感觉是在提醒我，一定不要自傲。今天打一个腹部皮肤结都没打好，感觉脸上火辣辣的！原来在老资格医生面前，任你文凭多高，下了临床，你一切要从头来，从最基础做起！而正由于你的高文凭，很可能会成为众矢之的。上次甲状腺消毒没到位，手术室护士长对我的上级医师说:“主任，你该培训下你们的医生啦！消毒还没学全。没到位!”旁边的麻醉科主任开玩笑说:“人家是研究生，要你教他啊！专家级的!”当时不像是帮我解围，像拐弯骂人！当时，我心中想，在这里，做人一定要低调，一定要自强！用行动叫那些冷嘲热讽的人闭嘴是最好的反击!

2009－09－15 16:42 夕阳很美

我上班一月，觉得最难办的就是与同事相处，不像同学关系那么简单。刚上班就被同事背后捅了一刀，自己还傻兮兮地当别人是好人。

2009－09－16 20:47 mmmggg

我在当学生的时候一直在潜心修炼，工作以后每天查体学习，现在已经独当一面。年龄不是问题，关键在于潜心修行，我本科毕业工作的时候大外科已经轻松应付。如今硕士三年，更是在临床每日学习，再出来工作已经不同往日。大家每天坚持学习就行，其实没什么难的。

2009－10－06 11:28 bohua

(1)本科毕业刚工作没有任何资历可言，连刚毕业的护士也可能指使你，所以，低声下气聆听教训是新人生存的姿态!

(2)新人没什么经验可言，千万别不懂装懂、自以为是，有疑问即查书或请教上级医师总没错。就要虚心、脸皮厚!

(3)勤奋工作，努力看书增长知识是真谛。勤奋的人不会惹人讨厌，上级医师有求必应定能讨人喜欢；看书是为了自我增值，提高自己的知识水平和在医疗上所获得的尊重水平!

(4)对待患者要有信心，大方、专业、自信，才有利于建立和患者之间的相互信任，即使你对病情进展没有足够把握，或者部分专业知识认识不够充分，也应该能妥善应付，同时尽快提升自我，专业水准是自信的基础。

(5)刚毕业的我们没有钱更没有时间浪费。少逛街、少上网聊天、多看书，会获益匪浅！目光要长远些——十年、二十年后我们所达到的高度就是我们现在的行动所决定的!

如何建立和维护自己的人脉?

在人们追求事业成功和幸福快乐的过程中，存在着一个类似血脉的系统，我们称它为人脉。人脉即人际关系、人际网络，体现人的人缘、社会关系。不论做什么行业，都会使用人脉。一谈到人脉，很多人都认为这是“讲人情、走后门”的同义词。但实际上，这种看法是非常片面的。在社会发展中，人脉起着非常重要的作用。那么职场中“人脉”的作用究竟有多大？如何高效地发展和维护自己的人脉？接下来我们便围绕这些问题展开讨论。

一、“人脉”的重要性

如果说血脉是人的生理生命支持系统的话，那么人脉则是人的社会生命支持系统。常言说“一个好汉三个帮，一个篱笆三个桩”，就是代表要想做成大事，必定要有做成大事的人脉网络和人脉支持系统。那么职场中“人脉”的作用究竟有多大?

1. 好的人脉能够让我们获取有价值的信息

良好的人际关系可以让我们比他人了解更多的信息(包括公开和一些内部信息)。谁掌握的信息越及时、越有价值，谁就越有可能掌握主动权。特别是生物医药行业，由于其专业性的特点，更应该注重人脉圈的力量。

2. 好的人脉能够提升我们成功的力度

社会中的我们都是独立的个体，若要想成功，几乎都需要得到某些人，甚至是个别人的支持和帮助。

3. 好的人脉能够拓展我们做事的广度

一个人能否做成某一件事与关系的“强度”有关，但你能做什么事，在什么范围内做事，则和你的关系的“规模”有关。

二、建立人脉过程中应遵循的原则

无规矩不成方圆，任何一件事都有自己的规定和原则，人脉的建立也不例外。

建立人脉的原则:

1. 互惠原则

人和人之间都是相互的，赠人玫瑰手有余香。主动地去帮助对方，并且不要拒绝朋友的帮助，人是越帮忙越近，越不好意思越远。

2. 互赖原则

互相依赖、互相信赖。“人”字本身就是一撇、一捺互相依靠，互相扶持。

3. 分享原则

分享是一种最好的建立人脉网的方式，你分享的越多，你得到的就越多。世界上有两种东西是越分享越多的：①知识；②能力。

三、建立自己的人脉

1. 建立你的价值

在盘点人脉前，冷静问问自己：你对别人有用吗？你无法被人利用，就说明你不具有价值，因此要善于“被利用”。一个人“被利用”的价值越大就越容易建立坚强的人脉。

大学生的实习计划就是一个通过“被利用”增加人脉的例子。大多数公司支付给实习生的薪水都比较低，不过实习生看重的不是薪水，而是宝贵的实习经历，特别是生物医药专业的毕业生，一段跟专业贴近的实习经历相比薪水更为宝贵。

2. 向他人传递你的价值

一个老好人，固然容易相处但毫无用处，但一个总不愿被人利用的精明人，也难以建立真正的人脉。在人际交往中，要善于向别人传递你的“可利用价值”，从而促成交往机会，彼此更深入地了解和信任对方。

3. 向他人传递他人的价值，成为人脉关系的一个枢纽中心(Hub)

我们每一个人都有自己的价值，但如果相对孤立，便会削弱整体的价值。那么为什么相互联系起来，彼此之间就会传递更多的价值呢？如果你只是接受或发出信息的一个终点，那么人脉关系产生的价值是有限的；但是，如果你成为信息和价值交换的一个枢纽中心，那么其他人也更乐意与你交往，你也能促成更多的机会，从而巩固和扩大自己的人脉。

综上所述，寻找并且建立自己的价值，然后把自己的价值传递给身边的朋友，并且促成更多信息和价值的交流，这就是建立强有力的人脉关系的基本逻辑。

四、维护自己的人脉

1. 评估你的人际关系网

一个人的精力是有限的，你很难对你所有的朋友都那么好。因此，管理人脉的第一步，是要给你的朋友贴上标签——哪些朋友是你能信任的？哪些朋友能帮助到你？哪些需要用心对待？评估你的人际关系网络，是管理好你的人脉的第一步。

2. 利用“被利用”拓展人脉

一些自由职业者的咨询顾问，经常会免费为公司提供服务或者讲座，这就是一个利用“被利用”的机会去创造人脉的案例。通过免费服务，为自己创造一个别人认可你价值的机会，拓展自己的人脉。当别人认可你的价值时，成功离你就更近了一步。因此，“被利用”并不可怕，关键在于被利用的人能得到想要的东西，实现价值目标。

3. 多沟通、多联系、保持忠诚、不忘祝福

建立人际网固然重要，可是缺乏妥善的管理会让你最初的努力功亏一篑。因此，不要因为同事要休一年的产假或另谋他职，就将那个友善的他从你的联系人名单中画去。保持和他的联系，多去沟通。只有当你在事业顺利的时候维护好你的人际关系，你才能在不顺利的时刻获得帮助。

“成功只有20%靠的是能力，还有80%靠的是人脉”。人脉的基础是彼此相互利用的价值。

让人脉发挥价值的关键在于树立自己的目标。没有目标的人会被有目标的人利用。当你有了自己的目标之后，就明确了自己的职业发展方向，就知道如何去提升自己的综合素质，构建自己的核心竞争力，成为有价值的人。通过提升自己的“被利用价值”，让更多的人认识肯定你的价值，往往会给你增加新的机会。

有职业规划专家说，10%的业绩、30%的自我定位以及60%的关系网络才是成就理想的标准因素。建立人际关系网，不是急功近利的事，需要一个长期培养和维护的过程，那么，从现在开始，开始建立并维护好一个有助于你成功的人际网吧！

丁香园－丁香人才招聘版精华帖

【经验】人脉决定你的竞争力

2006－04－16 19:24 mhqman

在好莱坞流行一句话：一个人能否成功，不在于你知道什么（what you know），而是在于你认识谁（whom you know）。

美国老牌影星寇克·道格拉斯年轻时十分落魄潦倒，有一次，他搭火车时，

与旁边的一位女士攀谈起来，没想到这一聊，成为了他人生的转折点。没过几天，他就被邀请到制片厂报到，因为，这位女士是一位知名制片人。美国斯坦福研究中心曾经发表一份调查报告，结论表明，一个人赚的钱，12.5%来自知识、87.5%来自关系。关系即人脉竞争力，是指一个人在人际关系、人脉网络上的优势，它在一个人的成就里扮演着极其重要的角色。如果光有事业，没有人脉，个人竞争力就是一分耕耘，一分收获。但若加上人脉，个人竞争力将是“一分耕耘，数倍收获”。

因此，要想成功，就一定要营造一个成功的人际关系，包括家庭关系和工作关系。只有在良好的人际氛围中，才能精力充沛、心情愉快地投入到工作中。积极的人际关系，有益于人的心理健康。现代社会是人际交往频繁的社会，处处需要与他人建立关系。人际关系的冲突，是现代人心理适应中最常见的问题。和谐的人际关系有心理保健的功能，给人以支持的力量，同时满足人的归属感、安全感、自尊、自信等多种心理需要。学习人际交往的技能，以诚待人，乐于助人，有助于形成强大的社会支持系统。

既然人脉如此重要，那么，如何经营好自己的人脉系统呢？

培养自信，增强沟通能力。自信是拓展人脉的前提，只有具备自信，才能主动去与人交往，并且显得自然而不为难自己。而所谓的沟通能力，其实就是了解别人的能力。包括了解别人的需要、渴望、能力与动机，并给予适当的反应，而倾听是了解别人最妙的法宝。除了倾听，适时赞美别人，也是沟通的妙法。

信守承诺，说到做到。如何建立一个让人信任的形象，是让人脉竞争力产生良性循环的关键。如果一个人说的话，每次都要打七八折，那么，更多的人脉，只能带来更多的负面效应。

增加自己帮助别人的价值。人脉的最高境界就是互利，而非单方面的索取。要多想想你为别人可以做些什么？有什么不同的观点？能引起别人心中的渴望，就可以为自己建立一个人脉大磁场。你对人一分好，对方自然会涌泉相报，就是所谓的“得道多助”。

好东西，大家一起分享。不管是信息、金钱、利益或工作机会，懂得分享的人，最终往往可以获得更多的人脉。

红包回扣我该不该拿？

红包与回扣，始终是热门话题。随着GSK（葛兰素史克）案件的深度披露，回扣问题更是引人关注。医生该不该拿回扣？按一般的看法，悬壶济世、救死扶伤是医生的天职，医生怎么能为了一己之私而置患者的利益于不顾？医生拿回扣、收红包绝对是医德败坏的体现。应该说，这类说法不能算错，但如果以为只靠发扬医德就可以杜绝回扣现象，那显然把事情想得太简单了。因为，医生拿回扣之所以成为一种普遍现象，说到底是利益使然，说明医疗领域的激励机制和其他制度出了问题。

一、回扣是什么，为什么会有红包和回扣

回扣主要是医药、医疗器械等公司的销售代表为了业绩销量给医生的财物。产生的根源一方面是药企医疗器械公司竞争激烈，通过给医生回扣来吸引医生开处方。病人呢对医生不太放心或者出于感恩送医生红包。

红包除了人的贪婪跟医生的待遇普遍不高也有直接关系，但收入低能成为医生拿红包回扣的理由吗？经常看到不少医生朋友抱怨说：现在医生的收入太低，个人价值得不到社会的认可，学习时的投入和工作后的产出不成比例，这本无可厚非。每个行业都有可能存在着这样或那样的不公现象，但是有的医生朋友借此理由为收红包和吃回扣的行为进行开脱。其实所谓君子爱财取之有道，获取利益时要考虑是否问心无愧才是最重要的，而问心无愧的标准并不能建立在别人同类行为的基础上，仍然要以是否符合道义准则为判断。2014年2月，国家卫计委发布通知，规定自2014年5月1日起，开展医疗机构和住院患者签署《医患双方不收和不送“红包”协议书》工作，也是旨在约束医生收取红包行为。

二、获取红包与回扣的后果是什么

最高人民法院、最高人民检察院日前联合发布《关于办理商业贿赂刑事案件适用法律若干问题的意见》（下简称《意见》），针对当前办理商业贿赂刑事案件面临的新情况、新问题进一步明确了法律适用依据。《意见》共十一条，主要涉及商业贿赂犯罪的范围，公司、企业或者其他单位的工作人员的认定，医药购销、工程建设、政府采购等领域中商业贿赂犯罪的认定，商业贿赂犯罪的犯罪对象及其

数额的认定，商业贿赂犯罪中不正当利益的认定，商业贿赂犯罪罪与非罪的认定以及商业贿赂犯罪共同犯罪的认定这七个方面的内容。

(1)医生、教师吃回扣算受贿。

根据《意见》规定，医疗机构中的医务人员，利用开处方的职务便利，以各种名义非法收受医药产品销售方财物，为医药产品销售方谋取利益，数额较大的；教师利用教学活动的职务便利，以各种名义非法收受物品销售方财物，为物品销售方谋取利益，数额较大的，以非国家工作人员受贿罪定罪处罚。

“目前，一些与群众利益密切相关的领域，如医疗、教育、招投标等领域，严重危害群众利益的商业贿赂犯罪较为突出。”“两高”有关负责人说，如医生“开单提成”，收受医药产品销售方以各种名义给予的回扣，教师收受回扣等，群众反映强烈。

(2)提供旅游费用可算贿赂。

《意见》规定，商业贿赂中的财物，既包括金钱和实物，也包括可以用金钱计算数额的财产性利益，如提供房屋装修、含有金额的会员卡、代币卡(券)、旅游费用等。具体数额以实际支付的资费为准。

《意见》还规定，收受银行卡的，不论受贿人是否实际取出或者消费，卡内的存款数额一般应全额认定为受贿数额。使用银行卡透支的，如果由给予银行卡的一方承担还款责任，透支数额也应当认定为受贿数额。

杜绝医生拿回扣与红包，一方面要依靠政府用合理的制度来理顺当前的医药体制。对于尚未完全出炉的医改方案来说，无论是政府主导还是市场主导，将“以药养医”改为“以医养医”，用医药分家来降低药品价格，通过提高医疗服务价格来增加医生收入，应该是下一步制度设计的方向。另一方面，也需要医生群体重审个人价值观，树立正确的观念，做正确的事情。

丁香园－丁香人才招聘版精华帖

【随笔】如果没有了回扣

2010－11－25 09:27 yagame981108

本人目前在一外企市场部工作。看了 stevenpan 站友的《【随笔】如果没有医药回扣或者医药公司的资助》(链接：http://law.dxy.cn/bbs/topic/18804523)，以及大家的讨论，我试着从制药行业的角度来看看这个问题。

如果没有了回扣，很多人说医药公司会全部倒闭，个人认为全部倒闭还不至于，可能大吃小整个医药系统洗盘重新整合，最后剩下几个大的医药公司。大半医药代表可能失业，国家也要头痛一阵了。

从一个医药公司从业人员的角度来讲，我挺支持取消回扣的。像前面所说的情况，可能医药公司就只剩下几家大公司，行业基本处于半垄断状态，竞争压力降低，存留下来的代表工作压力减小，晋升机会也会增加。何乐而不为呢？

国外也有很多医药代表从来不带金销售，医药代表依然有存在的价值，就是医院和制药公司沟通的桥梁。医药代表的职责本来就是向医生推广最新、最全的专业医学知识、医学动态，解答医生的疑惑；将医生在使用产品的过程中发现的副作用和不良反应，以及可能存在尚未被发现的其他疗效反馈给医药公司。

另外医药公司的资助是合法的，但是有一定的范围，比如不能携带亲属；会晤期间除了吃饭，制药公司不负责其他娱乐费用。吃饭每家公司不一样，大概200元/人左右等等诸如此类。

所以现在很多外企都严格控制市场销售的费用，尽量让这些费用合法化，比如著名药企LL公司，几年来fire掉的员工都是topsales，就可能因为他们存在带金销售。（注：本人不是LL的）

所以如果回扣取消了，会议赞助或者资助还是有的。只不过因为竞争的减少，频率档次有所下滑而已。

一点拙见，海涵！

我可以自主创业吗?

改革开放三十多年来，随着国家市场经济的发展与繁荣，人民群众对“创业”一词的理解也发生了诸多变化，创业不再是特有人群的做法，普通民众也可以成为创业者。这些年由于国家高校扩招策略的影响，高校毕业生就业也成为了社会难题，在这一背景下，国家出台了一系列的政策支持以鼓励大学生自主创业。作为生物医药行业的高校毕业生，手握高学历文凭，熟谙生物医药专业知识，是否也应该加入创业大军，实现自己的创业梦想呢？笔者认为，创业有风险，参与需谨慎。

一、什么情况下可以选择创业

很多人容易跟风行动，别人做什么，自己也去做什么。在创业这件事上，是最不能简单仿照的。

什么是创业？创业是创业者对自己拥有的资源或通过努力能够拥有的资源进行优化整合，从而创造出更大经济或社会价值的过程。创业是一种劳动方式，是一种需要创业者运营、组织，运用服务、技术、器物作业的思考、推理和判断的行为。

所以，创业不是简单地开个店，办个公司，真正的创业需要在具备创业基本能力的前提下，创建平台，整合资源，创造价值的一个过程。在这个过程中，对个人的能力是一个严峻的考验，如果没有在社会上充分历练过，那可能会付出更大的创业成本。从平台与资源上讲，如果平台并没有太多的价值，而且资源也不充足，也都会直接影响到创业质量。

当前有很多年轻人只是轻易地把创业当做了上班的替代品，简单地认为创业比在单位上班要更自由，赚的也不会比上班的工资少，与其每天朝九晚五地呆在单位里，不如选择创业。实际上这种想法是过于片面的，只考虑到创业的正面影响，而没有想到可能会带来的问题，比如各种巨大的压力，前途未卜，资金短缺，人员缺失，这些都是创业过程中会面对的问题。而要解决这些问题，则需要创业者本身的综合素质与能力都要比较高。

如果在社会上历练过一定时间后，已深谙某一个行业的游戏规则，手中积累了一定的可用资源，同时又心怀梦想，比如能为某个行业提供全新的服务等，而这个梦想又无法在当前的工作中去实现，再加上有资金支持的话，那完全可以考虑创业，这样的创业不仅对于个人价值会有极大的提升，而且也拥有一定的社会价值。

对于学医、学药、学生命科学的应届生来说，如果要创业，最好的选择就是和自己所学的专业能有联系，可以学以致用。生物医药行业是高端科技产业，无论是自主研发生产型公司的创业，还是以经销代理形式的创业，所需资金都并不少。而且由于行业市场不像快速消费品市场，属于慢热型市场，需要比较长的市场培育期。这些也都需要有意向创业的人员深思熟虑。

所以笔者并不赞同应届生毕业之后就立即开始创业，也许很多人会举出乔布斯、比尔·盖茨的例子，认为人家都没有正常毕业就选择创业了，而且获得了巨大的成功。但所谓幸运儿或天才只是少数中的少数，大部分人还是平凡人过平凡人生。在平凡的工作与生活中积累自己的经验与资源，储备能量，一旦察觉到有合适的创业机会，再出手也不迟。

话虽如此，目前还是有非常多的应届毕业生加入了创业大军的行列，对于下定决心要创业的人来说，我们也需要仔细分析大学生创业的优势与劣势，以便更好地扬长避短。

二、医药行业毕业的大学生创业有哪些优势与机会

1. 年轻就是资本

因为年轻，往往充满激情。“初生牛犊不怕虎”的精神，是创业者的必备素质；因为年轻，没有家庭因素的影响，可以全身心地投入事业中。

2. 知识资本雄厚

大学时代学习的理论知识与技术能力，都是资本运作者非常看重的。“用智力换资本”是大学生创业的特色和必由之路。在整个医药行业，尤其是医疗健康领域，目前在国内还是拥有比较多的行业更新机会，比如移动医疗服务、高端医疗等，许多资本目前也都在关注这一领域。

3. 创新精神

新生代的大学毕业生具备非常强的创新精神，这种创新精神往往正是大学生创业的动力源泉，也是成功创业的精神基础。

4. 实践出真知

通过创业，可以极大地提高自己的能力，增长社会实战经验，做到学以致用，即使最后创业不成功，也会收获不少经验。当然最大的诱惑还是通过成功创业，可以实现自己的理想，证明自己的价值。

三、大学生创业有哪些弊端

1. 心理承受力不够

大学生由于社会阅历尚浅，成长环境单一，往往缺乏足够的心理承受能力。对于创业中的挫折和失败，许多创业者感到十分痛苦茫然，甚至沮丧消沉。

2. 实战经验过少

包括市场运作、商业管理等，稚嫩的大学生很难一下子胜任企业经理人的角色，需要在实践中摸爬滚打才能越来越成熟。

3. 过于理想化

对于创业的预期，创业过程中的困难，都会比较理想化，一旦发现事实并非如此，是否继续坚持会持续困扰创业者。

跨出学校大门之后，选择创业，还是选择进入单位工作，要依据个人的兴趣爱好和资源情况来决定。如果个人偏爱创业，手上又有不错的项目、人脉、资金资源，那完全可以考虑自主创业。否则纵使志存高远，笔者还是建议先进入单位历练几年，是金子到哪里都会闪光，先积累自己的资源后再做决定，而且很多时候，在一个优秀的企业中，也可以找到自己的事业发展机会。

丁香园－丁香人才招聘版精华帖

【求助】 创业的道路崎岖艰难啊！

2010－08－19 12:29 海上孤峰

离开医院，经营我的小诊所已经整整八个月了。这段时间，来丁香园逛逛已经成为一种习惯，每次都能有所收获有所启发。

简单介绍一下自己吧。我和我老婆是发小，1997 年考上同一所大学，读了 7 年口腔专业，硕士毕业以后，留在了我们的教学医院，省城的一所三甲专科口腔医院，我在牙周，她在正畸。表面看似光鲜，可是实际上压力很大。省城房价贵，消费高，我们都是外地人，出身工薪家庭。父母攒了一辈子的钱，到头来只够一套小二室的首付。

一方面，工作上临床任务重，病人很多，经常忙得连喝水的时间都没有；另一方面，搞学术出文章也是年终考核的重要指标，是晋升职称的硬杠杠。医院的学术氛围很是浮躁，真正为了研究而研究的又有几个呢？工作 5 年了，我越来越觉得这不是我想要的生活。我热爱临床工作，渴望轻松自由的工作环境，于是我选择了自己创业。为此，我申请去医院门诊部锻炼了一年全科。今年年初，我和老婆一起辞职，回到家乡，一个二级城市，开始了创业之路。

尽管已经做了相当充分的思想准备，可是创业的艰难还是超乎想象。

工作数年的所有积蓄都投在设备耗材上了，经济压力不是一般的大啊！

诊所的定位，中高档算不上，还是用“规范”来描述恰当些。一楼候诊加消毒间，二楼三张牙椅，设备方面，德国 VDW 公司的根管测长仪、镍钛马达、塞普敦的局麻仪花了不少银子。当地的口腔不发达，根管治疗还停留在手动预备的水平。根管治疗可以作为诊所的一个特色。可是另一方面，根管治疗成本提高，收费相对其他诊所也较高，和患者解释起来是相当费劲啊！

诊所选址远离市中心，算是主城区和新城区的交界处，人流量低，周围主要是两个小区，业主消费能力都还不错，是诊所主要的患者来源。

都说外来的和尚好念经，我从省城回来，有三甲医院的工作经验和硕士学历，技术方面我有优势。但是，劣势也很明显。首先，我在当地没有关系网，朋友少，没有患者群；其次，我和老婆都是娃娃脸，看着像学生，不容易取得患者信任。刚开业那会儿，经常是干坐两三天，无人问津。后来通过投放广告等宣传，慢慢地有了病人。现在除去房租水电，材料耗损，也只是略有盈余。为了节省开支，老婆现在是医生护士保洁工一手抓，非常辛苦。

辞职之前，我就做好第一年保本就好的思想准备了。一个诊所的成熟期要两年甚至更久，这个规律谁也违背不了。在丁香园，一定有很多和我一样艰难前行的朋友，还有怀揣梦想，渴望开创事业的朋友。让我们一起共勉，相信一定能守得云开见日出的！

HR 有话说：企业怎么看有过创业经历的求职者？

有创业经历的求职者对企业来讲有利有弊。首先，企业比较顾虑的是求职者在企业工作一段时间后还是希望回归创业，这对企业来讲有人才流失的风险，甚至有业务流失的风险。其次，企业顾虑的是创业者之前承担的更多的是管理角色，如果企业提供的是基层岗位，求职者是否能做到角色回归，较好地处理与上级的关系，服从上级的管理。同时，创业者所具有的丰富的人生阅历、更大的抗压能力、良好的驾驭全局的能力和果敢的性格都是企业所欣赏和需要的。所以作为有创业经历的求职者，要从心态上接受转变，将从创业回到求职的原因表述清楚，也要多谈论自己今后将如何把从创业过程中吸取的有价值的经验教训应用于岗位中。面试过程中还要注意尽量弱化创业失败的消极情绪的表述，不然让企业觉得把此处当做临时庇护所，并且也会对求职者的抗压能力产生质疑。

应届毕业生怎样快速适应第一份工作?

随着一年一度大学毕业浪潮的到来，又一批应届毕业生带着憧憬、带着梦想，经过多日的奔波和选择，收获自己人生的第一份工作，开始腾飞。从校园到工作岗位，社会角色发生转换，开始承担繁重的工作责任，面对复杂的人际关系，眼界更加开阔，社会知识更加丰富，责任和压力也更加繁重，一切都与以前大不相同。作为初涉职场的新人，各自进入了不同的工作环境，如何更快速地适合新的工作环境成为这些职场新人首要面临的问题。

一、职场新人可能遇到的困难

1. 工作中的困难

第一次开始工作，有全新的工作职责任务，对于工作能力也提出了新的要求。在工作中最有可能会遇到的是工作定位不明晰的情况，不清楚哪些事情该处理，哪些事情该由别人处理，哪些事情需要请示，可能会出现缺位、越位的现象。其次是业务流程不熟悉，工作水平不够的情况。这会直接影响工作质量和自己工作的信心。

2. 工作关系上的困难

从原来的老师、同学，到新单位的领导、同事关系，新人对于他们的个性特点、工作方式都不是很了解，而每个人的性格特点、经验阅历不同，工作思路、工作方法也会不同，容易导致工作中步调不一致，如果沟通不及时可能会产生一些误会和不理解。

3. 自我心理调节上的困难

新的工作环境远离了原来熟悉的同学圈、朋友圈，容易产生孤单感；现实与自己的期望有差距可能会有失落感；没有及时完成工作任务会有压力感；工作出现失误时会有挫败感；遇到领导、同事不理解也会有无助感等一些心理问题，如果疏导不及时，可能会给自己的工作生活带来不利影响。

4. 生活上的困难

新的工作可能会遇到食宿问题、交通问题，暂时朋友不多，业余生活比较单调等一些问题。以上的困难也许只有少部分存在，但是对于困难的估计一定要充分，这样才能早做准备，不至于在困难出现时无所适从。

二、解决困难的方法

1. 要保持良好的心态

每到一个新的环境，在体会到一点新鲜感之后，突然间会有种陌生的感觉。我们发现，原来熟悉的老师、同学已经不在身边，现在要在一起的是新的同事，需要把握好交往尺度，不能再像原来那样，可以无所不谈。也不再是原来学好知识即可，不停有新的工作任务需要完成。

我们随时都会面对这样或是那样发生在我们身边的变化，这个时候就需要我们以积极的心态去面对问题和解决问题。保持积极的心态会促使我们更主动地与人交流；更主动地接受环境的变化或者工作岗位的变化。

面对今天复杂多变的社会，大部分人都感觉到生活和工作的压力，感到迷茫，这个时候我们更需要有积极的态度。态度决定一切，当我们积极地去面对，用全身心的爱和足够的热情投入到生活和工作中，一定会在工作岗位上做出优秀的成绩，也一定会很好地融入新的工作环境中。

2. 注重和身边同事搞好关系

人是群居动物，对于陌生人自然会有几分防备或是抵抗，那么作为一个陌生人又该如何突破这层防备，处理好与新同事之间的关系呢？一是寻找突破口，和同事的交流以兴趣、爱好、热点问题为主，比如男同事可以交流一些体育竞技或是游戏方面的事情，女同事可以交流育儿心得或者时尚潮流，这些都是很好的突破口。和一部分同事先熟悉起来，再逐渐熟悉更多的人。这样“以点带面”，很快就会和整个公司的同事“混熟”了。二是不要过于封闭自己，需要尽快学会与人合作、沟通，有效地进行沟通是职场的重中之重；也不要表现得过于张扬，引起大家反感。与上司和同事多沟通、相互多了解，这样就可以配合默契，不容易产生误会。不要只拘泥于与以往的老同事交流，更不能“拉帮结伙”，形成“小团体”主义。三是要友善接纳新同事。对于新来的同事，一方面我们要积极地支持他们的工作，另外一方面也要主动地和他们交流，尽量消除他们的陌生感和紧张感，构建和谐的工作氛围。

3. 做好自己的本职工作

把本职工作做好，是一个人事业生涯中能否充实而又有意义的起点。同事之间的关系归根结底是工作上的关系，只有把自己的本职工作做好了，才会得到同事的尊重和公司的重视，融入新环境也就水到渠成了。做好自己的本职工作应该注重以下几点：一是要重视自己的工作岗位，每个公司都是由不同性格、不同文化背景的人组成的一个团队。不同的岗位形成不同的职责，履行不同的职责才会实现团队既定的目标，企业大目标的达成是个人价值实现的重要前提。二是要正确对待工作中的挫折。特别是在新环境或者新的岗位中，开展工作会有困难，有些工作可能还会失误。人非圣贤，孰能无过，但是我们要认真总结经验教训，避免以后再发生类似的事情。千万不能被挫折击倒，更不能一受委屈，就要脾气，发牢骚，工作热情来个一百八十度的大转弯，这些都是不成熟的表现。只要你有真才实干，肯定会得到同事的尊重和公司的重用。三是要不断学习，提升自己的岗位技能。在企业里，无论你从事的是何种岗位，都有义务在自己的岗位上体现出最大的价值，技术人员要追求技术创新，生产人员要追求品质优良，销售人员要追求订单，管理人员要追求效率。做好自己的本职工作，不是墨守成规不思进取，而应该积极学习新技能，主动应对社会的快速变化。没有过硬的工作技能，就难以胜任更高更好的岗位，机会总是留给有准备的人。最后，还要积极向身边有经验的老同事学习，一方面在学习的过程中容易增进彼此间的感情，另一方面也有利于提高自己的工作效率。

三、成功适应新环境的小秘诀

适应新的工作环境通常需要三个月，这是关键的三个月，因为这期间给别人留下的印象非常深刻。若留下一个坏印象，将来很难改变，所以在进入新公司之初要建立美好形象，笔者整理了一些成功人士的小秘诀，希望能够对读者有帮助：

1. 适应新环境

每个新人要投入到一份新工作之前都必须要先适应新环境，可以多熟悉熟悉办公区的地形，还有一些如打印机、传真机、饮水机、休息室等的位置，这样你把最基本的区域熟悉了后那么对这个环境就不会有陌生感了。

2. 不要操之过急

你要弄清楚这是你的新工作，相当于你只是一个初学者，很多事情你必须要从零开始。还要给自己一定的时间去思考和制订计划。

3. 别将所有责任背上身

谨记自己不是“超人”，公司并不会要求你解决所有难题。所以最好专注地去做一些较重要和较紧急的工作。

4. 避免卷入是非漩涡

每家公司都有一些爱说长道短的人，他们爱添油加醋。这些是非可以听进耳内，但别忘了自己应有足够的分析能力。如不了解事情的来龙去脉，最好还是保持缄默，以免说错话。

5. 了解公司的文化

每家公司都有不成文的规则，了解并顺从这些“规则”有助你的发展。若企图打破传统，只会浪费时间。

6. 加倍努力

在一个理想的环境下，某件工作可能需要三星期去处理，实际上，上司可能希望你立即完成，却没有提供足够的培训，所以应随时准备多学点东西，要赶期限可能要加班，甚至把工作带回家做。在许可的情况下，可寻求同事的协助，但切忌把同样的问题发问多次，有必要时应将重点记下以帮助记忆。

7. 穿着得体

“人靠衣装”这句话永远是对的。穿得光鲜一点，自己也会备觉自信。若经济状况许可，每季可添置一些衣服和配饰。不同行业的人对衣着有不同的要求，衣着得体是职场基本要求。

丁香园－丁香人才招聘版精华帖

【讨论】 即将毕业了，我们谈谈进入新的工作岗位要有哪些准备？

2013－06－17 19:07 gmajpgf

又是一年的毕业时节，在忙完毕业答辩和相关的事情后，就该想想如何进入新岗位和新的角色了。对于大多数毕业生来说都是第一次进入工作岗位。对于进入新的工作岗位，大家都做好准备了吗？大家讨论一下有哪些要注意的事项。下面是个人的一些小建议。(1)要做好心理准备，刚进入新的岗位大家都想有一个好的表现，能够给院方留个好的印象。所以要准备吃苦，工作不可能8小时就结束了，肯定要准备加班。同时要搞好科室里面的关系，如果有师兄或者有认识的人，在进入科室之前就认识一下是最好的，到时候他可以带你，给你一些指点，科室里人的想法、习惯、收入、工作量、哪一类病人为主，科室里面的传统之类的。(2)刚刚进入新岗位肯定或多或少都有不适应的表现，所以肯定会有一些不如意的地方。所以要学会忍耐，准备多做事，少计较，少说话，科室里处理病人的方式可能跟你以前的科室不一样，切记不要去争，或许你赢了结果却输了同事的关系。尽量按照你上级医师的说法去做，只要不是很违背原则。(3)经济上这一块肯定是大家都关心的，但是你切记不要表现在你的脸上，要不然别人会瞧不起你的。该有的都会有，但是你刚刚进去可能有些不一定会给你，尤其是你没有单独管病人的时候。(4)可以去打听你想要的信息，但你已经进入科室的时候就不能完全听信于别人，慢慢地进入角色后你自己也会明白很多。不要太去计较，也不要轻言放弃，轻易提出辞职。毕竟你找的第一份工作相对来说是最慎重的，谁又敢保证，你的下一份工作会比这份更好呢？

2013 - 06 - 20 22:01 bigben1985

1. 去了新单位，有新单位的规矩和医疗诊治规范，跟你过去学的不一样，哪怕你是殿堂般的北京协和毕业，去了某一个县医院，也不要总把“原来我们那里怎么怎么处理，我们那里习惯这么做”等挂在嘴上，否则你会成为公敌，令人生厌。虽然你的“随口”很可能是无心的，不带有任何鄙视别人的色彩。

2. 去了新单位，一个科室里面，可能会有数量大于等于3的隐藏的派系，别立马就着急，死心塌地地跟着某一位现在的“大佬”后面混，然后跟他一样排挤其他人，殊不知，现在的大佬，可能会在以后一些时候下台，然后，你就废了。

3. 去了新单位，有可能的话，稍微低调一点，即使你在博士阶段就可以独立完成 whipple 手术(胰十二指肠切除术，用于治疗胰头癌)，或者不小心发了一两篇《Nature》，那都是过去的事情了；你想在这里好好发展么？那就虚心一点吧！没有一个人是可以自己把自己从平地上抬起来的，只有别人抬你，你才可以离地三尺。

4. 去了新单位，能主动的，多干点事情就多干点事情吧，你的上级医生总是希望你可以帮他更好地完成你该完成的事情。你多干点，累不死；你偷懒，那以后你也就不用干了。

5. 去了新单位，对于看不惯的事情，能不发无谓的牢骚，就先忍着；反正你看不看得惯，人家都那样；但你无心的抱怨很可能从你想都想不到的渠道，进到当事人的耳朵里；然后，你又废了。

6. 去了新单位，开始自己真正做医生了，一定会遇到不讲理的病人，能不起激烈的冲突就不起冲突；对于一个根本不跟你讲道理的患者，他只要不打你，你多回他一句有时候没用，反而他更加巴不得找机会找你茬，去医务处告状；在这种情况下，复杂的事情简单化处理是最好的方式。

HR 有话说：单位最喜欢什么样的新员工？

单位对新员工最大的要求就是尽快融入新的工作岗位。无论新员工之前是否是从事与目前的岗位相关的工作，甚至有非常丰富的经验，但每个企业都有自己的不同制度、流程、规范和工作内容，所以对于新员工而言，企业最希望看到的是积极主动、谦虚谨慎的学习态度。新员工在完成自己的工作任务的同时，还要在最短的时间内熟悉企业的工作流程规范、各项规章制度，以及学习企业相关的行业知识，更好地辅助本职工作。甚至可以主动询问上司是否有其他工作可以让自己参与，以便更快地提高工作能力。其次，企业也希望新员工尽快融入工作团队，与同事建立融洽的关系，并且建立与企业一致的目标和努力的方向，只有团结、和谐的团队才能更高效地完成工作。

岗位介绍篇

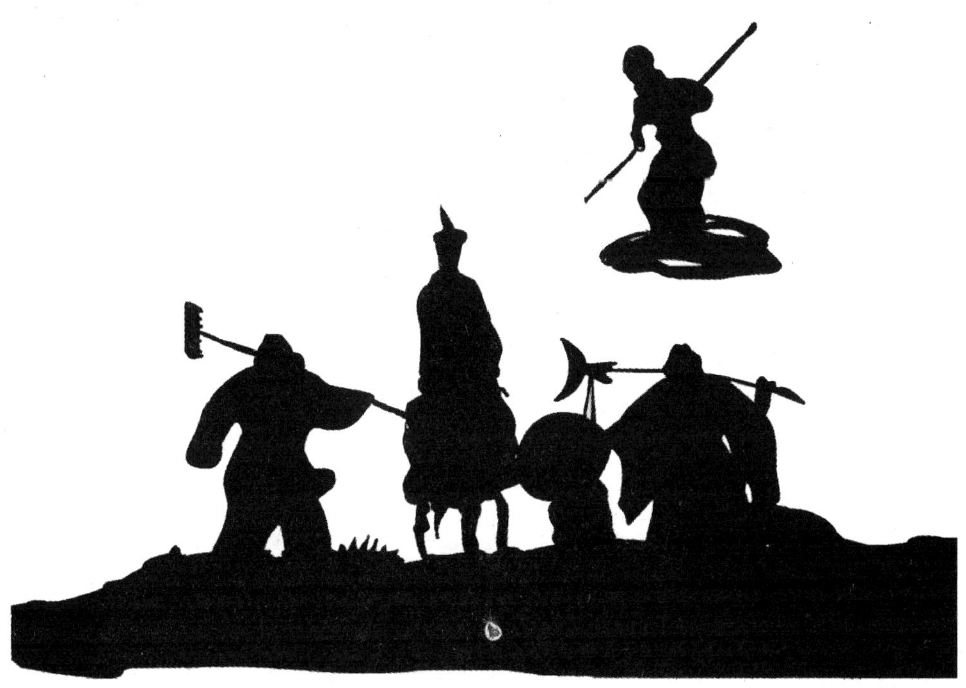

药学类的主要岗位类型有哪些?

按照药物流通的整个环节来看，药学类主要有以下三类职位：研发、生产、销售。下面，就这三种类型，我们分别简要地介绍一下基本情况：

一、药物研发

药物研发，大致包含了立项、开题、小试、中试、结题、临床报批、生产报批等过程，整个过程复杂而漫长，但它的意义重大，能解救人类于各种疾病之中。在整个过程的不同环节中，又分出了不少职位出来，比如立项专员、工艺工程师、合成工程师、制剂研究员、注册专员、临床监察员、项目经理等。药物研发人员需要参与新产品项目的选题、论证和立项工作，并起草项目可行性研究报告，还需要推进现有产品的工艺改进和优化。

在大型制药公司或研发驱动型公司，往往能接触到一类新药的研发工作，而在生物制药公司，就能够接触到基因、多肽、抗体等药物。求职者可以根据自己的兴趣偏好、专业方向等因素来选择入职的公司和职位。

二、药品生产

药品生产是制药过程中最重要的步骤之一，因为它影响到药品的质量和病人的安全。在整个药品生产的过程中，主要包含厂房设施设备、物料供应和贮存、生产工序与工艺、质量管理等四大块。在各个生产环节中，需要依靠筹建工程师、设备工程师、采购员、仓库管理员、工艺优化工程师、生产班长、车间主任、QA(质量保证)、QC(质量控制)等各类人员的协同配合，才能生产出保质保量的药品。

在大型制药厂，往往分工细致，这样有利于打下坚实的基本功；在中小型制药厂，可能很多事情需要亲力亲为，更能锻炼自己的全局观念和管理能力。求职者可以根据自身的需求和所处的阶段，选择适合自己发展的公司和职位。

三、药品销售

药品从生产者向消费者(或用户)转移过程中所经过的环节，一般都会涉及医院药房、零售药店、诊所和卫生院、代理商、医药批发公司等机构或个人。如何才能让研发并生产出来的药品顺利转移到患者手中，这需要市场人员、产品策划人员、销售人员、政府事务人员、公关人员等的共同努力。

做市场、产品策划工作的话，需要有较强的市场敏锐度和清晰的逻辑思维能力。而做销售类工作的话，一般都需要勤奋、坚持、脚踏实地等特质。从事政府事务、公关工作的人，需要有较强的人脉和社交手腕。求职者一定要分析透彻自身的优势，再选择对口的工作。

药学类的职位非常多，在此就不一一列举了。大家可以通过自身的分析和别人的指点，了解不同职位的区别，选择心仪的职位。

丁香园－丁香人才招聘版精华帖

【求助】日本药学专业博士毕业后想回国找工作，求指点！

2012－12－19 15:38 sjchengzhu

国内大学毕业以后就来日本留学了。在冈山大学硕士毕业以后来京都大学读博，现在是博2，一直都在学药学。虽然暂时还没有论文发表，但是目前手里两个课题进展还可以，顺利的话再过一年就要毕业了。

感觉自己一直很学生气，也比较内向，除了课题和跟研究相关的事情，对国内的就业现状一直都很少关心，国内大学里也没有什么人脉。毕业以后想回国发展，还是倾向做和研究相关的，能帮助成长的工作，比如好一点的大学，研究所，等等。

身边的人都说现在应该开始联系了，但是一方面手头还没有论文，而且对求职要准备的东西、如何联系、怎么定位等都一头雾水，请有经验的前辈和老师们指点，十分感谢！

2012－12－20 10:03 wenming310

观楼主大目标比较明确一心做科研，单位定位也比较正常，学校和研究所，但是目标区域还没定，北上广一线城市还是沿海等二线发达城市，该城市的一流还是二流单位，更细的是找：不论单位药学专业大牛还是只要单位好，或是只要单位待遇好名声条件一般……寻找途径：(1)网络。各大高校研究所网站，上面有课题组介绍和招聘信息、联系电话，可以直接电话或者电邮招聘单位咨询；(2)你把目标单位/目标牛人，发上来请站友提供信息；(3)关注去日本的各大高校海外招聘会和老乡会；(4)念了这么多年书同学关系很丰富多联系，还有周边已归国人员也多问问，等等。总之，扩大朋友圈多渠道收集信息。据说上海中科院常年招人待遇还可以，可以去了解下。要是你考虑公司或者国内外企还可以上jobmd. cn或者各地人才网。

HR有话说：企业提供给科研人员的发展空间有哪些?

从工作性质上来说，科研人员的主要工作职责就是负责单位的科研工作开展，可以是某一个独立的科研项目，或者是与其他成员一起配合进行的研究。从科研技能来说，发展空间可以是纵向上升的，比如随着个人科研水平的提升，可以承担更多更高难度的科研项目；从科研管理来说，也有着横向的发展空间，比如逐步管理科研项目与团队。能者居上，只要科研技术人员自身确实具备优秀的研究能力或是管理能力，总是可以获得更多的回报，即使在某一家或实验室中得不到，那在工作若干年后也可以通过跳槽来获取更好的发展机会。

药企中涉及医学类的主要岗位有哪一些?

如今大多数医学专业毕业生除了当医生，还有哪些其他的职业发展道路呢?大家不妨去生物医药专业招聘平台丁香人才网(www.jobmd.cn)去看看，也许能找到适合自己的平台。另外，丁香园求职版版主在此介绍几大类医学职位，便于大家更清楚地了解它们各自的工作内容及意义。

一、临床监察员/CRA

CRA即Clinical Research Associate的缩写，中文名称是临床监察员，是指负责药品临床试验的全程组织协调、监督监查、报告、支援管理的临床试验工作者，其职位在丁香园求职版块有较多讨论。

这个职位的主要职能包括:

(1)负责新药临床试验当地医院的调研筛选、监查与质量控制、进度督促、报告、试验文件管理;

(2)检查并报告试验进度和质量、病例报告表填写、试验用药品使用、药品不良反应等各方面情况，发现问题、分析问题、提出解决方案并实施;

(3)与临床医生沟通并共同协商解决出现的问题;

(4)协调研究项目负责人、临床医生、辅助科室、临床基地、制药企业、患者、统计专家等各方关系;

(5)招募、管理受试者，临床研究相关的资料的撰写和整理。

很多药厂和CRO(合同研究组织)公司都设有此职位，具有医学、护理等教育背景的人员从事CRA工作会更加有优势。如果能够与医生进行良好的沟通，且对GCP(药物临床试验质量管理规范)有一定的认识，上手会较快。

在任何国家的药物研发成本中，临床研究都占较大部分的百分比，可见临床研究的重要性。当前随着国内医药企业自主研发能力的提高，以及国外CRO组织进军国内药品临床试验市场，CRA职业具有良好的发展前景。

二、医学信息联络官/MSL

MSL 即 Medical Science Liaison 的缩写，中文名称是医学信息联络官，主要负责区域内外部客户医学信息沟通和传递，医学教育活动和培训，支持区域临床试验活动，关键 KOL(Key Opinion Leader，学术带头人)发展及学术性维护，制定区域医学策略并协助制定产品医学策略。在产品刚上市且为原研的时期，上市前学术会议和重点临床试验的介绍比重比较大；若为较成熟产品，后续竞品的医学分析和策略制定、KOL 观念的探索等为重点。

外资药厂多数都设有此职位，具有医学教育背景的人员从事 MSL 工作会更加有优势。如果自己的性格偏活跃，主动性强，且具有一定的组织能力，做 MSL 工作会较为合适。

这个职位在 20 世纪 90 年代就已经出现在欧美的医药企业了，至今已有 20 年历史。最初的那些前辈们早已成为公司的产品经理，这是横向发展的，也有医学事务总监，这是纵向发展。虽然我国的外企 MSL 起步也是近几年的事情，但是从历史必要性和发展来看，这个职位都存在发展空间和相对广阔的前景。

三、医学编辑

医学编辑的主要职责有：

(1)国内外最新医药新闻和专业文献的选题、翻译和校对；

(2)网站内容的采集、编辑、审核及更新；

(3)学术、人文活动的策划、宣传与推广；

(4)各类学术会议的现场报道和采访；

(5)专家资源管理和建设，定期邀请专家举办讲座；

(6)配合网站整体规划，对自己负责的频道或栏目进行策划和发展规划；

(7)参与网站运营，协助进行网站功能设计和测试；

(8)与国内各大专业媒体、出版社进行沟通与合作。

医学编辑无疑是当下较为风靡的新兴职业。大众对医学科普资讯需求的旺盛、医务人员对于不断更新的医学专业知识的追求、医药企业力图通过传播医学知识打造自身品牌……这些都需要专业的医学编辑的参与，因此也就造成了目前医学编辑供不应求的现象。

四、医药代表

医药代表是指制药企业中专门销售药品的销售人员。他们精通药品的产品知识以及与此相关的医学知识，能够为广大的医生讲课，并指导医生如何使用这个药品。他们的情商也很高，能够相当熟练地处理各种人际关系。

医药代表的主要职责有：

(1)根据公司销售部制定的营销方针，负责管理指定地区的营销工作。掌握所辖地区的市场动态和发展趋势，并根据市场变化，提出具体的区域营销计划方案，以及个体营销工作流程和细则；

(2)扩大所辖地区的销售网络，熟悉该地区的市场特点、营销特点，与该地区的主要经销商、客户建立长期稳定的合作关系；

(3)重点负责所辖地区的市场调研与分析预测工作，以及公司产品或服务的广告业务；负责与相关的调研机构、广告公司、发布媒体保持正常联络；评估市场调研、广告效果，提出改进建议或研究报告供领导参考；

(4)负责对地区销售机构的行政管理和相关医生、用药人员的业务培训、督促，并根据市场变化对营销资源进行动态优化分配；

(5)负责主持或会同其他部门对所辖地区招商与零售工作的重点关注；

(6)负责协调公司整体营销方针与所辖地区营销特点的矛盾冲突，灵活运用公司营销和价格政策；

(7)做好渠道流通工作，建立完善的客户数据库，做好回款的所有工作；

(8)积极推行创新销售模式，找出适合地方特色的销售浪潮，合理利用区域促销规则。

医药代表并非“国产专利”，世界各地，有制药公司的地方就有医药代表的存在，这一职业至少已经有几十年的历史。在国内，自20世纪80年代，随着国际医药企业进入中国市场，医药代表这一世界通行的职业也被引进到中国。只是原本由医药技术人员向医务人员讲解医药领域的最新发展、药品的性能和告知各种副作用与禁忌证等的功能，在国内逐渐演变成为技术传播功能与营销功能的结合。因此，国内的医药代表的功能更多的是营销功能。

五、产品经理

产品经理(Product Manager)，其主要工作就是针对产品进行“产品管理”，通过对外部市场信息的收集和分析，协调公司内部资源的组合和运用，为产品的销售盈利提供一个良好的环境，配合销售部门实现公司的销售目标。

其主要工作职责包括：

(1)提供市场调研报告；

(2)跟踪研发进度；

(3)控制生产；

(4)制定并实施市场推广计划；

(5)对销售过程支持；

(6)售后服务和反馈信息收集；

(7)建立产品档案。

总的来讲，产品经理的工作职责可以概括为对于公司内部和市场需求之间的联系，为市场提供合适的产品，为公司创造最大的利益，其充当的是公司与市场的信息传递“联络员”、公司决策者的“分析员”，以及市场销售的“指导员”。

针对刚毕业的医学生来说，一般可以从产品专员开始做起。如果你的逻辑思维非常清晰，善于对用户行为进行分析，并能通过数据分析问题，那么做产品专员是你的明智选择。

医学类的职位还有很多种，如果你能重新审视自己，分析现状，肯定能“行行出状元”！

丁香园 - 丁香人才招聘版精华帖

【经验】MSL，你真正了解多少？

2013 - 03 - 18 18:22 zuanshibingying

浏览下多数公司的 MSL 职位招聘介绍，无外乎主要集中在 KOL 的管理、区域学术顾问会的组织、担任会议讲者(公司方)、内部销售培训(F2F 或 web)等。与销售、市场、培训部和医学教育等部门的职责一对比，仔细分析后发现，所有的这些均指向一个方向——目标医生，而又因方向的唯一性，决定了 MSL 岗位的职责与其他部门有很多的“重复性”(请注意，这里我用的引号)。列举来说：(1) MSL 要拜访医生，而销售的拜访更是天经地义；你如何在没有销量和奖金的刺激下，能主动、有效地与 KOL 进行交流？(2)不少药企都有自己的培训部门，你如何能从自己岗位角度作出“MSL 特色”的培训；且如何培训完让 sales“心存感激”而不是恐于上级 DSM(地区销售经理)的压力应付性地听你“巴拉巴拉”。(3)组织会议。一般医学部组织的会议均为专家顾问会或咨询性会议；而销售的会议自然被定义为推广性质的。乍一看，这不分得挺清楚吗？但问题是公司新更新的东西就那么多，销售多数的幻灯还是来自医学部，再加上会议名称你可以叫顾问会，他也起个这名字，你这时还能很好地突出你是医学部吗？要知道，在中国的情况下，你不可能比负责专家的销售与他走得更近；这样，我们 MSL 该如何让自己的工作有色彩？

QA 及 QC 哪个更适合你?

有丁香园站友提出：制药专业学生即将毕业，对于药厂来说 QC 和 QA 工作具体是怎么样的，要做些什么，是做检验还是其他？虽然在学校也有学到专业的知识，但总觉得用不上，或者只能用到一点点，不知道自己能否胜任这样的工作。

相信很多朋友也会遇到类似问题："QA 和 QC，我更适合从事哪个职位?"

一、什么是 QA、QC

QA 是 Quality Assurance 的简称，即质量保证，QA 最重要的职责在于系统层面的完善，侧重于问题的防范及对已发生的问题的 root cause 探究及其 permament C/A 的实施，从而降低不良的产生。

随着 QA 的出现，企业的质量管理范围进一步推广，包括了整个品质保证题写的范围，质量管理人员的权限也进一步增大。有些企业 QA 还包括了 CS(顾客满意)的业务，即处理顾客的投诉，分析、决策、顾客满意度调查等业务。

QC 是英文 Quality Control 的简称，即质量控制，其在 ISO9000：2005 的定义是"质量管理的一部分，致力于满足质量要求"。同时它也是 Quality Center 的简称。

QC 的工作主要是产成品、原辅材料等的检验，QA 是对整个公司的一个质量保证，包括成品、原辅料等的放行，质量管理体系正常运行等。在质量管理发展史上先出现了"QC"，产品经过检验后再出货是质量管理最基本的要求。QC 职能为生产加工过程中的管控及制程数据的统计和分析，并将相关信息提供给其他部门。

二、QA 及 QC 各需要负什么样的责任?

在整个生产过程中，QA 负责了对生产全过程的质量监控，保证了药品的安全、有效、稳定，保证了产品全部符合质量要求，发挥了重要的作用。

我国 GMP(产品生产质量管理规范)中规定，必须设立独立于其他部门的质量管理部门，并且其负责人不能和生产管理部门负责人互相兼任。通过它负责协调和实施质量管理体系，开展质量管理方面的指挥和控制活动，包括制定质量方针、质量目标以及进行质量策划、质量控制、质量保证和质量改进等。因此，质量管理部门必须负责审查可能对产品质量有影响的各个方面，所有与产品及其质量有关的资料、所有的规程，均应送至质量部门批准，而且质量管理部门对物料、半成品以及成品的质量具有一票否决权。

而 QC，质量控制是为了通过监视质量形成过程，消除质量环节上所有阶段引起不合格或不满意效果的因素，以达到质量要求，获取经济效益，而采用的各种质量作业技术和活动。在企业领域，质量控制活动主要是企业内部的生产现场管理，它与有否合同无关，是指为达到和保持质量而进行控制的技术措施和管理措施方面的活动。质量检验从属于质量控制，是质量控制的重要活动。

QA 和 QC 各司其职，相辅相成，统一于质量管理（Quality Management）。以汽车作比喻，质量控制（QC）就是所有那些告诉你汽车当前运动状态的仪器仪表；质量保证（QA）包括各类标准，是告诉你所有部件操作方法的用户手册。

在了解了 QA 和 QC 的不同之处后，那问题来了：QA 和 QC 该如何在项目各阶段中既关注职能领域、又共同为项目的质量目标协调、一致地开展工作呢？在实际项目中，QA 或 QC 工作人员，可以依据项目所处阶段，快速清楚本阶段的工作内容和产出物。

质量保证（QA）与质量控制（QC）的关系，一直以来都比较让人困惑。当然在不同公司，可能有不同的适用情况，但是原则都是一样的。QA 是从过程和标准来控制开发过程，从而达到提高质量的目的。而 QC 则是通过测试、评审等验证、确认手段来发现缺陷，并确保该缺陷得到解决，从而达到提高质量的目的。

丁香园－丁香人才招聘版精华帖

【求助】药厂的 QC 和 QA 工作？

2012－09－28 12:26 迷茫的阿耿

本人制药专业学生，即将毕业，有点疑惑，就是对于药厂来说 QC 和 QA 工作具体是怎么样的，要做些什么，是做检验吗，还是什么的？虽然在学校也有学到专业的知识，但总觉得用不上，或者只能用到一点，所以我不知道自己是否能够胜任这样的工作，恳请大家指点迷津吧，谢谢！

2012－09－28 13:40 lu133136

简单地说，QC 就是化验室的化验员，做检测工作，和学校里的各种实验差不多，按照药典按部就班做就好了；QA 负责质量监管，在生产车间监控生产过程，纠正非标准操作，类似于“警察执法”吧。

2012 - 09 - 28 16:05 zhulikou431

一个偏技术，一个偏管理，但是 QA 必须有技术基础，才可以做好。

2012 - 09 - 29 08:50 monkey32

QC 代表质量控制，就是做检验工作的，主要就是在实验室按照药典检测各种物质，比如微生物检测、含量检测等，需要跟各种仪器打交道。

QA 代表质量保证，比如现场 QA 的话，主要是对车间生产的流程进行质量监控，确保各项操作符合 GMP（药品生产质量管理规范，Good Mannfacturing Practice）、SOP（标准作业程序，Standand Operation Procedure）的规定，一般来讲，做 QA 都需要一些 QC 的经验来做支持。

医学编辑：风靡的新兴职业
你敢尝试吗？

医学编辑无疑是当下较为风靡的新兴职业——普通百姓对医学科普资讯需求的旺盛、医务人员对于不断更新的医学专业知识的追求、医药企业力图通过传播医学知识打造自身品牌……这些都需要专业的医学编辑的参与，因此也就造成了目前医学编辑供不应求的现象。

究竟医学编辑的入门需要哪些基础和素质？入行之后究竟需要做哪些工作？当好一个优秀的医学编辑需要进行哪些能力的提高？医务人员兼职从事医学编辑工作是否可行？

一、做医学编辑需要具备的能力

1. 宽厚扎实的医学知识

编辑的几个主要工作环节就是选题策划、组稿、审稿和编稿。在选题策划前需要收集信息，若没有相应的专业知识，是不能有效识别、捕捉、处理信息的。编辑要根据专业特点筛选信息，选出当前该领域的热点、难点及新出现的问题，完成选题策划。

编辑要以自己掌握的专业知识、学科前沿信息与相关内容的查阅结果对来稿进行初审，初步判断文章的科学性、创新性(包括内容与方法)、实用性、设计的合理性、研究深度等，并发现专业性差错，以及重复研究、不当引用和抄袭等问题，剔除差稿，留用好稿，严格把好质量关。

编辑的工作核心是对已录用稿件进行编辑加工，而在编辑加工过程中编辑远远不只是依照某些标准、编排规范做些删减增补，更多的是运用自己掌握的专业知识指导、帮助作者完善论文的写作。

2. 学会循证医学知识

作为医学期刊编辑，应掌握一定的循证医学知识，它与传统医学、统计学和流行病学都有密切的联系。期刊质量包括内容质量、编校质量和印装质量三个方面，而内容质量居于核心地位。提高内容质量就是要科学地进行课题设计与正确地运用统计学分析方法。对于临床稿件，编辑在审稿、编稿时应严格按照循证医学的原理把好论文内容的质量关；对于基础研究稿件，编辑也应注意设计的科学性、严谨性和统计学方法的正确应用。对于有数据而没有进行统计学处理的、统计学方法运用不正确或未说明统计处理软件的稿件，应当指出并请作者修正或补充，以提高论文方法学的可信度，增强论文结果的说服力，从而提高期刊的学术质量和水平。

3. 较高的专业外语水平

目前英语已成为一种国际性的语言，同时也成为国际性的科技交流与合作用语，因此，编辑尤其是青年编辑必须加强英语学习，不仅要学习公共英语，而且更要提高对科技英语的运用能力，尤其是科技英语的写作与翻译水平，掌握科技英语在学科专业中的表达习惯，这样才能发现并纠正英文摘要、英文题目等处的错误，还可发现外文文献引用是否恰当。此外，编辑还要翻阅大量外文资料，以掌握相关的科技动态，这也要求有较高的外语水平。

4. 拥有良好的社交能力

编辑要同众多的作者接触，需要建立并维护一定的人际关系。同作者建立广泛联系，才能确保刊物的稿件源源不断。对内而言，针对刊物栏目及稿件审核的交流，同样离不开优秀的沟通与社交能力。

二、医学编辑的前景

发展前景：狭义的医学编辑，局限于在医学杂志和期刊出版社从事稿件的审理、校对等工作；但是目前医学编辑的职责非常丰富，需要进行翻译、采访、策划甚至评论等工作，也需要进行专家资源的管理和维护，与新型的网络编辑的职能越来越接近。编辑素质的高低直接影响内容质量已成为人们的共识。因而编辑人员需要不断加强学习，更新知识，努力提高自身素质。

收入前景：这个问题几乎是每一位求职者所关心的。一般来说，新手或者在小刊物容身的编辑收入不高，但大机构或者是资深编辑的收入还是可观的，虽然比不上医生的收入，但好在工作环境相对自由。总的来说，能力与收入成正比，也有一个可持续的发展空间。

丁香园－丁香人才招聘版精华帖

【讨论】医学编辑前景如何?

2007－05－07 14:19 zfc7020702

今年医学生就业的一个新特点，就是相关的医学类杂志提供了很多的职位，医学生的就业前途不再局限于医院、药商这两条路了。

然而，医学编辑的前途如何？

你又是否打算从事这一工作呢？

2009－10－10 15:51 error321

目前的医学编辑其实就是医学网络编辑，时代的发展，平面媒体已经日落西山，连政府部门都开始网上办公、与网友交流了，人民网、红网、新华网，其实已经部分取代既往的人民日报等官方纸媒了。

新闻—编辑—推广—策划—运营，就是一个网络编辑的职业生涯发展路线；而医学专业的网络编辑，也随着这股潮流开始流行，需要具备的能力也是水涨船高。

2009－10－10 23:51 jinwsapa

年薪一般在几万到10万，外资企业还可能高达几十万。薪资多少，主要看你的能力、贡献和价值。

最初做医学编辑，待遇不可能很高，当你有经验，有能力做策划，能写，能编，能译，能影响读者和产生舆论导向性热点，你的身价自然往上涨。

另外与医学编辑有点关联的是，Medical Writer(医学报告撰写)。在国外大公司有这么一批人，专干这活。

2009－10－13 11:30 wnyy

我认为兼职和全职工作性质不一样，肯定会有些差异，另外，临床医生选择医学编辑，我觉得也得看个人的爱好和职业目标吧。工作也不仅仅是为了挣钱，还得看自己是否喜欢这个职位。

2009－11－01 14:20 jiajialin09

编辑，并非是专业＋文笔这么简单。入行可以说是再学习一个新专业的过程。编辑学是杂学。编辑是社会活动者。现在竞争激烈，做好不容易。不过，世上无难事只怕有心人。上面有人说到培养时间，真的是需要7～8年的磨炼才可以成熟。

2009－11－05 10∶47 sxg1231

医学编辑概念其实很宽泛的，传统的有期刊、报社、出版社等，新兴的有医学服务编辑、网络医学编辑简称医学编辑，其工作范畴很广，已经不单单是一个单纯的编辑，还包括策划、创意、服务、执行于一身的，简言之，要做好是需要很扎实的基本功的，最关键要专注、专业，很多科普类网站的编辑相对要求低一些，如果是专业医学网站那需要做的不单单是把别人的东西或文章发布上去，甚至要有很前瞻性的信息判断力，否则就很难有深度，更难做出自己的特色。

这个行业还是比较锻炼人，重要的是要乐在其中才会学到东西，这样才会成为专业的甚至资深的医学编辑。

我相信能力与收入是成正比的，如果自己做不到行业内专家的层面，一切想必都是空谈。

愿所有喜爱该专业的人士都能梦想成真并乐在其中。

HR 有话说：哪些人适合做医学编辑?

如果你是医学专业背景出身，文笔好，向往文字工作，新闻嗅觉也不错，善于思考，习惯总结提炼观点，懂沟通交流，喜欢采访专家学者，憧憬编辑记者的生活，甚至还梦想着有朝一日能够当上主编，你就可以来应聘医学编辑了。如果熟悉网络编辑的工作，那获得工作的机会就更胜一筹。

哪些人不适合做医学编辑呢？专业基础不够，这显然是不行的，医学编辑从事的都是医药专业文章的撰写，具备专业背景是前提条件。另外，如果文笔好，但不喜欢伏案工作，也不太适合。

总体说来，专业是前提，兴趣和文字能力是软硬件。

什么是医学信息官(MSL)?

MSL是一个医学事务的职位。药企一般主要有三种职位：研发、销售市场、医学事务。研发是制药的，销售市场是卖药的，医学事务是连接制药和卖药的桥梁。

那么医学事务都有什么职位呢？最基本的有两种，MSL医学信息官(Medical Science Liaison)和MA医学顾问(Medical Advisor)。MSL和MA都是跟着产品线走的。因为MSL负责一个区域内的医学事务，所以出差频率大概在30%左右，MA的出差频率相对较低，在10%左右。一般是一条产品线，一个MA配几个MSL，分布在北上广等城市。

标准的MA一般是主治从医院出来，或者MSL做两年之后，内部转岗为MA。MSL一般是住院医出来，有2年左右的相关科室临床经验，同时比较熟悉相关科室用药治疗情况，也熟悉外企的药物和治疗指南。

一、MSL职位

医学信息官是为治疗领域(如肿瘤领域、糖尿病领域)专家提供学术支持进而帮助患者、改善疗效的一种岗位，负责区域内外部客户医学信息沟通和传递，医学教育活动和培训，支持区域临床试验活动，关键KOL发展及学术性维护，制定区域医学策略并协助制定产品医学策略。

二、MSL主要职责

1. 医学信息沟通和传递

(1)了解产品策略并确认内外部客户的医学信息需求，针对外部KOL沟通对象进行分层并制定沟通计划；

(2)向外部客户准确及时地传递产品及相关治疗领域的医学信息(含与药物安全相关信息)；

(3)收集并解答外部客户在临床实践中未满足的医学需求和面临的问题；

(4)向区域市场和销售人员及时传递产品相关最新医学信息并解答市场销售人员对于产品的问题；

(5)收集和总结分析重要学术会议以及相关文献的最新医学信息，维护和更新产品医学信息库。

2. 医学教育活动和培训

(1)协助组织和参与顾问委员会、专家讨论会以及医学教育活动；

(2)在培训和医学信息方面为市场/销售以及相关部门提供医学支持。

3. 支持区域临床试验活动

4. 关键 KOL 发展及学术性维护

(1)通过提供最新医学信息主动开发并维护与关键 KOL 的良好合作；

(2)通过与 KOL 的学术性互动，介绍产品医学优势，以改善临床观念和实践，以使病人获益。

5. 制定区域医学策略，并协助制定产品医学策略

丁香园－丁香人才招聘版精华帖

【经验】 MSL，你真正了解多少？

2013－03－18 15:10 zuanshibingying

至今，在 MSL 岗位做了一年；从最初对工作的模糊认识到一个个实施下来，有收获也有疑惑，谨把一年的 MSL 生活分析给同行和准同行看，望有所共鸣和共勉：

先列个提纲好叙述得更条理：

(1)MSL 职位职责思考；

(2)从医生转为 MSL 的动机和目的思考；

(3)医学 vs 市场 vs 销售；医学部 MSL 的地位思考；

(4)学术营销：披着羊皮的"狼"；

(5)外部：MSL 拜访和销售拜访的区别(KOL)；

(6)内部：MSL vs MKT vs ME vs TD；

(7)学术会议模式的思考；

(8)"内阁学士"vs"封疆大吏"(MSL 岗位不同地域的工作模式思考)；

(9)MSL vs Vendor(内部支持模式思考)；

(10)论 MSL 发展规划的种种可能性。

中国的 MSL 与国外的在职能上有不小的区别，主要由下面些因素决定：

(1)国外销售群体基本由非医药专业人士担任；MSL是唯一可以专业化地与医生聊学术的群体；而国内，销售群体50%甚至更高比例的均是医药相关专业；

(2)国内MSL职位2010年前后陆续登陆各大药企；出现较晚、无统一的行业标准；属于各公司摸各自的石头、过自己河的境地；

(3)"没有新产品，也就无所谓医学部"———这句话放在国内虽然有些许偏激；但不管是什么职位(MSL、MA、TAP、MW等)，在医学部里都是给产品服务；具体根据产品生命周期，岗位的侧重点有所不同；若你负责的产品刚上市且为原研的话(无竞品)，上市前学术会议和重点临床试验的介绍比重比较大；若为较成熟产品，后续竞品的医学分析和策略制定、KOL观念的探索等为重点！

更多帖子内容请查阅丁香园BBS论坛。

注：TD：技术部(Technical Department)。

MA：经理助理(manayer assistant)。

MKT：市场部(Market)。

一般医生的岗位晋升路线是怎么样的?

医生的职称晋升是医生职业生涯中的大事。通过职称晋升，一方面可以反映自己的专业技术不断提升，另一方面也意味着能够拥有更优厚的工资待遇，更优厚的福利待遇，等等。我们先来了解一下医生的职称分类。

医生一般分为住院医师、主治医师、副主任医师、主任医师，是临床的职称评定级别，通过考试后每5年晋升一级。医生的职称不与其所在医院级别相挂钩，不同级别医院相同级别的医师，资格是一样的。

具体的晋升路线：

(1)本科生首先在医院实习一年，一年后，具备资格申报执业医师。在通过了全国统一考试之后，第二年获得执业医师证书，也就是住院医生；

(2)本科生获得执业医师证书5年后可晋升为主治医师，硕士研究生2年后可晋升为主治医师，唯一不同的是本科生晋升为主治考外语，研究生不用考；

(3)本科生在晋完主治医师5年后方可晋升为副主任医师，而硕士研究生在晋升完主治医师3年后即可晋升副主任医师；

(4)本科生在晋升完副主任医师5年后可晋升主任医师，也就是说从本科毕业到主任医师至少要花15年。硕士研究生在获得副主任医师职称5年后，可申报主任医师职称。评审通过后，获得主任医师职称；

(5)博士研究生毕业1年后即评定为主治医师，参加工作2年后就可以晋升副主任医师，在晋升完副主任医师3年后，就可以晋升主任医师。

岗位晋升过程中，一般来说硬件条件必须满足，同时还需要注重软件条件方面，比如在医院中的人员相处关系，任何一个单位其实都会比较看中这点，特别是要游走在体制内的话，除了自身医疗技术实力之外，也需要高情商。

丁香园 - 丁香人才招聘版精华帖

【职称职考】 职称晋升的尴尬事(转载)

2013 - 09 - 10 09:43 sxj

自己曾经先后4次参加过职称晋升，最近几年也作为评委参与过一些本校内高级职称答辩会，多少了解些职称评审过程。一方面眼见年轻学者学术水平的普遍提高，另一方面也存在不少让人尴尬的问题。

一、运气因素

职称晋升相对是公平的，如果业绩确实十分突出，一般在目前的职称评审过程中都可以脱颖而出，哪怕是推迟一年，也不会有太大影响。但是目前的评审打分方式对综合评价的区分度并不大，许多候选人之间平均只相差1~2分，但排名次序会相差巨大。例如对讲师晋升副高的打分模式：政治思想10%，教学50%（正高40%），科研30%（正高为40%），英语水平5%，其他5%。评价本身是比较合理的，但具体打分很难把握。例如政治思想表现，本单位同事可能比较了解，但本单位同事的亲疏影响比较大。外单位的评委虽然更公平一下，但评价很难准确，因为只能依靠是否有这方面的奖励来判断。所以这方面很难有非常大的区分。教学方面主要根据教学工作量和教学质量考核，这也很难准确评价。一般情况下，受评价者答辩和汇报的语言表达能力是大概了解其讲课能力的一个重要依据，课时、教学项目、相关奖励等也很难有特别大的区分。英语虽然有考试标准，其他指标更难以区分。最容易区分的是科研工作，但这个比例也只有30%。最后总体上导致大家的分数区别比较小，因为总要从这些人中挑选出规定比例的人数晋升，那么这就看运气的因素了。

二、晋升标准改变

虽然学校之间的情况不同，但国内大部分单位的共同特点是晋升标准都在不断更新提高，关键原因是国内的科研水平，至少是表面上科研水平在快速提高。具体表现在科研课题的数量和规模不断增大，科研队伍不断壮大，学术论文数量和质量不断提高，这些因素必然推动对科研工作考核指标的不断提高。例如2000年前后，我校对职称评审还没有硬性指标，论文只要有国内核心期刊的就可以了。到2010年前后，这个标准提高到一定要有SCI论文、国家自然科学基金（当然考虑到学科布局，对部分非主流学科也有些特殊政策）。听说明年的标准又有提高，规定论文影响因子每年平均3分以上。

不说这些标准的合理性和公平性，单就水涨船高的标准而言就会导致一些不好的后果，有些年龄偏大的学者如果某年不幸落选，次年可能面临着基本指标都不符合的境地，也就是说越干越相对落后。我们同事中就有连续7年这样失去晋升机会的情况。

三、评委公平性

评委中真正完全内行的不多，而学术水平也参差不齐。许多因素导致二流评一流的情况经常发生。这一方面是学术迅速发展过程中的必然现象。另外，学科发展不平均，学术水平也必然存在很大差距，同样是教授，水平也不同。我参加的几次学校内高级职称评审中，经常遇到部分学者的水平超过台下大多数评委的情况，至少我本人经常觉得台上的后生水平比我个人明显突出。遇到这种情况也不需要客气，虽然我们的学术水平不好比，但学校给你这个机会，总要好好把握，分个高低有时候并不需要太多的专业能力。不过，依靠承担课题项目、论文发表杂志，被引用情况等这些非学术本质因素就容易成为关键的要素。

在经济政治学术等各方面都快速发展的年代，不仅给学者们许多机遇和挑战，也给中国的各类管理部门和人员提供了重要机遇和挑战。如果只采用传统模式，国内大学和学术机构肯定难以真正吸引到最理想最合适的学术人才。适应国际模式顺应时代潮流，将人才需求对外开放，形成流动的人才使用模式，才能建立起真正优秀的学术队伍。

CRA 这个行业好不好，前途如何？医生或者护士转行做 CRA 如何看？

CRA，也就是临床监察员，2006 年左右才进入中国人的视野，发展到今天，已经越来越被专业人士所认知。笔者曾在丁香园网站看到对临床监查员（CRA）的描述，有人把临床监查员形容为“戴着镣铐跳舞的行业”，CRA 身兼多种角色，沟通者、推销者、管理者、监察者抑或行政秘书。这个行业到底有多么神秘，是否前途似锦呢？

一、什么是 CRA

临床监察员（Clinical Research Associate，CRA）主要负责临床监查工作，包括医院筛选，协议谈判，资料交接和管理，临床试验前、中、后期的监查工作，按照要求进行监查并填写相关资料，保证临床试验的顺利进行，并符合国家的相关法律法规和公司的利益。申请这个岗位的人不仅需要懂得 GCP 的相关要求，更要熟悉所试验药品的基本知识、临床方案、CRF（Case Report Form）表的理解，同时还应该熟悉与研究者的沟通与交流技巧。

二、CRA 的工作内容是什么

广义的来说，是从事临床试验组织工作的一个行业，也就是说，一个项目，从拿到国家的临床批件开始，到整理出临床试验所必需的资料上交给注册部门，这中间的所有环节，都是一个监察员所需要涉及的，包括基地和研究者的筛选，费用的调研，方案草案的制定，试验具体的实施过程中所牵涉的一系列问题，试验结果材料的整理，等等，有的可能还包括和销售部门一起组织总结会的召开等。这中间，有一部分是属于总经理的事情，有一部分是属于项目经理的事情，但是，虽说一个新的监察员不会被直接安排负责整个项目，但是并不代表着工作的时候完全不会涉及，因为有的老板会让你帮助他们做其中的一些具体的工作，比如说在筛选基地的时候，很有可能让你以私人的身份去打电话到那些目的医院的检验科去了解检查项目的收费情况，从而在费用谈判的时候不至于太被动，也可能会让你翻译一些相关的国外文献以制定研究方案和研究者手册等。

而狭义上的临床监察员的工作一般是负责上面所说的那些环节中间的一部分，而其中最核心的是去医院检查项目的执行情况，包括资料的完整性，内容真实性，时间的逻辑性，医生的合作性等，发现试验中存在的各种问题，包括坏的问题比如不良反应，好的问题比如新的适应证等。

三、做 CRA 需要具备什么能力

需要具备丰富的临床医学、检验学、卫生统计学、卫生毒理学、药学、医学伦理学知识，较强的沟通能力、理解能力、分析能力、归纳能力、协调能力、说服能力、组织能力，身体健康、形象好、气质佳。

具体来说：

第一，CRA 无论在药企的医学部还是 CRO 的操作部都是参与到项目的每个环节，在项目形成雏形的时候像个策划，制订方案的时候像个研究生；翻译方案和知情同意书的时候是个翻译，查阅文献修改方案通过律师考核的过程像个督查，成本核算规划预算的时候像个会计，选医院选医生的时候像个猎头，进入医院考察接触教授主任的时候像在做课题，递交伦理的时候如同个秘书，组织研究者会议的时候像做市场和大型会议的组织人员，培训医院医生启动项目的时候像个培训专员，招募受试者的时候又如同一个销售，然而核对数据清点材料和药品的时候又好像个公务员，监查的过程要非常细致如同个苛刻的审计或生物统计，发生严重不良事件时又像个临床医生，在跟踪不良事件报告的过程中如同个安全专员，结束项目总结报告整理材料的时候又像个文员。总之对什么都亲力亲为，跟各种各样的人打交道，交际能力要强。

第二，CRA 要负责的事务会非常烦琐并要求极度严谨，毫不亚于临床对病例书写的规范要求。很多人做了 CRA 后，感觉很有种挫折感，经常会出纰漏，但又不一定是故意的，只是事情太多应付不过来。认真的工作态度就可能轻而易举地处理好这些难题。

第三，CRA 会经常出差。如果负责的 site（医院临床试验基地）多一些，一年中很可能有三分之二的时间在外面，因此要合理安排好工作与生活，毕竟出差时间只是一两天，不影响任何休息日，即便不得已影响了也会调休。但出差时更要工作细致，一旦有纰漏会增加成本。此外需要清醒的头脑去处理很多突发事件，尤其在外地，site 的管理远没有在本地城市的医院容易，时间都是按照小时计算好的，如果效率低或者不仔细就容易给自己添麻烦。

第四，CRA 要求沟通能力强。这是基本要求，也是面试官会着重考查的地

方。你必须在面试极短的时间内表现出这一点，并让面试官信服。对应上面硬件条件中的内部推荐，如果你能获得内部推荐，就是一个很好的例子可以证明你有比较强的沟通交流能力。

如果以找工作为目的的知识储备，不需要太高深，一是学生的条件不允许，因为最后一年本科生面临着实习、研究生面临着写论文答辩，这些学校的事情同样重要；第二是没有必要，面试的时候一般不会直接问你太高深的问题，顶多都是入门级别的罢了。

四、CRA 有什么样的发展前景

依据“十二五”规划，国家鼓励大力发展创新型药物，对于新药来说，研发与临床试验都是非常重要的环节。整体而言，做 CRA 的前景比较看好：

(1)国外药厂开始大举进军国内新药临床试验，在全球性、区域性和地方性临床试验都有庞大计划；

(2)国内药厂也开始重视新药和临床研究，规范化操作需要许多专业人士；

(3)数百家国内外 CRO 公司正在扩张和招徕生意，需要有经验人士加盟；

(4)目前国内有经验的，熟悉国内外操作规程的 CRA 很少，稀缺资源成为各公司追捧对象；

(5)从事临床试验，虽然辛苦，出差多，但待遇较好，尤其是大公司比较重视，也希望有稳定的团队，工作比较稳定，事业发展空间还是挺大的。

目前国内医疗资源也是稀缺资源，但出于医疗体制及环境的影响，很多医生及护士的工作压力非常之大，而且短期之内改变的可能性不大。如果既想学以致用，又想进入一个更为自由并公平的工作环境，CRA 是一个不错的选择。但是一旦选择之后，就与体制内无关了，对于一直想在体制内生存的人来说，还是要深思熟虑。

总而言之，CRA 在国内有巨大的发展前景，于个人而言，在保持医药专业性与收入增长方面有着不错的发展前景与提升空间，值得重点考虑。

丁香园 - 丁香人才招聘版精华帖

【求职】终于签了——CRA！我来了！

2012 - 03 - 07 19:31 ayupyt

鸡冻鸡冻!!! 在下终于签到工作了，看到周围临床的同学都签了医院，不想做医生滴俺终于等到了恒瑞的招聘，签了 CRA，我最喜欢的职业!! 庆祝一下吧!希望各位前辈指教下哦!

在网上买了《药物临床实验与 GCP 实验指南》现在看，很有冲动看下去啊。主要是对这个职业真的充满了期待与热情。也许我还没有真正踏入这个行业，但是有这么多的前辈们给了很多支持真的很感动啊! 这本书也写得蛮好的，不枯燥，在学习上也满主动的。我相信兴趣是最好的老师，我会把这个基本的知识学好的。

听大家说英语好像也很重要，我也去网上搜索了那个临床试验常用英语来看看，虽然自己的英语底子不好，但是还是必须加强学习。

现在在这样的热情下，很希望能有经验的 CRA 前辈给我分享，不过我想前辈一定都很忙吧，还是先把基础打好，以后上手比较轻松。

2012 – 03 – 08 16:52 today002

不管是 RA 还是 CRA，最难的是入行，特别是应届生。

先安心工作至少 1 年，自然会有猎头找你，地点、公司，自己挑选即可。

2012 – 03 – 14 09:42 zuanshibingying

该职位不是销售职位，与商业成分没有关联，它是完成临床试验的必备桥梁，除非药企找个更好的职位对其进行替代，否则就目前而言。CRA 仍是医学部正常运转所不可缺的。

HR 有话说：CRA 招募时，企业最看重什么?

企业看重的部分有很多，也要根据这个岗位的要求来定，如果是新手 CRA，企业最为看重的往往是这个人的学习能力和沟通交流能力。高校中没有 CRA 专业，实际的工作开展中需要学习非常多的理论及操作知识，如果学习能力及学习态度一般，没有哪家企业敢录用。CRA 工作一般都会派往各个医院实地开展工作，工作过程中又会与总部，与医生、患者进行多重交流，沟通意识与方法是否好，决定了工作能否正常开展。

制药企业具体有哪些工作岗位？薪资如何？

医药行业属于高科技、高投入、高产出、高风险、高附加值产业，制药企业从研发到生产包括了多个过程，整个过程中包含了一系列的工作机会。大致来讲，药企工作分为研发类、生产类、营销类三大块。

一、研发类

十年技术成高工，想走这条路的同学，学历和专业比较重要。在公司做研发跟大学做研究是典型的形似神不似，公司的 R&D 研发部门与大学里做的研究基本是两回事。前者讲究重现性、规范性，为市场服务，讲究团队合作；后者讲究突破性、创新性，为论文服务。

国内企业对研发的重视与日俱增，外资药企也纷纷在国内设立了 R&D 部门，机会颇多，值得考虑。具体来讲，又分为以下若干类型：

植化——提取分离东西的。据说分离 100 个叫入门，分离 1000 个才叫小有成就。在化药停滞不前、中成药萎缩的今天，天然药物算是一大增长点。据丁香园统计，植化类起薪 5000 ~ 8000 元/月不等。

合成——就是搞合成的。传闻比较毒，不过薪情相当好，找工作也最抢手，搞合成的人还没毕业就被抢购一空了。起薪 6000 ~ 10000 元/月不等。

制剂——研究制剂的，早几年相当吃香，近几年行业打压力度加大，行情虽有所下降，但依然是非常给力的专业。起薪 6000 ~ 10000 元/月不等。

质量研究——研究质量标准的。研究好了就可以写进药典了，那是相当有成就感。入职 5000 - 7000 元/月不等。

药理——负责化合物药效筛选，制剂的药代动力学研究、主要药效和一般药理、毒性试验等，主要跟小动物们打交道。一般来说，企业提供的工作岗位不多。起薪 5000 ~ 10000 元/月左右。特别值得一提的是，药理博士找工作不太容易，尤其本科读生物、临床出身的人员不熟悉药学门类知识，毕业想在公司做药理更是难上加难。建议读研想报考药理的同学慎重。

医学部门——即组织和开展临床试验，现在有通过外包给临床试验公司的趋势。由 CRA（临床监察员）入职，发展路线通常为监察员—项目经理—医学经理—医学总监。入职3000元/月左右，5年成长一般可以到12万年薪，丁香园有开到50万聘医学总监的。需要经常出差，比较辛苦。高级职位通常由临床出身的人士担任比较合适。欲加入CRA行业，可以先学习临床试验申报资料，再学习ICH(药品注册技术)和SOP(标准操作规程)，这样求职时就会处于比较有利的地位。

注册报批——把各种药学、临床前和临床试验资料整理并报到药监局的岗位。从业人员不仅要精通药学、医学、法律法规各门知识，还要有很强的文字功底和交际能力，一个新药申报需要提供约30本研究资料，任何一份资料有问题都要迅速找出并协调解决。要精通各门类知识，并游刃有余，实在是很了不起的事情。注册人员又分为国内注册、国际注册、器械注册各种细分岗位，随便一个领域做细做透，足以安身立命了。入职薪水一般在3000～5000元/月，5年发展期后薪水可达10～20万，已有药企年薪60万招聘注册事务经理的了。

二、生产类

生产是附加值比较低的环节，因为大部分工作都是规定好的条条框框，进去照做就是了，薪水通常不高。但是混成高级职位还是比较可观。价码高的已有30万年薪。

工艺员——负责调整生产工艺，保证生产效率最优，是个解决实际问题的岗位。忙的时候很忙，闲的时候很闲，起薪3000～6000元/月。

车间主任——安排车间生产，管人管事管东西。薪水各不相同，3000～6000元左右。

质检员——化验产品的。工作内容比较单调，按照药典操作即可，薪水比较可怜，大部分不到2000元/月。

三、营销类

营销系通常分为市场部门和销售部门。前者负责市场规划、市场活动、学术会议及市场调研等，后者负责跑医院把药卖掉。据传，上市公司的市场总监和销售总监年薪在100万～200万元人民币左右。工种包括产品专员、产品经理、市场专员、医药代表、医药招商。

产品经理——产品经理属于公司的核心岗位之一，可以从研发、生产、销售等任何岗位转化而来，是研发和市场衔接的桥梁人物。因此要既懂技术，又懂营销；既能整天扎在文献里读书，又能到处应酬组织活动。工作包括传达研发目标、设计产品宣传资料、策划市场活动。起薪8000～10000元/月。5年发展期后可达15～30万年薪。

产品专员——主攻产品的知识、应用的职位。工作主要为培训、科会、编纂产品资料和学术资料收集整理，位于企业和医院接触的前线阵地。起薪5000～10000元/月。

市场专员——主攻市场活动、战略策划和学术会议。开展营销工作的指挥部和发动机。市场部门工作并非丰富多彩，反而是个很沉闷的岗位。每天都要面对大量海量的数据并从中分析趋势。起薪3000～5000元/月。

医药代表——一个不陌生的岗位，收入预期最高，压力也最大。竞争异常激烈，淘汰十分残酷。外企医药代表入职第一年通常就能达到10万～15万年薪，国内企业通常也能拿到5万一年。医药销售虽然黄金期已过，但总体来说，在社会上薪水处于中游位置。

医药招商——日益边缘化的职业。实质是医药行业的渠道销售人员，负责把手头的品种卖给临床公司，再由临床医药代表去把品种卖进医院。工作重点在于不断地寻人来做自己的品种，接触面比医药代表广得多，相对来讲，压力也小于药代。薪水差距很大，出入职薪水可能2000元/月不到，从业5～10年者很多也能拿到20万年薪。随着医药产业进一步整合，招商人员的生存空间可能进一步压缩。

四、其他相关工作

高校、药监局、药检所、医药公司、医院药剂科等等也为学药的毕业生提供了诸多岗位。

总体来说，制药行业有非常多的工作机会，学历要求从本科到博士都有，一般来说学历越高，起薪会越高，但最终能拿多少，能拿多久，学历不是唯一的考核指标，经验与能力才是关键的核心指标。

丁香园－丁香人才招聘版精华帖

【请教】 如何在药企研发部门工作，应具备什么样的知识技能，请指导？

2006－05－02 16:43 流浪者26

各位仁兄，我今年硕士毕业，药剂专业，找到一家药业公司主要做新药研发的行政管理，负责选题，联络外界工作(本企业没有真正的研发部门)，我想问一下谁在药企研发部门工作，你们的主要工作是什么，我应该如何为未来的工作打下基础呢，应该注意储备哪些方面的知识和技能，才能更好地应对工作中的任务。

请各位写出来你觉得在这个职位上需要我去学习些什么，掌握些什么，加强些什么内容？谢谢。

2006－06－27 19:40 龙城刀客

我在企业做过一段时间研发工作，说说我自己的一点体验吧！希望和各位一起分享！

首先！作为一名研发人员本身要求具备相当的专业知识，但是这仅仅是一个基础，头脑灵活！眼界开阔！紧盯时事！最重要的就是要具有像狼一样的敏锐嗅觉！

(1)专业基础知识，不用我说了，是每一个搞科研的必须具备的素质！

但是我想说的，学海无涯！有人会说我工作几十年了——经验丰富，那么我会说，不错你会包糖衣，我不会，但是你会的已经落伍了！有人说我是研究生，但是我说，给我制备一个淀粉浆——你可能就会把它做成一锅糊底的面汤！尤其是搞新药的，当你接触的东西越多，你就会发现你不知道的东西越多！

(2)灵活的头脑。在工作过程中，遇到自己不会的问题，那太常见了，很多人提倡说："搞科研要有牺牲精神——如何如何工作到凌晨一两点钟！我认为这种能吃苦的精神是应该有的，但是当死扣一个问题的时候，会容易钻牛角尖！那么就需要我们换一种思维，换一个方式去解决这个问题。如，我曾做过一个擦剂，其中溶液中需要加入苯甲酸，它本身溶解度很低了。在大生产的时候就出现了问题。酸度不够，于是加大了原料的投入，但是仍然不够，于是增大搅拌力度！……增加温度以促进其溶解！……总之十八般武艺都上了就是不够！最终我们拿回样品自己测定了一下，超了！原因找到了，车间测定方法不对！相信换一种思维，有着灵活的头脑，对实际解决问题会有所帮助的。

其次，开阔的眼界。搞研究的，我认为一句话说得好，避免闭门造车！课本、报纸、杂志、网络、各种各样的文献资料！多了去了。博览群书很难做到，但是一个接触面广的人，工作就会如鱼得水。无论是在研究所做的，还是在企业做的，都需要有一个开阔的眼界！

再次，狼一样的灵敏嗅觉。我认为这个才是最重要的，举个例子吧！在今年年初的时候消息灵通的人传出，新药申报将会困难，消息一出，灵通者的研究所一下子申报了将近50多个品种。下手晚者，及犹豫不前者，后悔也是来不及的。

由此可以看出，时世在变化，我们也需要紧紧地跟住形势，跟住政策，才能在这个世界中如鱼得水。

管理岗位需要什么样的技能?

每个机构都会有管理者，管理者的能力至关重要，将直接影响着机构的发展趋势。管理者分为高层管理者、中层管理者和基层管理者三个层次，不同层次的管理者需要具备的素质和技能是不一样的，但是这三个层次的管理者都需要共同具体以下几项能力：

一、激励的能力

优秀的管理者不仅要善于激励员工，还要善于自我激励。

要让员工充分地发挥自己的才能去努力工作，就要把员工的“要我去做”变成“我要去做”，实现这种转变的最佳方法就是对员工进行激励。如果我们用激励的方式而非命令的方式向员工安排工作，就更能使员工体会到自己的重要性和工作的成就感。激励的方式并不会使你的管理权力被削弱，相反的，你会更加容易地安排工作，并能使他们更加愿意服从你的管理。

作为一个管理者，不仅需要处理日常工作，而且要应对各种随时可能会出现的状况，管理者的压力可想而知，自我激励是缓解这种压力的重要手段。通过自我激励的方式，可以把压力转化成动力，增强工作成功的信心。

二、控制情绪的能力

一个成熟的领导者应该有很强的情绪控制能力。

当一个领导者情绪很糟的时候，很少有下属敢汇报工作，因为担心他的坏情绪会影响到对工作和自己的评价，这是很自然的。当你成为一个管理者的时候，你的情绪已经不单单是自己私人的事情了，他会影响到你的下属及其他部门的员工，而你的职务越高，这种影响力越大。虽然控制情绪如此重要，但真正能很好地控制自己情绪的管理者并不多，特别是对于性情急躁和追求完美的管理者而言，控制情绪显得尤为困难。有一个简单的方法可能会对控制情绪起到一些作用，当你非常气愤的时候，可以这样做：默念数字，从1到20，然后到户外活动5分钟。

三、幽默的能力

幽默能使人感到亲切，幽默的管理者能使他的下属体会到工作的愉悦。

管理者进行管理的目的是为了使他的下属能够准确、高效地完成工作，轻松的工作气氛有助于达到这种效果，幽默可以使工作气氛变得轻松。幽默不是天生的，而是可以后天培养的。再呆板的人，只要自己努力都可以逐渐变得幽默起来。美国前总统里根以前也不是幽默的人，在竞选总统时，别人给他提出了意见，于是他采用了最笨的办法使自己幽默起来——每天背一篇幽默故事，他为幽默而付出的努力最终帮了他的大忙。

四、演讲的能力

优秀的领导者都有很好的演讲能力，特别是那些著名的政治家，无一例外是演讲的高手。

演讲的作用在于让他人明白自己的观点，并鼓动他人认同这些观点，从这点出发，任何一名管理者都应该学会利用演讲表达自己。演讲的意义并不局限于演讲本身，演讲可以改善口头表达能力、增强自信、提高反映能力，这些素质会使你在对外交往和管理下属时使自己游刃有余。

一个人的演讲能力主要与他的演讲次数成正比，与其他因素无关。也就是说，即便一个口才很笨拙的人，只要不断地去演讲，就会成为演讲高手。培养自己演讲能力的唯一可行办法就是去演讲，如果你比较胆怯，可以在人少的场合演讲。实际上，演讲最难的就是第一次，只要克服了心理障碍，演讲并没有什么难度。

五、倾听的能力

友善的倾听者会成为最受欢迎的人。

很多管理者都有这样的体会，一位因感到自己待遇不公而愤愤不平的员工找你评理，你只需认真地听他倾诉，当他倾诉完时，心情就会平静许多，甚至不需你作出什么决定来解决此事。这只是倾听的一大好处，善于倾听还有其他两大好处：1. 让别人感觉你很谦虚；2. 你会了解更多的事情。如果管理者能够成为下属的倾听者，他就能满足每一位下属的需要。如果你没有这方面的能力，就应该立即去培养。培养的方法很简单，你只要牢记一条：当他人停止谈话前，决不开口。

丁香园－丁香人才招聘版精华帖

【讨论】你认为护士长的专业知识技能哪项应排在首位?

2012－07－05 09:16 yuliwan123

护士长是医院护理队伍中的管理者和组织者，其工作做得如何直接影响到医院的护理质量和管理水平。护理管理是医院管理的重要部分，护士长是护理管理工作的主体，是各方面都优秀的综合体。护理质量的优劣直接影响着病人的安危，而护士长在护理质量管理中起着十分重要的作用。护士长是护理队伍的排头兵，是医院管理的骨干，管理者自身的素质将直接影响着医院的管理水平和护理质量的高低。

1. 护士长应树立良好的自我形象

作为一个护理单位的管理者，护士长应注意自己的风度、仪表、气质。因为它会对护理人员起着潜移默化的作用。影响整个群体的气氛和行为。一名护士长的仪表整洁大方，对待病人和护士和蔼可亲、精神抖擞、精力充沛、注意着装，工作一丝不苟，有目标、有措施、有结果。这会对其他护士起到表率的作用，通过效仿可促使该群体整体素质的提高。

2. 护士长应是博爱胸怀、娴熟交际的聪慧女性

医院护理工作既有纵向关系，又有横向关系。护士长要处理好人际关系，首先对人要以诚相待，在日常工作中要善于发挥每个护士的长处，知人善任、人尽其才。要善于观察，不断发现护士的优缺点。安排工作时，根据每个人的学历、资历、工作能力、业务水平等合理分配工作，注意发挥每个人的长处，同时也要诚挚地帮助护理人员克服缺点，扬长避短。护士长要做护理人员的贴心人，要把她们团结在自己的周围，生活上关心她们，工作上指导她们，思想上帮助她们，要以自己的模范行动来带动影响她们。在处理好人与人关系的同时，也要协调上下左右及各方面的关系。做到对上不吹不拍，对下不欺不压，平易近人，听取各方面的意见，能和自己意见不相同的同志合作共事。

3. 护士长应是学识渊博、勇于开拓的知识女性

面对21世纪人类健康需求的严重挑战，护理工作任重而道远，尤其对于护理一线的管理者更应有扎实知识作基础，由于科学的迅速发展，知识淘汰率的增快，护士长不仅要管好科室，还要带领全科护士加强科研意识，提高科研能力，使护士感到自己是科技工作者，这样才能调动护士的主观能动性、积极性。

4. 护士长应是技能高超、驾驭生命的职业女性

在专业技术方面，护士长应是全科的尖子，要能够胜任危重病人的抢救和各种技术难题的处理工作。作为护理工作的带头人，必须不断更新知识，不断学习和掌握新技术，提高自学能力，吸收新事物，了解本专业在新领域的进展，以指导自己的工作，真正发挥知识技术的作用。

5. 护士长应是善解人意、化解心结的艺术女性

在护理的日常工作中，常会遇到大量的实际问题。作为护士长，要先分清问题的轻重缓急，了解问题的来龙去脉，弄清症结所在，从分析事实出发，做出正确结论，避免随意性和主观片面性。在女性王国里，怎样帮助她们解决工作与家庭的矛盾及后顾之忧，这是护士长工作的又一职能。在护理工作中，护理人员难免会遇到来自家庭的困难和各种阻力，护士长要从大局出发，帮助她们解决一些实际困难。在护士之间发生争执、护患之间发生矛盾时，护士长都要以冷静的态度调查清楚，讲清道理，做好耐心细致的思想工作和批评教育工作，调动一切积极因素，打开工作新局面。

总之，随着医学的进步，科学的发展，新形势下的护理管理者面临机遇和挑战，因此，跨世纪的护士长应集智慧、知识、能力等全面素质于一身，才能为将来的护理工作承前启后，使自己在汹涌澎湃的科技浪潮中搏击不息。

HR 有话说：管理岗位是外聘多还是内部培养多？

答：管理岗位外聘和内部培养都有各自的优势和劣势，哪个更好，仁者见仁，智者见智。内招的话，员工比较了解企业和部门内的情况，适应期短；外聘的适应期随着职位的重要性会更加的长，两三个月、半年甚至一年之久。内招的员工在企业工作多年，更为可靠。内招可以避免庞大的招聘费用，和空降兵可能带来的巨大风险，成本更加低。同时，内招对员工能起到很好的激励作用，但没有选上的员工反而会产生消极的情绪。但如果全部用内招，企业不及时注入新鲜血液，管理思想就会一成不变，长期故步自封的企业无法适应这残酷的竞争，很容易被淘汰。所以，企业要有一套成熟的培训机制，如“接班人计划”，为内招做好准备；然后还要根据管理岗位的具体要求以及企业内候选员工的能力，最终来选择是外聘还是内部培养。

销售岗位是不是人人都能做?

销售人员可以帮公司造血,是公司的宝贵财富,甚至很多公司都有"所有员工都是推销员"的理念。销售人员如此重要,那么是不是每个人都可以做销售员呢?答案是肯定的。销售岗位的准入门槛不高,只要自己有主观意愿,就可以找到一份销售的工作。但是事实上并不是每个人都适合做销售,好的销售人员往往需要具备以下几项素质:

首先,要喜欢自己。喜欢作为推销员的自己,才能喜欢销售这份工作,才能义无反顾地投入到销售工作中去,成为一名成功的销售员。

其次,要不断提高自身的素质。健康的体魄、良好的口才、敏捷的思维能力和洞察力都是一个优秀的销售员必备的素质,只有自身的素质提高了,才可以在销售的道路上不断地前进,成功攀越新的高峰。

再次,要吃苦耐劳、持之以恒。不管做何种销售,都不能对成功的概率抱很大的期望,尤其是新手销售员,只有耐得住寂寞,不断地提高自己的心理承受能力,做好推销一千次成功一次的心理准备,才可以在销售这条路上越走越远,取得最后的胜利。

最后,要有创新精神。仅有吃苦耐劳和耐心是不够的,要找到人无我有的推销之路,不断寻找产品的新的卖点,寻找客户新的需求,才会不断地推陈出新,不被时代所淘汰。

以上讲的是优秀销售员的一些必备的素质,那么对于一个新手销售员,又应该怎么样尽快进入角色,尽快胜任销售这份工作呢?以下是一些简单的建议:

第一,分析你的产品的特点,找到与同行竞争对手的差异和优劣势,分析这些差异和优劣势对客户的使用会带来什么影响,将这些信息列明后牢记,好的销售第一步是对产品的熟悉与了解。

第二,分析顾客购买你产品的原因,根据客户的层次来分析他们的关注点,要找到他们最需要的点进行详细说明,引导客户发现你产品的优势,及时对客户"发现"你的优势予以鼓励,肯定客户的专业与明智。记住一点,客户需要的是什么,你卖给他的就是什么,客户的需求是第一位的。

第三,永远记住真心实意地帮助客人,以心交友,不伤害别人的利益,记住

"舍得"先"舍"才可能会"得"，只有让客户对你从内心的认可，你的销售之路才会越来越顺!

最后一句：要做好一件事，先爱上他！从过程中找成就感，不要被暂时的困难吓倒，成功不属于跑得快的人，往往属于能坚持得最久的人!

丁香园－丁香人才招聘版精华帖

【经验】新医药代表工作日程

2008－12－289∶33 大大眼

算是我的一个失误，毕竟我也没做过培训，所以我写的很多帖子都是东一句西一句，缺乏一个系统的归类，经过和一个朋友的讨论，再结合自己的工作状况，系统说说一个新代表开始工作需要做什么。

1. 了解产品

这一般都很清楚，但是需要说明的是我们的武器是什么，不是资源，不是完全的个人关系，而是产品。当公司的产品满足客户的需求，他们才可能帮助我们去开处方。记住，无论什么时候都要把产品放在最最重要的优先位置。同样你对产品了解得越透彻，那么你和客户交谈的时候发挥的空间就越大，就越能显示出你的学术优势，也会抬高你在客户心中的地位。(不要只是看产品，一定要了解相关疾病知识)费用只是锦上添花，不能起到决定性的作用。

2. 了解辖区状况

了解医院规模，需要跑的相关科室是哪几个？在哪里？各个地方的主要负责人是谁？掌握相关科室的专家出诊情况，科室门诊量，相关药物的总处方量，自己负责的药物的处方比例等等。

值得注意的是处方比例和库存。处方比例决定你负责产品的提升空间，看库存是个人行为，要不然(销售工作)死都不知道是怎么死的。

3. 客户的选择

每个人都喜欢和自己喜欢的人在一起，跑医院也一样，但是套用我老板的原话：离不开他，只能强迫自己爱上他。客户是客观存在的，不是我们所能够决定的(当然院长是你家亲戚例外)，所以客户的划分是很重要的。先不管客户认可不认可你，认可不认可你的公司和产品，先把基本情况列出来，做一个客观的评价。门诊量，这个是衡量一个医生的最主要指标，第二就是相关疾病的病人量，这两个数据也就决定了产品在该客户身上的潜力。当然也要看影响力，比如大专家，大主任，这些人出诊不多，但是对你的产品影响很大，这要按照其他方式去操作。最后还要看客户对于药物的接受程度，这个和处方习惯、学术观念、年纪等等因素相关。选对了客户，那么你就成功了一半。

4. 根据客户制定销售策略

五个手指伸不齐，所以别指望一个小小的销售策略可以符合所有人的胃口，要针对每个人的需求，在公司规则内满足他们。当了几年的主治，想晋升副高的，往往学术要求高；刚毕业留医院的，对于金钱和新知识更感兴趣；老的回聘专家，多加大感情投入，对于新产品反而不是那么热衷；大主任的要求比较负责，一方面需要更多的学术来巩固自己的超然地位，另外一方面需要肯定自己的价值。要深入挖掘客户的需求，这个工作不是面对面就可以解决的，信息来源更多的是院内同行，小护士等等。

只要看准了需求，制定的策略也符合状况，顺利完成任务其实很简单。

5. 投入产出分析

我记得半年前和一个产品经理讨论过这个问题，现在拿这里说，也许有点早了，但如果你摸准了脉络，和公司要资源就会容易很多。会哭的孩子才是聪明人。

要清楚一点，公司的资源给多少都不多，所以要把好钢用在刀刃上。投入的少，带来的产量大，或者投入同样的资源，看谁带来的销量大，这才最重要。反过来说，对于处方比例已经很大的客户，采取的策略往往是维持和防止竞争对手的渗入，处方量大处方比例小的客户，投入的多带来的回报也就越大。基本的思路是，小钱办大事，大钱办大大事。

6. 拜访次数和时间

针对大处方客户，接手初期，要加大拜访次数，一周见 2 ~ 3 次，当稳定之后就可以一个月拜访 4 次。其他客户完全可以按照处方潜力来划分，值得注意的是轮转的医生，今天不在其位，明天很有可能就是大处方，适时投入这样的医生会给你带来更大收获。

7. 合理利用资源

不要以为你是一个人在战斗，当你遇到困难的时候可以找朋友帮忙，找同行分析，找主管解决，找市场部解决，这些都是你的资源。同时当遇到公司下来的资源也要好好把握，得到了回报公司还会继续加大投入的。

最后我想的是效率问题，做销售不是靠腿，不是靠嘴，而是靠你的思考。我承认勤快能够解决一些问题，但是客户从心里接受你的观念，接受你的产品，接受你的思维模式，改变处方习惯才是我们所要要求的。抓住每一次拜访客户的机会，做好每一次计划，你就会取得成功。

一瓶可乐在超市不过3元，在高级酒店可能卖到50元，同样的东西所处的位置不同，价格也就不仅仅是价格，体现的是更大的价值。摆正好你的位置，永远走在公司和市场部的前面，让指标跟在你的屁股后面追赶，你就会享受到销售的乐趣。

杰克韦尔奇说过：想成功，想晋升没有别的方法，只有一个，做的成绩超出你老板的想象，超出期望。

HR有话说：哪些人适合做销售岗位？

在任何有利润目标的单位中，销售都是非常重要的岗位，但并不是所有人都适合投递这个岗位。一般来说，如果你具备以下特征，那就可以考虑：

(1) 具备最为基本的沟通能力。如果擅长沟通，那更好。销售的重点是向客户了解需求和推荐适合的产品服务，沟通是让销售工作顺利开展的必备条件。

(2) 个性偏乐观开放。销售工作是需要通过别人的认同来获取结果的，经常会遇上被客户拒绝，如果不够乐观，自然就不能顺利排压。

(3) 拥有比较强的学习力。无论销售什么产品服务，都需要对自己的产品了如指掌，还要懂得诸多的行业与客户的知识，这些都需要比较强的学习力才能达成。

(4) 有极强的销售欲望。简单说就是有欲望征服客户，有欲望赚钱。如果这方面欲望不足，也会影响实际的销售结果，久而久之对于销售个人来说也会缺乏足够的工作信心。

(5) 会坚持。坚持是一种品格，也是一种习惯，如果做事情，特别是做销售，不会坚持，不擅长坚持，不可能在这个岗位做得出色。

如果以上四项都具备，或至少具备其中的两项，同时又非常喜欢这个行业，都可以尝试这个岗位。

后 记

经过将近一年的孕育，《医药求职百事通》这本专门为医学生求职就业准备的书籍，就像一个新生儿，即将呱呱坠地，心情很有些激动。从最初选题、提纲、初稿、二稿、审校、终稿，众多人为这本书籍付出了大量心血，齐心协力排除困难，才促成了书籍的最终出版。按捺住喜悦和激动心情，在此书即将付梓之时，向给这本书做出贡献的人士逐一表示感谢！

首先要感谢丁香人才的全体同事，你们在白天忙碌本职工作之外，完全利用业余时间组织材料，撰写书稿，互换阅稿、校对，从没有任何怨言，而是积极支持热情参与，按时按质完成各篇章的内容，说是这本书籍的最大功臣一点也不过分。

再感谢我们的合作方中南大学出版社，你们坚持精益求精的精神，认真反复校对，也向我们这些新手在书籍撰写方面提供了很多宝贵的意见，让我们受益匪浅。对于我们持续完善书稿更新内容直至出版前最后一刻的行为，不但没有厌烦，反而大力支持，一切都是为了共同给广大读者提供更时效的政策，以及更实用的指导。期待今后继续愉快合作。

感谢丁香园站友 zuifutian(何义舟)，临阵受命为此书画就数张精美插图，以西游记人物为对象，将求职环节合理融合其中，创意十足，妙趣横生，让此书瞬间变得活泼亲切。

然后要感谢丁香园的广大站友，在求职招聘版提出并讨论了大量的求职就业问题，本书也重点围绕着这些常见问题加以阐述。另一方面，也有很多站友精彩的求职经历和讨论观点为本书直接引用，共同构成书籍的有机整体。也是因为你们，我们才更有动力去完成这本书的撰写，所谓取之求职招聘版，用之求职招聘版。希望你们在阅读这本书的过程中，可以给出你们的宝贵意见，也欢迎来丁香园求职招聘版一并探讨。

最后再感谢丁香园，没有丁香园，就失去了这一切的基础。丁香园一直在全力促进医学生就业事业，协助大家在专业上持续提升，同时也为改善医生的从业环境大声呼吁，为我国医疗事业发展充分发挥自身的作用。这些工作今后还将继续开展，成为医生们的精神家园是丁香园孜孜以求的目标。

谨此，再次预祝广大求职者都能找到一个合适的职位，广大从业者在自己职业发展道路上不断进步，快乐！

丁香人才　徐远飞